MANGER MIEUX, C'EST MEILLEUR

Guide de l'Association canadienne des diététistes sur la saine alimentation

Helen Bishop MacDonald, M.Sc.,
Margaret Howard, B.Sc., R.P.J

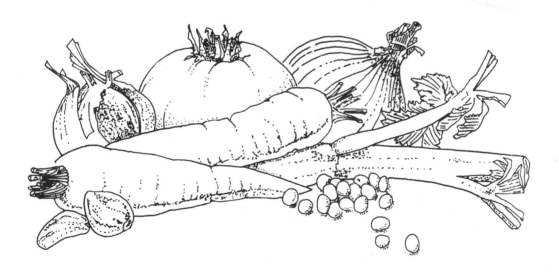

Éditions du Trécarré

Design et illustrations : *Libby Starke*
Photocomposition et montage : *Ateliers de typographie Collette inc.*
Traduction : *Françoise Émard*
Révision du contenu : *Gisèle Fournier, dt.p., Johanne Trudeau, R.P.Dt. et
Janine Choquette, dt.p.*
Révision linguistique : *France Giguère et Daniel Grégoire*

ISBN 2-89249-314-5

Dépôts légaux — 2e trimestre 1990
Bibliothèque nationale du Québec
Bibliothèque nationale du Canada

Imprimé au Canada

Éditions du Trécarré Saint-Laurent (Québec) Canada

1 2 3 4 5   94 93 92 91 90

Table des matières

Photographies

L'Asociation canadienne des diététistes

L'Association canadienne des diététistes est fière d'offrir ce livre aux Canadiens. *Manger mieux, c'est meilleur* vise à informer les Canadiens des bienfaits d'une saine alimentation, tout en leur proposant des moyens faciles de bien manger.

Chaque année, en mars, *mois de la nutrition*, l'ACD organise depuis dix ans une vaste campagne d'information. Celle-ci, la plus importante au Canada, a pour but d'améliorer les habitudes alimentaires des Canadiens. L'ACD travaille en étroite collaboration avec les associations des diététistes des différentes provinces afin que plus de Canadiens puissent bénéficier de cette campagne.

L'Association canadienne des diététistes comprend plus de 4 500 membres répartis dans tout le Canada. Créée en 1935, elle a pour mandat de promouvoir et d'encourager l'acquisition de bonnes habitudes alimentaires et ce, pour le bien-être de tous les Canadiens.

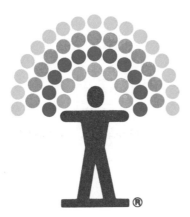

MANGER MIEUX – C'EST MEILLEUR
M.C. de l'Association canadienne des diététistes

L'Association canadienne des diététistes tient à remercier sincèrement les trois commanditaires officiels pour leur appui tout au long de la campagne nationale sur la nutrition et leur collaboration à l'élaboration de ce livre. C'est grâce à la contribution de Grissol, Kellogg Canada et Kraft General Foods que *Manger mieux, c'est meilleur* est devenu réalité. La participation de ces chefs de file de l'industrie alimentaire illustre très bien l'importance qu'ils accordent à la saine alimentation.

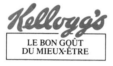

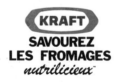

Introduction

Ce livre est unique en son genre. Il a été réalisé avec l'aide de diététistes de tout le Canada qui vous feront découvrir le plaisir de manger sainement, tout en dégustant des plats savoureux à la fois économiques et simples à préparer.

Le présent livre se divise en deux parties. Dans la première partie, nous traitons des questions de l'heure dans le domaine de la nutrition. Notre but n'est pas de faire de vous un expert en la matière, mais bien de répondre aux questions que vous vous posez le plus souvent.

Depuis cinq ans, l'*Association canadienne des diététistes* analyse les travaux en cours de spécialistes qui font le lien entre le type d'alimentation et l'occurence de maladies comme le cancer, les maladies coronariennes, l'hypertension et l'obésité. Tous reconnaissent l'importance d'une saine alimentation dans la prévention de ces maladies. Les travaux font aussi état d'habitudes alimentaires qui ont un effet positif sur la santé et que voici :

- Consommer les matières grasses et aliments gras avec modération.
- Consommer de généreuses portions de légumineuses, de fruits, de légumes et de produits céréaliers à grains entiers.
- Prendre de l'alcool avec modération, ou s'en abstenir.
- Établir et maintenir son poids-santé.
- Réduire la consommation de gras saturés.
- Consommer du sodium avec modération.

Dans cet ouvrage, l'Association canadienne des diététistes propose les quatre objectifs suivants :

1. Consommer une grande variété d'aliments.
2. Consommer les matières grasses avec modération.
3. Manger beaucoup d'aliments riches en glucides complexes et en fibres.
4. Atteindre et maintenir son poids-santé.

Ces quatre conseils faciles à suivre s'adressent à la majorité d'entre nous. Ils sont en accord avec les recommandations visant à améliorer les habitudes alimentaires et à réduire les risques de maladies chroniques.

Ce sont d'abord *et avant tout les aliments* qui sont garants d'une saine alimentation. Les recettes proposées dans la deuxième partie se veulent un moyen simple et délicieux de vous faire adopter de bonnes habitudes alimentaires.

En mars 1989, mois de la nutrition, l'Association canadienne des diététistes organisait, sous le thème «manger sainement», un concours de recettes à l'échelle nationale. Dans le cadre de cette campagne promotionnelle, les Canadiens étaient invités à soumettre leurs recettes préférées. Plus de 1 200 personnes ont répondu à cette invitation. Nous avons trié puis essayé ces recettes. Ensuite, nous avons soumis les meilleures à un jury. Les recettes présentées dans ce livre témoignent de la décision de ce jury.

Nous avons établi la valeur nutritive de toutes les recettes. Vous connaîtrez ainsi la quantité de glucides, de protides, de lipides, de fibres et de calories présente dans chaque portion. Certaines de ces recettes ont une faible teneur en gras, alors que d'autres ont une teneur moyenne. Quelques-unes ont même une teneur élevée. Plusieurs de ces recettes font partie de menus élaborés par des diététistes, et se composent d'aliments variés. Le secret d'un régime alimentaire équilibré réside dans l'art de combiner différents aliments au cours d'un même repas ou dans la même journée. Par exemple, si vous choisissez un dessert riche en gras, vous pouvez équilibrer votre menu en optant pour un plat principal faible en gras, accompagné d'une salade légère. Il s'agit là d'une bonne façon de surveiller sa consommation quotidienne de matières grasses.

Nous ne vous encourageons pas à manger des aliments riches tous les jours, c'est bien certain. Mais nous sommes d'avis qu'un morceau de gâteau au chocolat, de temps à autre, ne nuit pas à la santé. Ce que nous voulons, avec la publication de ce livre, c'est que les gens continuent à consommer leurs aliments préférés, dans le cadre d'un régime alimentaire équilibré.

Mettez la main à la pâte sans tarder et... bon appétit !

Helen Haresign, M.Sc., R.P.Dt.
Directrice des relations publiques
Association canadienne des diététistes

Première Partie | L'IMPORTANCE D'UNE SAINE ALIMENTATION

« Avoir fière allure ! », « Être bien dans sa peau ! », tout autant d'expressions à la mode dont la publicité nous rabat les oreilles pour chercher à nous vendre de tout, que ce soit des jeans ou des voitures de luxe. Mais pour avoir fière allure et être bien dans sa peau, il ne suffit pas d'enfiler ses jeans ou de se retrouver derrière le volant d'une Ferrari, loin de là ! Cette énergie à revendre, ce regard pétillant cette sensation de bien-être sont plutôt attribuables à une saine alimentation.

Bien manger, c'est éviter les carences alimentaires d'une part, et les excès d'autre part. En choisissant des aliments sains, nous fournissons à notre organisme tous les éléments nutritifs (vitamines, minéraux, protéines, lipides et glucides) essentiels à une bonne santé. Par bonne santé, nous entendons cette sensation de bien-être qui est beaucoup plus que l'absence de maladie ou de malaise.

Plutôt rares en Amérique du Nord, les maladies dues à une carence alimentaire telles que la pellagre (carence en niacine), le béribéri (carence en thiamine), le rachitisme (carence en vitamine D) ou l'ariboflavinose, cette redoutable maladie reliée à une carence en riboflavine, sont encore possibles. Le kwashiorkor ou, selon la terminologie nord-américaine, l'altération viscérale de l'adulte, est causé par un manque de protéines. La cétose peut résulter d'une carence sévère en glucides. Même les matières grasses font partie des éléments nutritifs nécessaires à l'organisme ! Trop couper sur les matières grasses peut mener à une carence sérieuse d'acides gras essentiels.

Les minéraux sont tout aussi importants au maintien d'une bonne santé. Le calcium et le fer sont les plus connus, mais le molybdène, le vanadium et le nickel en sont d'autres. Un régime bien équilibré fournit tous ces éléments nutritifs.

Le problème de la majorité des Nord-Américains est plus souvent associé à un excès plutôt qu'à une carence alimentaire. La surconsommation de calories et de gras revient le plus souvent, avec les excès de sel et de sucre, le grand responsable de la carie dentaire. En dépit de l'intérêt grandissant pour les activités physiques et l'exercice, bon nombre d'entre nous consommons plus de calories que nous en dépensons. Il en résulte alors une accumulation de graisse corporelle.

Une accumulation excessive de graisse corporelle due à une trop grande consommation de matières grasses augmente les risques de développer des maladies coronariennes. On soupçonne même qu'il existe un lien entre la consommation de matières grasses et certains types de cancer. Les personnes obèses sont aussi plus sujettes au diabète, à l'hypertension et aux maladies de la vésicule biliaire.

Les conséquences de nos mauvaises habitudes alimentaires ne sont malheureusement pas perceptibles immédiatement. S'il en était ainsi, nous serions beaucoup plus attentifs à ce que nous mangeons. Bien au contraire, une mauvaise alimentation gruge les forces lentement et ses effets ne se font sentir qu'à long terme. Les gens ne sont pas toujours conscients des suites de leurs mauvaises habitudes alimentaires, d'où l'importance de l'éducation afin de mieux comprendre l'importance du bien manger.

Certains affirment que bien manger coûte cher, ce qui est faux, bien au contraire. À votre prochaine visite au supermarché, jetez un coup d'œil sur le contenu de certains chariots d'épicerie. Gâteaux surgelés, boissons gazeuses, croustilles ! Le tout dans le panier de celui qui s'exclamait il n'y a pas longtemps que les fruits frais étaient simplement « hors de prix ». Ce qui importe, en réalité, c'est de se procurer des aliments riches en nutriments et non des aliments qui contiennent des « calories vides » (riches en calories mais pauvres en nutriments).

Nous ne vous obligeons pas à éliminer toutes les gâteries de votre alimentation. Nous vous demandons tout simplement de ne pas confondre, l'argent dépensé pour des « calories vides » de celui dépensé pour des aliments riches en nutriments.

Reportons-nous à l'échelle nationale pour avoir une meilleure idée du prix à payer pour nos mauvaises habitudes alimentaires. Les frais médicaux payés par les contribuables canadiens seraient réduits considérablement, si chacun adoptait de bonnes habitudes alimentaires. M. John Knowles, l'ancien président de la Fondation Rockefeller, faisait l'observation suivante : « plus de 99 % d'entre nous naissent en santé, mais nous nous rendons malades à cause de nos mauvaises habitudes de vie et des conditions environnementales dans lesquelles nous nous trouvons ». Il est facile de blâmer l'environnement pour notre piètre état de santé mais un fait demeure : manger mal est une des « mauvaises habitudes de vie » les plus courantes, et extrêmement coûteuse par surcroît.

Une saine alimentation ne vous immunise pas contre les maladies ! Car celles-ci dépendent de bien des facteurs. Elle aide cependant votre organisme à se défendre contre les attaques visant à miner son bon fonctionnement. Bien manger contribue à diminuer les risques de maladies. Tout comme une ceinture de sécurité bien attachée diminue les risques de blessures et de mort en cas d'accident, une alimentation équilibrée sera pour vous un atout précieux tout au long de votre vie.

L'ABC d'une bonne alimentation

Si nous avions procédé à une étude exhaustive de la question nutritionnelle, nous aurions dû parler de l'effet produit par tous les aliments que nous ingérons. Le sodium, l'alcool, la caféine, le calcium, le cholestérol, le sucre et les additifs alimentaires n'auraient été que quelques-unes des substances qui auraient fait l'objet de notre étude. De quoi produire un livre des plus volumineux.

Nous avons donc choisi d'analyser en profondeur les quatre objectifs proposés par l'Association canadienne des diététistes, c'est-à-dire :

1. Consommer une grande variété d'aliments.
2. Consommer les matières grasses avec modération.
3. Manger beaucoup d'aliments riches en glucides complexes et en fibres.
4. Atteindre et maintenir un poids-santé.

Il n'est pas nécessaire d'être un « obsédé » de la bonne alimentation pour acquérir de bonnes habitudes alimentaires. Un régime équilibré ne se compose pas de mets aux combinaisons étranges, n'entraîne pas de restrictions abusives et n'a rien à voir avec le principe selon lequel « si c'est bon, ce doit être mauvais pour vous ». Bien manger ne veut pas dire que vous devez refuser tous les aliments qui ne proviennent pas de votre jardin. Avoir de bonnes habitudes alimentaires ce n'est pas de jeûner à l'occasion, ni d'avoir une taille de guêpe. Personne ne vous interdit de manger des hamburgers à tout jamais, ou ne vous oblige à préparer votre gâteau de fête avec du tofu. En fait, manger sainement ne fera pas de vous un martyr. Bien au contraire ; vous vivrez plus heureux, plus longtemps.

Qu'entendons-nous alors par « une saine alimentation » ? Il s'agit tout simplement de prendre l'habitude de consommer des aliments variés riches en nutriments mais à faible teneur en gras, et qui vous aideront à maintenir votre poids-santé. L'important ici c'est justement de prendre cette habitude. Nous ne vous demandons pas de vous priver de quoi que ce soit ! Nous vous proposons plutôt une façon de vous alimenter, en vous aidant à savoir reconnaître le bon grain de l'ivraie... en vous promettant de petites gâteries de temps à autre. Au cours des vingt prochaines années, vous prendrez environ 19 000 repas. La quantité est impressionnante ! Il n'en tient qu'à vous de préparer 19 000 repas exemplaires ou d'en privilégier 18 000, sans vous soucier des 1 000 autres qui restent.

Une question de diversité

Aucun aliment ne peut, à lui seul, vous fournir tous les nutriments nécessaires à votre santé. Le lait parvient à nourrir les bébés pendant quelques mois, mais tôt ou tard, il leur faut d'autres aliments riches en fer et en vitamine C. Les épinards sont excellents mais même Popeye varie son alimentation de temps à autre. Certains aliments ont beau être les plus nutritifs, on s'en lasse vite quand ils sont servis jour après jour.

On pourrait croire qu'en période d'abondance, les gens sont portés à choisir toute une gamme d'aliments, des plus variés. Or il n'en est rien. Certaines personnes n'osent pas essayer autre chose que les aliments qu'ils ont coutume de consommer. Qui ne connaît pas quelqu'un qui ne mange que « des patates et de la viande ! » Il est assez curieux de constater qu'au moment même où des gens se risquent dans les sports tels que le parachutisme et le parapente, beaucoup d'entre eux ont une peur bleue de goûter à l'aubergine.

L'envers de cette médaille se retrouve chez certaines personnes qui sont si préoccupées par la nutrition, qu'elles ne mangent que des aliments « naturels ». Prenons par exemple le cas de cette femme, qui avait rayé de son alimentation tout produit d'origine animale (viande, poisson, volaille, œufs, lait), et qui demandait à une diététiste son opinion sur son régime alimentaire. Celle-ci lui conseilla alors de prendre certains suppléments, si elle comptait poursuivre ce type de régime alimentaire. Surprise, la femme affirma que cela ne pouvait être exact, puisque les aliments naturels fournissent à l'organisme tous les nutriments nécessaires. Et elle avait raison ! Mais si elle avait ajouté à son régime de petites quantités de produits d'origine animale, elle y aurait trouvé des éléments nutritifs complémentaires. Les personnes qui ne consomment que des produits appartenant à un ou deux groupes d'aliments et qui rejettent d'emblée tous les autres, se privent d'éléments nutritifs essentiels à une alimentation équilibrée.

Il n'y a pas si longtemps, les fruits et les légumes étaient laissés pour compte. Aujourd'hui, cela a bien changé. De plus en plus de gens, dont bien des femmes, s'attardent à un tel point au comptoir des légumes, qu'ils délaissent des aliments comme le lait et la viande, qui renferment respectivement une excellente quantité de calcium et de fer.

Pour vous donner une idée exacte de ce qu'est une bonne alimentation, consultez le *Guide alimentaire canadien*. Le guide divise les aliments en groupes précis en fonction de leur contenu nutritionnel. Et pour simplifier encore plus, il propose, pour chacun des groupes, le nombre de portions

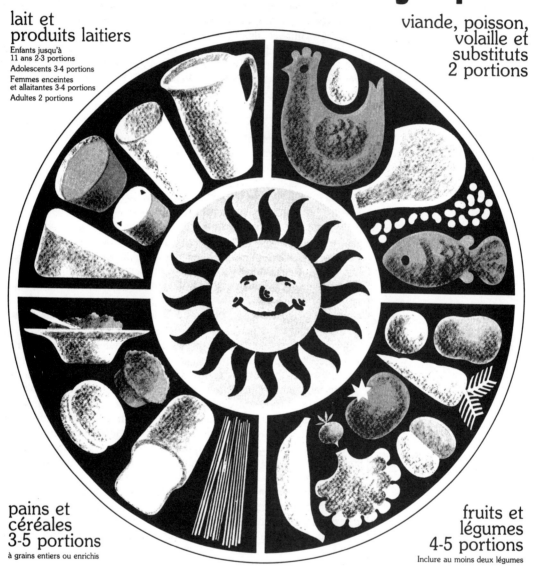

Guide alimentaire canadien

Mangez chaque jour des aliments choisis dans chacun de ces groupes

lait et produits laitiers

Enfants jusqu'à 11 ans 2-3 portions

Adolescents 3-4 portions

Femmes enceintes et allaitantes 3-4 portions

Adultes 2 portions

viande, poisson, volaille et substituts 2 portions

pains et céréales 3-5 portions

à grains entiers ou enrichis

fruits et légumes 4-5 portions

Inclure au moins deux légumes

Health and Welfare Canada   Santé et Bien-être social Canada

Canadä

à consommer par jour. Les recommandations du guide s'adressent aux personnes en santé de tout âge (exception faite des bébés).

Vous noterez sans doute l'absence de certains aliments dans le *Guide alimentaire canadien*, en particulier les aliments riches en gras et en sucre. Ces aliments sont classés à part. Il ne faut pas nécessairement les proscrire de notre alimentation, mais une consommation modérée peut s'avérer appropriée.

Même en suivant le guide à la lettre, vous risquez de tomber en panne de diversité. Prenons, par exemple, un menu comprenant du lait, du poulet, des carottes et des pâtes. Chacun de ces produits appartient à un groupe d'aliments différent. Cependant, si vous ne consommez que ces quatre aliments, votre menu ne sera pas suffisamment varié pour répondre aux besoins de votre organisme. Nous exagérons bien sûr. Il est peu probable qu'une personne soit aussi limitée dans ses choix. Mais pour certains, la réalité dépasse souvent la fiction !

Diversité et modération vont de pair, comme l'exprime si bien cette petite devise : *une alimentation saine est faite d'aliments variés, consommés avec modération.*

Attention : matières grasses !

Les lipides (matières grasses) sont probablement les nutriments qui ont fait le plus parler d'eux. Vous souvenez-vous du temps où l'amidon était pointé du doigt ? Même si les diététistes tentaient de convaincre les gens du contraire, bien des gens croyaient que l'obésité était attribuable en grande partie à la consommation de pommes de terre, de pain et de pâtes. Comme les temps ont changé !

La principale différence entre la controverse entourant la consommation de glucides et la mise au ban des lipides vient du fait que les diététistes, qui n'approuvaient pas le rejet des glucides, sont les premiers à inciter les gens à réduire leur consommation de lipides. Les lipides représentent actuellement environ 40 % de l'apport calorifique du Canadien moyen. Les diététistes et les professionnels de la santé recommandent que la consommation totale de lipides n'excède pas 30 % de l'apport calorifique. Un grand nombre d'études en nutrition ont révélé qu'une consommation excessive de matières grasses augmente les risques de développer des problèmes de santé comme les maladies coronariennes, l'obésité et certains types de cancer. Plus spécifiquement, les régimes alimentaires riches en graisses dites «saturées» sont associés à des taux élevés de cholestérol. D'où l'importance pour les Canadiens de réduire leur consommation de matières grasses et d'en faire une priorité.

Toute forme de graisse ou d'huile, animale ou végétale, contient neuf calories par gramme. Certaines personnes se félicitent de n'avoir mangé qu'une salade César pour dîner. Si vous les mettez en garde contre l'huile que la salade contient, elles vous disent qu'il n'y a pas de problèmes, puisqu'il s'agit d'huile végétale. Mais trop de gras c'est trop, quel qu'en soit le type.

Comparés aux glucides et aux protides qui ne fournissent respectivement que quatre calories par gramme, les lipides sont une véritable mine d'énergie. À poids égal, ils renferment au moins deux fois plus d'énergie (calories) que les glucides et les protides. Pas besoin d'être un spécialiste pour imaginer l'effet de ces calories sur votre taille. De plus, certains experts ont démontré que les calories fournies par les lipides se convertissent plus facilement en gras corporel que le font les calories des glucides et des protides. Étant donné que bien des produits alimentaires populaires ont une forte teneur en gras, le consommateur soucieux de son alimentation se doit de connaître les sources des matières grasses et les façons d'en réduire la consommation. Ce livre vous aidera à y parvenir.

Les matières grasses possèdent peut-être toutes un taux élevé de calories, mais elles ne sont pas toutes pareilles. Les lipides se divisent en trois catégories de base : les graisses dites « saturées », les graisses dites « polyinsaturées » et les graisses dites « monoinsaturées ».

Les graisses saturées sont solides à la température ambiante. Elles sont habituellement tirées de source animale et comprennent les produits laitiers (fromage, beurre et crème), les jaunes d'œufs et le gras des viandes. Quelques exceptions toutefois : l'huile de noix de coco et l'huile de palme qui, bien que végétales, sont des graisses saturées. Les huiles végétales peuvent aussi devenir saturées. Pour ce faire, il faut les hydrogéner (nous aborderons ce sujet un peu plus loin).

Les régimes alimentaires riches en graisses saturées sont associés à des taux élevés de cholestérol sanguin, qui favorisent le développement des maladies coronariennes.

Les graisses polyinsaturées demeurent liquide à la température ambiante. L'huile de carthame, l'huile de tournesol, l'huile de maïs et l'huile de soja sont des sources de graisses polyinsaturées.

Les graisses monoinsaturées demeurent elles aussi liquide à la température ambiante. On les retrouve dans les noix, l'huile d'olive et l'huile de canola.

Afin de vous aider à vous y retrouver, nous vous proposons ce petit exercice : imaginez un terrain de baseball ; les buts sont remplis et le frappeur est au bâton. Au lieu des joueurs, imaginez les coussins remplis d'hydrogènes. On dit alors qu'ils sont *saturés*. Si vous retirez l'hydrogène de l'un des buts, vous avez un but vide, donc *monoinsaturé*, « Mono » signifiant un, d'où le terme. Si vous retirez l'hydrogène de plusieurs coussins, vous avez deux ou trois buts vides, donc *polyinsaturés*.

Supposons maintenant que vous voulez qu'une huile végétale polyinsaturée ressemble à une graisse saturée comme le beurre ou le saindoux. Pour ce faire, vous n'avez qu'à ajouter de l'hydrogène et votre huile ressemblera à s'y méprendre à de la graisse saturée. Une huile *hydrogénée* est une huile végétale à laquelle on a ajouté de l'hydrogène de façon à ce qu'elle devienne saturée comme du beurre. La margarine en est un excellent exemple. Mais contrairement au beurre et au saindoux, ces huiles ne contiennent pas de cholestérol. En fait, aucun produit d'origine végétale ne contient de cholestérol, ni les noix, ni les avocats. L'huile de noix de coco, une graisse saturée pourtant, n'en contient pas non plus. Seuls les produits d'origine animale contiennent du cholestérol.

Et parlant de cholestérol...

Le cholestérol est une substance grasse présente dans le sang. Il entre dans la production d'hormones, des membranes cellulaires et d'autres substances. Le cholestérol sanguin est produit par le foie, et sa présence dans l'organisme n'est pas mauvaise en soi. Les problèmes surgissent lorsque le taux de cholestérol est trop élevé dans le sang, ce qui favorise le développement des maladies cardio-vasculaires. En adoptant un régime alimentaire faible en gras, en favorisant des graisses polyinsaturées et monoinsaturées et en augmentant sa consommation de glucides complexes, il est plus facile de contrôler le taux de cholestérol sanguin.

Le cholestérol est également présent dans certains aliments que nous consommons, notamment dans les jaunes d'œufs, le foie et autres abats, les crevettes et autres fruits de mer et les graisses animales. Il s'agit ici du «cholestérol alimentaire». Il s'avère cependant que la quantité de cholestérol que vous consommez n'est pas un facteur aussi déterminant que la quantité totale de gras et de gras saturés qui entre dans votre alimentation.

Il importe ici de réduire sa consommation de matières grasses sans toutefois les éliminer totalement. Les lipides constituent notre unique source d'acides gras essentiels. De plus, ils assurent le transport et l'absorption des vitamines liposolubles : A, D, E et K.

Un régime alimentaire réduit en lipides peut être savoureux et assez facile à suivre. Il s'agit tout simplement de savoir reconnaître les différentes sources de gras existantes.

Cependant, une mise en garde s'impose! Bien que la plupart des adultes s'accommodent facilement d'une réduction de matières grasses, il n'en va pas de même pour les enfants de moins de deux ans. Certains enfants ont même dû être hospitalisés car leur croissance s'était arrêtée à cause des habitudes alimentaires trop restrictives imposées par des parents bien intentionnés mais mal renseignés. L'enfant ne buvait que du lait écrémé, était privé de collation et de viande rouge. En appliquant à la lettre les conseils relatifs à une saine alimentation, ces parents mettaient la santé de leur enfant en danger.

On sait que les maladies coronariennes peuvent surgir tôt dans la vie. Les enfants bénéficient donc autant qu'un adulte d'un régime à teneur modérée en matières grasses, tout en apprenant à adopter de bonnes habitudes alimentaires, dont ils sauront se réjouir plus tard dans leur vie.

Établir un bon régime alimentaire pour les enfants n'est pas sorcier! Manger sainement ne veut pas dire qu'ils sont forcés de rayer la crème glacée, la pizza et les hamburgers de leur alimentation. Il s'agit tout simplement de s'assurer que l'enfant se nourrit d'aliments de base variés tels le lait, la viande, les produits céréaliers de grains entiers, les fruits et les légumes, sans abuser des collations riches en calories et matières grasses (gâteaux et biscuits, bonbons et gâteries).

Jusqu'ici nous nous sommes limités aux hamburgers et aux pizzas maison. Mais qu'en est-il de la restauration minute? Là aussi, on se soucie de plus en plus des demandes des consommateurs qui veulent réduire leur consommation de matières grasses. (Des salades dans ce type de restaurant? Qui l'aurait cru?) Manger sainement n'empêche pas votre famille d'aller manger dans un restaurant minute de temps à autre! Mais si vous mangez souvent dans ces endroits, nous vous conseillons de choisir des aliments à faible teneur en gras comme un plus petit hamburger, du lait plutôt qu'un lait frappé, et une salade arrosée de très peu de vinaigrette au lieu de pommes de terre frites.

Sus au gras!
Comment savoir si la quantité de gras que nous consommons est la bonne? Selon les spécialistes, l'apport calorifique des matières grasses ne doit pas dépasser 30 % par jour. Comment alors calculer ce pourcentage et l'appliquer à son menu quotidien?

C'est facile. Prenez un papier et un crayon et suivez bien. Supposons que vous consommez 2 000 calories par jour. Si vous prenez 30 % de ce nombre, vous obtenez 600 (2 000 × 0,30). Le nombre de calories tirées de matières grasses ne doit donc pas dépasser 600. Puisque chaque gramme de matières grasses fournit 9 calories, nous divisons le nombre de calories nécessaires (600) par 9, pour obtenir la quantité maximale de matières grasses requise, soit 66 grammes.

Vous avez donc 66 grammes de matières grasses à votre disposition. Pour mieux visualiser ce à quoi ce chiffre correspond, poursuivons nos calculs avec les petits carrés de beurre que l'on trouve dans les restaurants. Chaque carré contient environ 4 grammes de matières grasses. Si vous mangez vos 66 grammes de matières grasses sous forme de beurre, vous aurez droit à 16-1/2 carrés de beurre par jour. Vous ne pourrez alors manger aucun autre aliment contenant des matières grasses. Les amateurs de beurre seront peut-être ravis, mais pas nécessairement ceux qui veulent varier les sources de matières grasses de leur régime alimentaire. Voyons un peu quelles sont ces sources?

Les produits laitiers

De nos jours, certaines personnes boudent les produits laitiers, car ceux-ci renferment des graisses saturées. Ils en contiennent effectivement, mais ils sont aussi une excellente source de nutriments essentiels comme le calcium, les protéines, la riboflavine, pour ne nommer que ceux-là. Choisissez du lait qui contient de 1 à 2 % de matières grasses, du lait écrémé ou du babeurre. Tous ces produits fournissent les mêmes nutriments essentiels, sauf qu'ils sont plus faibles en matières grasses.

L'avantage avec les produits laitiers c'est que les quantités de matières grasses sont toujours indiquées sur l'emballage. Malheureusement, plusieurs d'entre nous ne savent toujours pas interpréter l'information. Prenons le fromage, par exemple. L'emballage de votre fromage cheddar, qui porte la mention 31 % M.G. (pour matières grasses), indique que si vous en consommez 100 grammes (un peu plus de 3 onces) 31 grammes seront des matières grasses. Le fromage mozzarella à base de lait écrémé contient 15 % M.G. On trouve même des fromages à pâtes fermes renfermant 7 % ou 7 grammes de gras par 100 grammes. Les emballages de yogourt donnent la même information. La teneur en matières grasses des yogourts varie de 0,05 % à 8 % M.G (riche et crémeux). La quantité de M.G. présente dans la crème sûre varie d'un produit à l'autre. On peut même trouver du beurre et de la margarine «légers» pour lesquels une certaine quantité de matières grasses a été remplacée par du babeurre ou de l'eau. En faisant des choix judicieux, vous réduirez considérablement votre consommation de matières grasses.

- Choisissez du lait à 1 ou à 2 %, du lait écrémé ou du babeurre.
- Comparez la teneur en matières grasses des différents produits, indiquée sur l'emballage.
- Pour votre café, utilisez du lait plutôt que de la crème ou un colorant à café.

La boulangerie

Les matières grasses présentes dans les pains et les pâtisseries achetées en magasin sont plus difficiles à calculer que celles des produits laitiers. Le pain contient très peu de matières grasses, les petits fours et les bagels en renferment 2 grammes et les croissants environ 12 grammes.

Les céréales constituent une autre denrée à très faible teneur en gras, exception faite du granola qui peut contenir jusqu'à 15 grammes de matières grasses par bol.

Choisissez vos craquelins avec circonspection, de préférence, favorisez les produits à faible teneur en gras, comme les biscottes et les toasts melba. Méfiez-vous des craquelins de fantaisie, habituellement plus riches en matières grasses.

- Lisez bien les emballages et choisissez des produits à faible teneur en gras comme des flocons de son à la place du granola, des biscottes à la place des craquelins.
- Choisissez des pains et des pâtisseries contenant peu de matières grasses. Le pain, les petits fours et les bagels peuvent remplacer les croissants, les beignes et les brioches.

Les fruits et les légumes

Les fruits et les légumes sont les aliments faibles en gras par excellence, exception faite de l'avocat, qui, malgré la présence d'autres nutriments, contient tout de même 25 grammes de matières grasses.

- Servez toujours les légumes sans les napper de sauce riche.

Les viandes

Il est très difficile de calculer la quantité de gras contenue dans les viandes. On recommande de toujours acheter des viandes aussi maigres que possible et d'en enlever l'excès de gras avant la cuisson. Évitez de les cuire dans un corps gras. La viande, comme les produits laitiers, est une source de matières grasses mais aussi une excellente source de nutriments comme les vitamines B, le fer et le zinc.

Les Canadiens sont de grands amateurs de viandes préparées. Ces produits sont de plus en plus offerts avec une teneur réduite en gras. Là encore, le pourcentage de matières grasses est inscrit sur l'emballage. Le jambon cuit par exemple, peut avoir moins de 5 % de gras. Une once de jambon régulier fournit 5 grammes de gras et 70 calories. Le même produit à teneur réduite en gras fournit 1,5 gramme et 27 calories.

- Choisissez des viandes maigres.
- Enlevez l'excès de gras avant la cuisson.
- Remplacez la sauce par le jus de cuisson.
- Faites cuire les viandes au four, sur le gril, au four à micro-ondes ou faites-les rôtir au lieu de les faire frire.
- Servez de petites portions.

Les huiles et les vinaigrettes

Chaque cuillerée à table (15 ml) d'huile contient 14 grammes de matières grasses. Parmi les autres sources de gras similaires, mentionnons la mayonnaise, les vinaigrettes, les sauces à salade. Chaque cuillerée à table (15 ml) de mayonnaise contient 11 grammes de matières grasses, tandis que la sauce à salade en renferme environ 6 g. Pour répondre à la demande des consommateurs soucieux de leur alimentation, les fabricants de produits alimentaires offrent maintenant des vinaigrettes contenant 2 grammes de matières grasses par cuillerée à table (15 ml). Il existe également des vinaigrettes sans huile qui ne renferment que 0,2 gramme de matières grasses pour la même quantité. Prenez le temps de lire l'emballage de tous les produits, car la quantité de matières grasses présente dans les vinaigrettes «légères» varie énormément.

Le beurre et la margarine

Le beurre et la margarine possèdent la même quantité de matières grasses et le même nombre de calories, soit 11 grammes de matières grasses et 100 calories par cuillerée à table (15 ml).

Le terme «léger» se retrouve souvent sur les étiquettes et dans les annonces de produits alimentaires. Mais attention! Tous les produits étiquetés «légers» ne sont pas tous hypocaloriques.

En effet, le terme «léger» peut être utilisé pour décrire la teneur en calories mais aussi pour décrire certaines autres caractéristiques comme la couleur, la texture, la consistance, le goût, le sucre, l'alcool, le gras, etc.

- Utilisez un poêlon antiadhésif pour diminuer la quantité de gras requise quand vous faites frire vos aliments.
- Au lieu de graisser les moules à muffins, foncez-les de moules en papier.
- Utilisez moins de beurre et de margarine. Essayez les produits à faible teneur en gras.
- Utilisez moins de mayonnaise et de vinaigrette. Essayez les produits à faible teneur en gras.
- La friture est à déconseiller.

Encore moins de gras !
- Choisissez des collations à faible teneur en gras comme du maïs soufflé sans beurre ou les bretzels.
- Préparez vos sauces à la crème avec du lait plutôt qu'avec de la crème.
- Ne servez les desserts riches que pour une occasion spéciale ; ou partagez votre portion avec un ami.
- Assaisonnez vos aliments de fines herbes et d'épices plutôt que de les arroser de sauces riches ou de jus de cuisson gras.

Pleins feux sur les glucides complexes et les fibres

Par quoi les personnes qui diminuent leur consommation de matières grasses remplacent-elles celles-ci ? Les glucides complexes sont les nutriments qu'il nous faut. On les trouve dans plusieurs aliments tels les fruits et les légumes, les céréales, les légumineuses, le pain, le riz et les pâtes. La liste est pratiquement interminable. Dans la section recettes, vous découvrirez des façons à la fois originales et savoureuses d'apprêter des aliments riches en glucides complexes.

Qui dit glucides complexes dit aussi fibres alimentaires, un autre élément essentiel à une bonne alimentation. Mais commençons par le commencement.

Vous avez dit glucides ?
Les glucides (hydrates de carbone) constituent un groupe de composés organiques faits de carbone, d'hydrogène et d'oxygène. Les monosaccharides sont des glucides possédant une unité de carbone pour chaque groupe de deux hydrogènes et d'un oxygène. Le glucose et le fructose sont des monosaccharides qu'on appelle aussi sucres simples. Les disaccharides sont formés par l'union de deux monosaccharides. Ainsi, l'union du glucose et du fructose nous donne du sucrose (sucre). Les polysaccharides, comme l'amidon, sont des glucides constitués par l'union de plusieurs monosaccharides.

Cependant, certains polysaccharides sont digestibles, d'autres pas. Cela dépend de la façon dont les monosaccharides sont agglutinés.

Ainsi, la cellulose, la substance fondamentale des parois cellulaires végétales est un polysaccharide non digestible. Les céréales de son de blé sont une source bien connue de cellulose. L'hémicellulose appartient aussi à la même famille. Ces deux types de fibres dits polysaccharides sont non digestibles et insolubles et ont un effet important sur certaines fonctions de l'organisme. Il existe aussi des fibres solubles comme les gommes présentes dans le son d'avoine et les légumineuses, ainsi que la pectine, que l'on trouve dans les fruits et les légumes.

La lignine est un autre type de fibres. Ce n'est pas un glucide mais un polymère d'alcools, sans formule chimique reconnue. La quantité de lignine présente dans une plante augmente avec le temps. Si vous mordez dans un vieux panais, vous comprendrez mieux de quoi il s'agit.

Le terme « fibre » se réfère à cinq types de substances présentes dans le règne végétal. Leur principale caractéristique est d'être non digestibles. Quel est donc leur rôle dans l'alimentation ? C'est ce que nous allons vous expliquer.

Les fibres insolubles

Les fibres insolubles sont un excellent laxatif naturel. Elles agissent dans l'intestin comme de petites éponges. En se gorgeant d'eau, elles aident à éliminer les selles plus facilement, d'où l'importance de prendre beaucoup de liquide lorsque vous augmentez votre consommation de fibres. Ces fibres préviennent ainsi la constipation. Certains scientifiques ont même laissé entendre qu'une élimination régulière des selles pourrait diminuer les risques de cancer du côlon. Notez bien que nous parlons ici de possibilité et non de preuve. D'autres problèmes courants reliés à la faible consommation de fibres insolubles sont les hémorroïdes et la diverticulite. C'est en s'intéressant à la faible incidence de ces maladies chez les grands consommateurs de fibres que le docteur Denis Burkitt est devenu une sommité dans le domaine de la recherche sur ce type de substances.

Le rôle des fibres dans la prévention des maladies n'est pas encore établi. Certains pensent qu'en consommant de grandes quantités de fibres, on ingère en même temps une bonne source de nutriments importants. D'autres croient qu'un régime alimentaire riche en fibres est assurément faible en gras. Mais un fait demeure : une saine alimentation doit comprendre toute une gamme d'aliments riches en fibres.

Les fibres solubles

Les recherches ont démontré que les fibres solubles (pectine, gommes), peuvent aider à réduire le taux de cholestérol sanguin et à régulariser le taux de sucre dans le sang. Certains fruits et légumes sont d'excellentes sources de pectine. La source de gommes la mieux connue est le son d'avoine. Cette céréale a véritablement pris d'assaut l'Amérique du Nord et les vertus qu'on lui prête sont fondées sur certains faits scientifiques. Mais il ne faudrait pas croire que le fait de prendre du son d'avoine le matin, nous donne le droit de consommer toutes les matières grasses que l'on désire au cours de la journée ! Ce serait une grande erreur. Chose certaine, les personnes qui ont adopté un régime réduit en gras et qui consomment une bonne quantité de fibres solubles ont plus de chance de réduire leur taux de cholestérol sanguin.

Le haricot est une autre importante source de fibres solubles. Même s'il n'a pas reçu autant d'attention que le son d'avoine, il n'en demeure pas moins un excellent aliment. Nous formons l'un des rares peuples du monde à ne pas consommer de haricots comme aliment de base, ce qui est fort regrettable ! Cette excellente source de fibres solubles comprend entre autres les haricots rouges, les haricots pinto, les petits haricots blancs et les haricots de Lima. On les connaît sous le nom de légumineuses. Les haricots verts et les haricots jaunes n'en font pas partie, car ils ne renferment pas assez de fibres solubles. Mais cela n'enlève rien à leurs autres qualités nutritives.

Peut-on abuser des bonnes choses ?

Nous ne cherchons pas à faire de vous un inconditionnel des fibres ! Mais puisque le Canadien moyen ne consomme que la moitié des fibres qu'il ne devrait, une petite prise de conscience ne nous fera pas de tort ! À l'heure actuelle, nous consommons environ 15 grammes de fibres par jour. Or, la consommation quotidienne requise se situe aux alentours de 30 grammes. Il faut cependant garder à l'esprit, que manger trop d'aliments riches en fibres peut causer plus de tort que de bien. Une consommation soudaine et excessive de son risque de provoquer des gaz et une diarrhée. De plus, une surconsommation de fibres ou des substances qui les accompagnent (acide oxalique et acide phytique) pourraient nuire à l'absorption de certains minéraux. Pour éviter ces problèmes, augmentez votre consommation de fibres petit à petit, jusqu'au niveau souhaitable afin d'éviter des effets peu enviables.

Quant aux personnes qui prennent des laxatifs chimiques pour soigner un problème de constipation nous leur suggérons d'agir avec prudence. Trop souvent, les intestins de ces personnes s'accoutument à ces produits et n'arrivent plus à fonctionner normalement. Pourtant, la nature nous a doté d'un très bon système d'élimination. Il n'en tient qu'à nous d'en assurer son bon fonctionnement en consommant des fibres insolubles, par exemple.

Êtes-vous maintenant convaincus de l'importance des fibres dans votre alimentation? Alors comment vous y prendrez-vous pour les intégrer à votre régime alimentaire?

Avis de recherche : les fibres alimentaires

Une des premières références concernant les fibres remonte au VIe siècle av. J.C., lorsque Pythagore quitta momentanément ses théorèmes pour dénoncer la consommation de haricots. Quelques siècles plus tard, Hippocrate abondait dans le même sens en prescrivant le pain blanc plutôt que le pain de grains entiers, afin de ralentir l'évacuation des selles. Autres temps, autres mœurs!

La première chose à faire est de savoir reconnaître les aliments riches en fibres. Peut-être serait-il plus facile de procéder par élimination! De tous les aliments, seuls la viande et les produits laitiers n'en ont pas. Par contre, tous les aliments de source végétale fournissent un ou plusieurs types de fibres en plus ou moins grande quantité. Il s'agit donc de choisir des aliments variés, riches en fibres de toutes sortes.

Prenons le pain par exemple. Aussi banal qu'il puisse paraître, le pain blanc n'est pas complètement sans valeur. C'est une source de glucides complexes, à laquelle on a ajouté des vitamines B et du fer. Le pain blanc est cependant plutôt pauvre en oligo-éléments et en fibres alimentaires. Le pain de grains entiers (pain de blé entier, pain de seigle, pains multigrains) est sans contredit un meilleur choix. Adopter du pain et des céréales de grains entiers, qui ont gardé leur enveloppe extérieure, voilà une belle façon de commencer un régime alimentaire riche en fibres.

Le même principe s'applique aux céréales. Quand vous lisez l'emballage de vos céréales, vous y apprenez qu'elles sont une source de vitamines B, de fer et de glucides complexes. Si vous recherchez des fibres, choisissez les produits céréaliers de grains entiers et lisez bien le contenu nutritionnel du produit pour connaître sa valeur en fibres. Les céréales à forte teneur en fibres sont celles qui contiennent le plus de son (l'enveloppe extérieure du grain). Le son de blé est d'abord une source de fibres insolubles. Le son d'avoine est par contre très riche en fibres solubles. Les muffins au son sont délicieux. Par contre, le son brut servi nature comme céréale n'est pas très appétissant. Certaines personnes ont remédié à cette situation en ajoutant quelques cuillerées de son sur leurs céréales préférées.

Nous trouvons aujourd'hui sur le marché des céréales et des grains de toutes provenances: le bulghur, le millet, le sarrasin, les flocons d'avoine ou de froment et le couscous en sont quelques-uns. Vous trouverez dans la section recettes des façons savoureuses de les apprêter.

La plupart des Canadiens vont chercher les fibres dont ils ont besoin dans l'amidon présent dans plusieurs aliments comme les pâtes, le riz, les pommes de terre ou le poi. Malheureusement, nous retirons trop souvent les fibres de ces aliments sans le savoir. Les pommes de terre sont une bonne source de fibres, surtout quand elles ne sont pas pelées. Elles sont aussi une excellente source de nutriments comme le potassium et la vitamine C. Cependant plus nous nous ouvrons sur le monde en matière d'alimentation, plus nous tendons à remplacer les pommes de terre par du riz et des pâtes. Ce n'est pas mauvais en soi, sauf que les variétés de pâtes et de riz les plus populaires sont la plupart du temps dépouillées de leurs fibres. Le riz précuit, le riz blanc à grain long et même le riz à grain long étuvé entrent dans la même catégorie que le pain blanc. Ils contiennent des nutriments et des glucides complexes mais contrairement au riz brun, ils ne sont pas une source importante de fibres. Il existe maintenant sur le marché du riz brun qui cuit en 25 minutes plutôt qu'en 45 minutes. Le son présent dans le riz brun est une excellente source de fibres solubles.

Les pâtes et le riz blancs constituent de bonnes sources de glucides complexes, mais sont assez faibles en fibres. Si vous êtes un amateur de spaghettis ou de *fettuccine primavera* et que vous deviez consommer plus de fibres, recherchez des pâtes de blé entier. Ou encore, accompagnez vos pâtes blanches de brocolis hachés, une excellente source de fibres, en essayant notre recette de *Pâtes à la sauce aux fines herbes et au brocoli* (page 172).

Les légumineuses, ces inconnues!

Pour augmenter votre consommation de fibres, prenez l'habitude de manger des légumineuses. Au Canada, les légumineuses sont trop souvent associées aux fèves au lard en conserve, ce qui n'enlève rien à leurs qualités nutritives si on ne mange pas le morceau de gras. Pourtant, la famille des légumineuses est des plus variée, et comprend entre autres les haricots noirs, les pois chiches, les haricots rouges, les lentilles, les haricots de Lima, les haricots pinto, les petits haricots blancs, dont la variété «navy» est utilisée pour les fèves au lard, et les pois cassés.

Les haricots sont une excellente source de protéines mais de protéines incomplètes. Il manque à ces protéines un ou plusieurs acides aminés indispensables à l'organisme. Les acides aminés sont les constituants fondamentaux des protéines. Nos cellules peuvent fabriquer plusieurs de ces acides aminés mais certaines ne peuvent être obtenus que par le biais de l'alimentation. Si on inclut au même repas deux protéines incomplètes bien choisies, on peut établir un équilibre. Les aliments tels que le riz, le pain de blé entier ou la viande maigre contiennent des protéines qui complètent celles des haricots. Certaines de nos recettes se veulent une façon agréable de remédier à ce manque.

Riches en vitamine B, les légumineuses fournissent à l'organisme du calcium, du magnésium, du phosphore, du potassium et des fibres. En plus, ils ne coûtent pas cher.

De plus, les haricots peuvent être préparés de bien des façons. Vous pouvez les faire cuire au four mais aussi les servir en purée ou comme trempette. Vous pouvez également les écraser, les mouler ou les mélanger pour en faire des mets en casserole, des soupes ou des salades.

Les légumineuses en conserve ne sont pas nécessairement mauvaises pour la santé! Plusieurs sortes de légumineuses en conserve, comme les haricots pinto et les pois chiches, ne contiennent pas de gras. Les haricots précuits contiennent habituellement du gras, mais rien ne vous empêche de réduire le contenu d'une boîte de haricots pinto en purée que vous ferez frire dans un peu d'huile d'olive ou de canola, agrémentés de quelques piments *Jalapeños*. Car il n'y a rien de mal à ouvrir une boîte de haricots, au retour du travail. Ajoutez-y des tranches de tomate ou une salade, du pain de blé entier et un verre de lait à faible teneur en gras, et vous avez un repas sain et équilibré.

Le *falafel*, mets exotique à base de pois chiches, est de plus en plus populaire. Ce plat prêt-à-servir, qui vient du Moyen-Orient, se prépare à partir de pois chiches moulus et assaisonnés, façonnés en boulettes et frits dans l'huile. Les *falafel* sont délicieux servis dans du pain pita et garnis de tomates hachées, de luzerne, de laitue et d'un peu de yogourt nature. Les pois chiches entrent également dans la composition de l'hoummos une autre recette en provenance du Moyen-Orient. Ce plat renferme également du *tahini* (pâte de sésame), une autre bonne source de fibres. Vous trouverez les recettes de ces excellents plats dans la deuxième partie de ce livre.

Les noix et les graines fournissent également des fibres alimentaires, mais aussi d'autres nutriments importants, comme les vitamines B et les minéraux. Mais soyez vigilants, car ils contiennent aussi des matières grasses. Le beurre d'arachides à faible teneur en calories n'existe pas encore.

Les fibres des fruits et des légumes
Maintenant que vous vous êtes rassasiés de haricots, jetons un coup d'oeil sur une autre source de fibres, les fruits et les légumes.

Tous les fruits sont des sources de fibres mais à différents degrés. Les plus riches sont les dattes, les figues et les pruneaux. Malheureusement bien des Canadiens boudent les pruneaux et n'utilisent les dattes et les figues que pour faire des carrés aux dattes et des biscuits. Ces fruits font pourtant d'excellentes collations pour ceux qui veulent augmenter l'apport de fibres à leur alimentation sans augmenter l'apport de matières grasses. Un conseil cependant : brossez-vous les dents, car ils favorisent la carie.

Les fruits frais ont meilleur goût que les fruits en conserve mais ne sont pas toujours disponibles sur le marché. Les fruits en conserve n'ont pas moins de fibres, mais renferment plus de calories, car ils sont conservés dans un sirop de sucre. Recherchez donc les produits conservés dans leur jus naturel. Les fruits surgelés sans sucre, de plus en plus populaires, sont un excellent choix, surtout en hiver.

Certains légumes ont une faible teneur en fibres. La laitue, le céleri et les oignons en sont des exemples. En général cependant, les légumes sont de bonnes sources de fibres et ont une faible teneur en gras.

En résumé, plusieurs organismes de santé publique ont souligné l'importance d'une consommation accrue de glucides complexes. Ils ont également recommandé d'accroître et de varier la consommation d'aliments contenant des fibres comme les pains et céréales à grains entiers, les fruits et les légumes, les haricots et les noix.

Comment augmenter prudemment sa consommation de fibres? Il convient d'y aller lentement pour donner le temps à votre système digestif de s'y habituer. Il faut prendre en même temps, beaucoup de liquide. Autrement vos intestins répliqueront désagréablement et vous souffrirez de crampes abdominales, de ballonnements accompagnés de gaz et possiblement de diarrhée.

COMPARAISON DE MENUS

Menu pauvre en fibres

DÉJEUNER
4 oz (125 ml) de jus de pamplemousse
2 tranches de pain blanc grillé
2 carrés de beurre
2 c/thé (10 ml) de confiture
8 oz (250 ml) de lait

DÎNER
2 tranches de pain blanc
2 oz (60 g) de thon
mayonnaise
laitue
8 oz (250 ml) de lait
pouding au chocolat

SOUPER
poulet rôti
pommes de terre en purée
maïs en crème
salade de laitue
8 oz (250 ml) de lait
carré au chocolat

Menu riche en fibres

DÉJEUNER
1/2 pamplemousse
1 tranche de pain de blé entier
1 c/tab (15 ml) de beurre d'arachides
gruau ou céréale de son
8 oz (250 ml) de lait

DÎNER
2 tranches de pain de seigle
2 oz (60 g) de thon
mayonnaise
tranches de tomate
chou râpé
8 oz (250 ml) de lait
salade de fruits

SOUPER
chili aux haricots rouges
salade de carottes et de courgettes
  râpées
pain de maïs
8 oz (250 ml) de lait
biscuits aux graines de tournesol

Quelques suggestions pratiques pour augmenter les fibres dans votre alimentation

Pain : choisissez du pain de blé entier, de seigle, du pumpernickel ou à multi-grains.

Céréales : favorisez celles qui contiennent des grains entiers ou du son (blé, avoine, maïs et riz).

Craquelins : achetez des craquelins de blé entier ou de seigle ou des craquelins de riz (faits à partir de riz brun).

Petits pains et muffins : choisissez des produits contenant du blé entier, du son ou du son d'avoine. Mais méfiez-vous des produits qui ont une teneur élevée en gras.

Pâtes : essayez les pâtes de blé entier, ou servez les pâtes ordinaires avec un légume riche en fibres.

Riz : remplacez le riz blanc par du riz brun, ou remplacez les pâtes entrant dans la composition des plats en casserole par du riz brun.

Fruits et légumes : si possible, mangez vos fruits et légumes avec la pelure. Remplacez les jus de fruits par les fruits entiers plus riches en fibres.

Légumineuses : mangez plus de haricots rouges, de pois cassés, de lentilles, de pois chiches, etc.

Soupes et plats en casserole : ajoutez des légumes et des légumineuses à ces plats. Utilisez des flocons d'avoine et d'autres céréales, du germe de blé, des noix et des graines.

Pains et pâtisserie : remplacez, totalement ou en partie, la farine blanche par de la farine de blé entier.

Maintenir son poids-santé sans jeûner

Pratiquement tout le monde surveille son poids. Ç'en est devenu pratiquement une obsession nationale. Et il y a de quoi ! En feuilletant les revues des kiosques à journaux, que voyons-nous ? Des promesses d'un corps superbe en dix jours, des régimes ultra-rapides, des mannequins ultra-sveltes. Cette obsession nationale fait vivre toute une industrie. Chaque année, nous dépensons des millions de dollars, dans des cliniques et en régimes amaigrissants, dans des livres sur le sujet, en gymnase et en aliments diététiques. Malgré tout, plusieurs Canadiens sont obèses et en souffrent. D'autres, les femmes en particulier, se trouvent trop grasses, alors qu'en fait elles ne le sont pas. Notre obsession nous a causé des problèmes de santé associés aux pertes de poids drastiques, aux régimes radicaux et à la maigreur excessive.

Qu'est-ce que le poids-santé ?

Le poids a un effet sur la santé. Les personnes trop grasses ou trop maigres risquent d'avoir des problèmes de santé. L'obésité est associée aux maladies du coeur, à l'hypertension et à d'autres problèmes organiques, ce qui peut conduire à des maladies chroniques. Il est donc important de bien connaître son poids-santé. Si vous vous situez au-dessus ou au-dessous du niveau acceptable, vous devez suivre un régime qui vous aidera à atteindre ce poids-santé.

L'indice de masse corporelle

Nous allons maintenant changer notre façon de penser, non pas en fonction d'un poids idéal mais en essayant de bien répartir notre graisse corporelle. Car le problème, ce n'est pas le poids, mais la graisse corporelle. Nous sommes tellement obsédés par le poids idéal que nous paniquons à chaque fois que nous prenons un kilo. Le poids n'indique, en fait, que la force de gravité sur une masse sans plus. Cette masse peut être des os,

COMMENT TROUVER VOTRE IMC

1. Faites un X sur l'échelle A vis-à-vis votre taille.
2. Faites un X sur l'échelle B vis-à-vis votre poids actuel.
3. Avec une règle, tracez une ligne reliant les deux X.
4. Prolongez cette ligne jusque sur l'échelle C pour trouver votre IMC.

PAR EXEMPLE :

■ Si François mesure 1,80 m (5'11") et pèse 85 kg (188 lbs), son IMC est de 26 environ.
■ Si Louise mesure 1,60 m (5'4") et pèse 60 kg (132 lbs), son IMC est de 23 environ.

Moins de 20 : Un IMC inférieur à 20 pourrait être associé à des problèmes de santé chez certaines personnes. Il serait peut-être bon de consulter votre diététiste et votre médecin.

De 20 à 25 : Cet intervalle d'IMC est associé au plus faible risque de maladie chez la majorité des gens. Si vous êtes dans cet intervalle, restez-y !

De 25 à 27 : Un IMC situé dans cet intervalle est parfois associé à des problèmes de santé chez certaines personnes. La prudence est donc de mise dans vos habitudes de vie.

Plus de 27 : Un IMC supérieur à 27 est associé à des risques plus élevés de problèmes de santé tels que les maladies du coeur, l'hypertension et le diabète. Il serait peut-être bon de consulter votre diététiste et votre médecin.

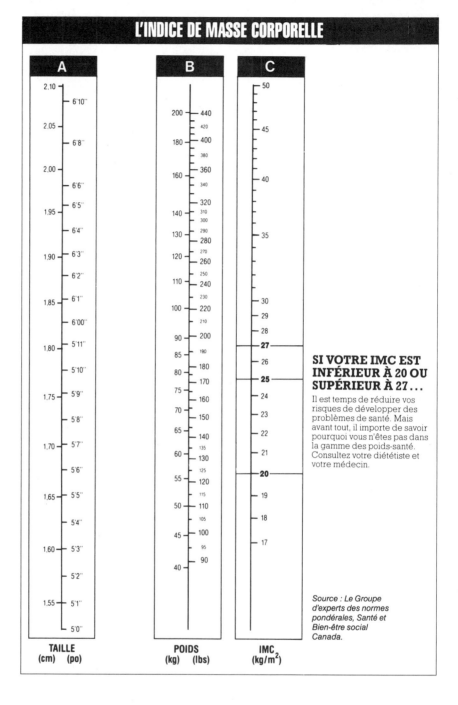

L'INDICE DE MASSE CORPORELLE

SI VOTRE IMC EST INFÉRIEUR À 20 OU SUPÉRIEUR À 27...

Il est temps de réduire vos risques de développer des problèmes de santé. Mais avant tout, il importe de savoir pourquoi vous n'êtes pas dans la gamme des poids-santé. Consultez votre diététiste et votre médecin.

Source : Le Groupe d'experts des normes pondérales, Santé et Bien-être social Canada.

des tissus (muscles), de l'eau, du gras ou une combinaison de ces quatre éléments.

En tenant compte de ces commentaires, il faudrait réviser notre façon de penser et commencer par calculer notre indice de masse corporelle ou IMC, représenté par l'équation suivante :

$$IMC = \frac{\text{poids (en kilogrammes)}}{\text{taille (en mètres)}^2}$$

Tous peuvent avoir un corps sain, qu'ils soient petits, grands, costauds ou plus minces. En calculant votre indice de masse corporelle (IMC), il vous sera plus facile de faire le lien entre votre poids réel et votre poids-santé.

Pour calculer votre indice de masse corporelle (IMC), prenez votre poids en kilogrammes (divisez le nombre de livres par 2,2) et divisez-le par votre taille en mètres (multipliez le nombre de pouces par 0,025) au carré. Servez-vous d'une calculatrice au besoin. Supposons que vous mesurez 5'4" ou 64 pouces. Multipliez ce chiffre par 0,025. Cela vous donnera 1,6 mètres. Pour mettre au carré, multipliez simplement par le même nombre, soit 1,6. Vous obtiendrez 2,56. Si, par exemple, votre poids est de 120 lb ou 54,5 kilogrammes, votre IMC sera de 21,3, soit 54,5 divisé par 2,56.

Vérifiez le tableau à la page précédente. Si votre IMC est inférieur à 20 ou supérieur à 25, vous ne vous situez pas dans la gamme de votre poids-santé. Un IMC de moins de 20 indique que vous êtes sous votre poids-santé et que vous auriez avantage à augmenter votre masse corporelle. Un IMC supérieur à 25 indique qu'une perte de graisse corporelle s'impose. Il est cependant important de ne pas confondre la perte de graisse corporelle avec la perte de poids.

L'IMC est conçu pour les adultes en bonne santé. Il ne s'applique pas aux enfants, aux adolescents, aux femmes enceintes, aux adultes de plus de 65 ans et aux athlètes. Il n'est pas parfait mais fournira des renseignements utiles aux personnes intéressées à maintenir leur poids-santé.

Le fait de maintenir son poids-santé est important pour chacun de nous. Cela nécessite un changement d'attitude et une plus grande tolérance envers ceux et celles dont le poids-santé est différent du nôtre.

Tour de taille, tour de hanches

Si la proportion de graisse corporelle a une influence significative sur la santé, sa répartition a aussi son importance. D'ailleurs, n'a-t-on pas fait le lien entre l'excès de graisse au niveau de la taille, chez l'homme, avec l'hypertension et les maladies cardio-vasculaires ? Chez la femme, la graisse a plutôt tendance à se déposer au niveau des hanches et des cuisses.

Afin de déterminer la répartition de la graisse corporelle, il existe un descripteur nommé « rapport tour de taille-tour de hanches », très simple à calculer. Il s'agit de diviser son tour de taille par son tour de hanches. Une perte de graisse s'impose si la réponse est supérieure à 1,0 pour un homme, et à 0,8 pour une femme.

Votre objectif est d'atteindre votre poids-santé et non de devenir la personne la plus maigre de votre quartier. Une alimentation saine et l'exercice vous aideront à garder la ligne et la forme, sans toutefois renier votre bagage génétique. On a le corps que l'on a. À nous de le garder en forme pour qu'il soit toujours à son meilleur.

Savoir perdre du poids en douceur

Si vous avez déjà souffert de diarrhée, vous avez peut-être constaté, en vous pesant, avoir perdu jusqu'à cinq livres. Cinq livres composées surtout d'eau, et d'un peu de tissus musculaires et de graisse corporelle, que vous avez repris en l'espace d'une semaine.

La perte de poids en eau ne doit pas être prise à la légère. L'un des problèmes majeurs des régimes amaigrissants garantissant la minceur en un rien de temps, vient souvent du fait qu'en voulant répondre à la demande des gens qui veulent perdre du poids rapidement, ces régimes proposent un apport en calories dangereusement restreint. La perte de poids est bien sûr impressionnante. Mais une question se pose : que perd t-on ? De la graisse corporelle oui, mais aussi des quantités importantes de tissus musculaires et d'eau. Une fois le régime terminé, l'organisme reprend automatiquement l'eau qu'il a perdu. Mais les tissus musculaires ne seront récupérés que si l'on s'engage activement dans un programme de développement musculaire. De plus, le métabolisme, qui transforme les calories en énergie, s'adapte assez rapidement à une réduction en calories, car il s'habitue à fonctionner avec un apport calorifique moindre. Une fois le régime terminé, le corps reprend vite du poids, même si l'apport calorifique n'est que de 1 000 calories par jour. Ce type de régime ne permet pas non plus à la personne qui le suit d'adopter de nouvelles habitudes alimentaires qui lui permettraient de ne pas reprendre la graisse corporelle perdue.

La morale de cette histoire ? Si vous devez perdre de la graisse corporelle pour atteindre votre poids-santé, optez pour un programme sensé et bien équilibré. Examinez attentivement le régime proposé soit dans une revue ou encore par une clinique de perte de poids, puis posez-vous les questions suivantes :

1. Le régime vous permet-il de consommer des aliments que vous aimez et mangez normalement ?
2. Les aliments qui composent ce régime sont-ils variés et font-ils partie des quatre groupes alimentaires déterminés dans le *Guide alimentaire canadien* ?
3. Les aliments qui composent ce régime sont-ils servis en portions suffisantes, de façon à répondre aux quantités recommandées dans le *Guide alimentaire canadien* ?
4. Le régime va-t-il chercher les nutriments essentiels dans les aliments plutôt que dans des pilules ou des substituts de repas ?
5. Le régime propose-t-il une augmentation de l'activité physique ?
6. Le régime vous assure-t-il d'une perte de poids graduelle d'environ 1 kilogramme (2 lb) par semaine ?
7. Les collations sont-elles permises ?
8. Le régime propose-t-il un choix d'aliments variés plutôt que d'en promouvoir un seul ?
9. Croyez-vous pouvoir suivre ce régime sur une longue période de temps ?
10. Le régime vous suggère-t-il de consulter un médecin ?

Les réponses à ce questionnaire doivent toutes être affirmatives. En voici les raisons :

1. Si le régime renferme plusieurs aliments que vous consommez habituellement et que vous aimez, il vous sera plus facile de le suivre.
2. Le régime qui renferme des aliments issus des quatre groupes alimentaires (lait et produits laitiers ; viande, poisson, volaille et substi-

tuts ; fruits et légumes ; pain et céréales) est à la fois équilibré et riche en nutriments.

3. Si les portions que vous consommez ne vont pas à l'encontre des recommandations du *Guide alimentaire canadien*, vous donnerez à votre organisme tous les nutriments essentiels à son bon fonctionnement. Gras ou minces, nous avons tous besoin des mêmes nutriments. Seul le nombre de calories varie.

4. L'organisme a besoin de plus de 50 nutriments pour fonctionner efficacement. Quand vous achetez des vitamines ou un substitut de repas, vérifiez sur l'emballage le nombre de nutriments manquants. Les pilules et les substituts de repas n'ont pas le pouvoir de réduire le poids. Ils ne font que donner les nutriments qui manquent au régime dont ils font partie.

5. Les meilleurs régimes proposent de diminuer le nombre de calories que vous consommez tout en augmentant celles que vous dépensez dans des activités physiques. Choisissez des activités qui vous plaisent et pratiquez-les au moins 20 minutes et trois fois par semaine.

6. Si le régime proposé vous assure une perte de poids de plus de 2 lb par semaine, il est probablement trop faible en calories et ne fournit pas tous les nutriments essentiels. Vous risquez alors de perdre plus d'eau et de tissus musculaires que de graisse corporelle. Un régime à trop faible teneur en calories est difficile à suivre à long terme car vous vous sentez constamment fatigué et affamé. Ce type de régime est habituellement très difficile à suivre dans la vie de tous les jours. Votre poids a augmenté graduellement, il n'a pas grimpé de 10 lb en une semaine, il faut donc qu'il diminue de la même façon.

7. Bien des gens aiment prendre des collations. Les collations comprises dans certains régimes aident à apaiser la faim.

8. Il n'existe aucun aliment ni mélange d'aliments qui possède le pouvoir miraculeux de « faire fondre » la graisse corporelle, pas même les pamplemousses.

9. Si le régime proposé vous attire au point de vouloir le suivre à long terme, il y a de bonnes chances que vous teniez bon et que vous réussissiez à perdre du poids.

10. Il est préférable de consulter son médecin avant d'entreprendre un régime amaigrissant. Celui-ci est le mieux placé pour vous dire si le régime peut occasionner ou aggraver un problème de santé.

(Reproduit avec l'autorisation de l'Association des diététistes de l'Ontario, 1985)

Choisissez et mangez des aliments nutritifs et savoureux. Faites de l'exercice régulièrement mais sans excès. Prenez des attitudes positives ! Vous ne vous en porterez que mieux.

Une alimentation adaptée au rythme d'aujourd'hui

Aujourd'hui, bien des gens n'ont plus le temps de s'asseoir pour déguster un repas traditionnel. Mais en choisissant bien ses aliments, il est possible de maintenir un régime alimentaire équilibré, quel que soit l'endroit où on se trouve (5 à 7, cocktail ou restaurant à service rapide) et l'heure à laquelle on mange.

Manger en vitesse n'est pas la meilleure façon de nourrir l'organisme. Mais si vous n'avez pas le choix, vous avez tout intérêt à réfléchir sur ce que vous prenez. Un peu de planification vous sera profitable. Portez une attention toute spéciale aux ingrédients qui composent les plats offerts. Choisissez des aliments riches en glucides complexes, en fibres, en vitamines et en minéraux. Comme source de protéines, tournez-vous vers les viandes et substituts, sans ajout de gras. Difficile direz-vous? De moins en moins, étant donné le nombre grandissant de restaurateurs qui accordent de l'importance à une saine alimentation.

Quand la fringale vous prend, choisissez des aliments sains. Même si votre menu ne se compose que d'amuse-gueule, résistez à la tentation de choisir des aliments trop riches ou frits.

Certaines personnes ont choisi de manger plusieurs fois par jour plutôt que trois fois, mais en se limitant à des amuse-gueule. Ceux qui favorisent cette approche maintiennent qu'une personne qui prend plusieurs petits repas par jour accumule moins de graisse corporelle qu'une autre qui consomme le même nombre de calories en un seul repas. Leurs détracteurs leur reprochent d'avoir tendance à ne favoriser qu'un ou deux groupes d'aliments par rapport aux autres groupes. L'important c'est de manger des aliments variés avec modération, que ce soit trois repas par jour ou plusieurs petits repas pris sur le pouce.

Pendant les 5 à 7 ou les cocktails, vous pouvez savourer des légumes et des fruits frais avec des trempettes au yogourt, du pain de grains entiers et des toasts melba, des pâtés à faible teneur en gras, des viandes maigres, du poisson ou de la volaille. Essayez par exemple, dans la partie recettes, les amuse-gueule que nous vous proposons. Évitez les aliments frits, les aliments gras et les pâtisseries.

Si vous êtes à la maison et que vous n'avez pas le temps de faire cuire quoi que ce soit, préparez des sandwichs avec des pains de grains entiers, des viandes maigres, de la volaille ou du poisson, accompagnés de légumes frais. Ou encore, servez-vous des haricots en conserve avec du pain grillé et une salade, ou un muffin au son avec du yogourt et un fruit. Accompagnez ces casse-croûte de jus de fruits ou de lait. Évitez les croustilles et les boissons gazeuses. Un bon repas n'exige pas des heures de préparation et il n'est pas nécessaire de le servir chaud. Les quatre groupes alimentaires peuvent facilement être présents dans un simple sandwich. Évitez cependant les aliments frits.

Sautez à la corde mais ne sautez pas le petit déjeuner!
Il y a des désavantages à toujours répéter le même message, car l'auditeur finit par faire la sourde oreille. Il semblerait qu'il en soit ainsi de la recommandation: «Commencez la journée par un bon déjeuner», que bon nombre ont relégué aux oubliettes avec d'autres conseils de maman comme «Regarde des deux côtés en traversant la rue» ou «Ne frappe pas ton petit frère».

Pourtant, maman avait raison. Les recherches ont d'ailleurs démontré que les personnes qui sautent le petit déjeuner ne sont pas en aussi bonne forme physique et mentale. En mesurant le travail fourni par certains muscles ou par l'organisme en général, des chercheurs de l'Université de l'Iowa ont découvert que la capacité physique des personnes qui avaient sauté le petit déjeuner était considérablement réduite en fin de matinée. Les résultats scolaires et l'attitude envers les études s'en ressentaient.

Une autre étude menée à Lawrence, Massachusetts, auprès de 1 000 élèves du cours élémentaire, a établi l'importance du petit déjeuner comme influence positive sur l'apprentissage. On avait mis en place un programme nutritionnel à l'intention des enfants de familles à faible revenu. Les enfants qui y participaient prenaient le petit déjeuner à l'école. Non seulement ces enfants ont amélioré sensiblement leurs résultats scolaires par rapport aux non-participants, mais leur taux d'absentéisme a diminué et ils arrivaient moins souvent en retard.

Et ce n'est pas tout, le petit déjeuner fournit certains nutriments qu'on ne peut acquérir au dîner ou au souper. Au repas matinal, vous consommez des quantités appréciables de vitamines C et D, de riboflavine et de calcium, sans oublier les fibres alimentaires. Les personnes qui ne déjeunent pas peuvent toujours prendre un bol de céréales de grains entiers pour dîner ou pour souper, mais celles qui le font sont plutôt rares !

Des excuses, toujours des excuses...

Les raisons invoquées par ceux et celles qui ne déjeunent pas et qui reviennent le plus souvent sont : « Je n'ai pas faim », « Je n'ai pas le temps » et « Je suis au régime ».

Examinons-les une à une. Les personnes qui disent manquer d'appétit le matin ont vraisemblablement pris l'habitude d'un lunch léger et d'un souper très copieux la veille, à une heure tardive. Elles affirment aussi que lorsqu'elles déjeunent, elles semblent plus affamées durant la journée, ce qui n'est pas faux à court terme. Il est possible de reconditionner l'organisme. Si ces personnes déjeunent tous les jours pendant environ deux semaines, elles reprendront leur appétit du matin et seront moins affamées en cours de journée.

Ceux qui affirment n'avoir pas le temps, sont probablement convaincus que le premier repas de la journée doit être chaud, élaboré et exiger une longue préparation. Le petit déjeuner peut être rapide et consister en un bol de céréales servies avec des fruits et du lait, ou encore un muffin au son avec du fromage et une pomme. Se lever quinze minutes plus tôt le matin pour prendre le petit déjeuner est bien peu, considérant les avantages qu'il procure : un regain d'énergie et une plus grande forme pendant la journée.

Le prétexte le plus gros est sûrement, celui du régime. Certaines personnes sont convaincues qu'en évitant de prendre 300 calories le matin, elles font de grands progrès dans leur combat contre l'embonpoint. Même si le pèse-personne fait la preuve du contraire, elles se cramponnent pourtant au mythe. En fait, la majorité des gens qui ont des problèmes de poids sautent le petit déjeuner. Ils compensent ces calories perdues par des collations qu'ils prennent l'après-midi ou en prenant un plus gros repas le soir. Il serait peut-être temps de prêter une oreille attentive à ce vieux dicton : Pomme d'or le matin, pomme d'argent le midi, pomme de plomb le soir !

Avec quoi alors devrait-on rompre son jeûne matinal ? Par une bonne source de glucides complexes et de fibres ; un bol de céréales par exemple. Vous n'êtes pas obligé de les consommer chaudes, mais pourquoi vous priver de ce plaisir par un matin glacial ? Il existe toute une gamme de céréales froides, prêtes-à-manger, dont plusieurs sont d'excellentes sources de fibres, de vitamines et de fer, tout en étant faibles en matières grasses. Du pain de blé entier grillé, des crêpes ou des gaufres avec des fruits, ou encore des muffins avec des fruits et des noix, sont d'autres aliments savoureux qui vous aident à bien commencer la journée. Jetez un coup d'œil sur nos recettes, vous y découvrirez des idées intéressantes.

Vous pouvez aussi aller chercher des protéines dans le lait de vos céréales ou le verre de lait que vous prenez, le fromage qui accompagne votre muffin, le cottage sur votre pain grillé ou votre œuf poché ou bouilli. Le beurre d'arachides servi avec des bananes sur du pain grillé est toujours très populaire chez les enfants. Du fromage à la crème maigre sur un bagel de blé entier ou du pain grillé tartiné de yogourt ou de fromage et accompagné de compote de pommes raviront certains d'entre vous qui avaient l'habitude de sauter le petit déjeuner. Évitez cependant de toujours manger la même chose. Car le petit déjeuner peut se composer d'aliments tout aussi variés que les autres repas. Pourquoi se limiter dans le choix de ses aliments? Ce qui importe, c'est de choisir des aliments dont les propriétés nutritives vous aideront à combler vos besoins journaliers en vitamine C, en glucides complexes, en fibres, en calcium et en protéines. Une salade de fruits avec du yogourt, un reste de pizza froide de blé entier avec une garniture à faible teneur en gras, de la soupe aux pois avec du fromage, un muffin, un jus d'orange ou encore du riz brun avec des noix et des fruits, sont tout autant de variantes un peu bizarres peut-être, mais tout aussi nutritives.

Si tous les Canadiens décidaient, en se levant demain matin, de prendre un petit déjeuner sain et nourrissant, on ne comblerait pas le déficit de l'État, on n'aiderait pas au désarmement nucléaire, mais ce serait là un pas important vers une société en meilleure santé.

La boîte à lunch améliorée

Autrefois, papa et les enfants venaient dîner à la maison et dégustaient le repas de maman. Depuis, les temps ont bien changé! Quand midi sonne, il nous arrive d'aller dîner au restaurant par plaisir (et de choisir judicieusement ses plats) ou pour des dîners d'affaires. D'ailleurs, qui a entendu parler d'affaires conclues entre deux bouchées de sandwichs au beurre d'arachides et aux bananes? Même si l'idée d'avoir à traîner votre boîte à lunch ne vous plaît guère, il n'en demeure pas moins que ce repas léger, que l'on prépare soi-même, est aussi bon pour votre santé que pour votre porte-monnaie.

Les personnes qui amènent leur lunch au travail ou à l'école se divisent en deux groupes: celles qui ont accès à un réfrigérateur et les autres. Pour le premier groupe, les choix sont pratiquement illimités. Les autres doivent limiter leur choix à des aliments qui conservent leur fraîcheur au moins 3 ou 4 heures. Il existe toutefois un certain nombre d'aliments qui se conservent à la température ambiante et qui gardent toute leur saveur.

En inventant le sandwich, le Comte du même nom a donné, sans le savoir, un sérieux coup de main aux amateurs de boîte à lunch. La quantité d'aliments que l'on place entre deux tranches de pain est pratiquement sans limites. À vous d'y mettre un peu d'imagination.

Sandwichs à volonté!

L'élément principal du sandwich est sans contredit le pain, mais pas nécessairement le pain tranché. Ce n'est pas le choix qui manque! Du point de vue nutritif, il est préférable de choisir les pains de grains entiers, qui comprennent entre autres le pain de blé entier, le pain de seigle, le pumpernickel, les muffins anglais de blé entier, etc.

Le pain pita, qui nous arrive du Moyen-Orient, est un autre choix judicieux. Vendu dans les supermarchés, on peut y mettre toutes sortes de bonnes choses. Pour augmenter l'apport en fibres, choisissez du pain pita de blé entier.

Le beurre et la margarine font aussi partie du sandwich. Ils fournissent l'humidité requise et permettent à la garniture de rester à l'intérieur du sandwich. Si vous étendez de la mayonnaise sur votre pain, il n'est cependant pas nécessaire d'y ajouter du beurre. Si vous voulez réduire votre consommation de matières grasses, diminuez les quantités ou achetez des produits à faible teneur en gras. Mieux encore, tenez-vous-en aux autres condiments tels que la moutarde forte, la « relish » et la sauce mexicaine, qui contiennent moins de matières grasses.

Il est à quoi ton sandwich?

La partie protéine de votre sandwich comprend de la viande maigre, de la volaille, du poisson, du beurre d'arachides ou du fromage. Avec un peu d'imagination, on peut aussi préparer des variantes originales et savoureuses comme du cottage avec des morceaux d'ananas, des haricots écrasés avec des piments *jalapeños* ou du saumon avec du fromage à la crème maigre et des oignons.

Pratiquement tous les légumes peuvent entrer dans la composition de votre sandwich: tomates, laitue, courgettes, concombres, luzerne, épinards, chou, oignons, carottes râpées, poivron vert, champignons, pour n'en nommer que quelques-uns. Sans parler des fruits! Pensons aux bananes avec le beurre d'arachides, aux pêches ou aux poires en purée ou tranchées, aux pommes râpées ou même aux tranches de mandarines, délicieuses dans un sandwich au poulet coupé en dés.

Salades pour tous les goûts

Manger des sandwichs tous les jours peut toutefois devenir bien monotone à la longue. Remédiez à la situation en variant votre repas. Apportez des aliments nutritifs différents faisant partie des quatre groupes alimentaires, dans des contenants en plastique. Les salades deviennent alors un choix évident. En y mettant un peu du vôtre, vous obtiendrez un repas des plus délicieux! Mélangez votre salade avec de la viande, des œufs ou du fromage en cubes que vous accompagnerez de craquelins de blé entier, de bâtonnets de pain ou d'un muffin. Voilà un repas sain! Et n'oubliez pas de mettre votre vinaigrette dans un contenant séparé et de l'ajouter à la salade au moment de servir.

Les plats cuisinés la veille, les salades de pâtes froides ou encore les casseroles au riz brun, s'apportent très bien dans la boîte à lunch. Vous pouvez même y inclure un morceau de pizza maison garnie de condiments à faible teneur en gras et de fromage.

Attention aux bactéries!!

À ceux qui n'ont pas d'endroit froid pour conserver leur repas du midi, nous recommandons la prudence. Le problème de conservation des aliments est bien réel et varie selon les saisons. Ceux qui travaillent à l'extérieur perdent quelquefois leur « lunch » à cause de la chaleur en été, ou du gel en hiver.

Le meilleur moyen de conserver son lunch c'est de le mettre au congélateur la veille, si on ne peut le réfrigérer pendant la journée. En effet, les sandwichs au beurre d'arachides et au fromage supportent bien la température ambiante mais on s'en lasse vite après quelques jours de suite. Certains types de sandwichs peuvent être congelés la veille, puis apportés dans la boîte à lunch; ils seront décongelés à l'heure du midi. Les sandwichs au poulet et aux viandes froides se congèlent très bien. Il faut par contre emballer la laitue et les tomates séparément. Les petites boîtes de jus, tout en étant de rafraîchissantes boissons à l'heure du lunch, peuvent aussi être congelées la veille et utilisées comme « glaçons » pour conserver

---

IDÉES DE LUNCHS

Essayez d'inclure au moins un aliment de chaque groupe alimentaire (produits laitiers, viande, fruits et légumes, pain et céréales).

Pains
blé entier
seigle
pumpernickel
muffins anglais
pita
bagels
muffins
bâtonnets de pain
toasts melba

Garnitures
viande maigre
volaille maigre
saumon
thon (à l'eau)
fromage
fromage cottage
fromage à la crème maigre
beurre d'arachides
fèves au lard

Fruits et légumes
laitue
épinards
courgettes
concombres
tomate
luzerne
chou
oignon
poivron vert
céleri
carottes râpées
pommes râpées
bananes
raisins secs
ananas en morceaux
pêches
poires
quartiers de mandarines

Salades
(Consultez la partie recettes pour d'autres suggestions)
laitues mélangées
salade de haricots
salade de carottes et de raisins secs
salade de chou
salade de pommes de terre
salade de pâtes

Desserts
yogourt
pouding en conserve
fruits frais
gâteaux aux fruits
biscuits et carrés

Boissons désaltérantes
eau
lait
jus de fruits
jus de légumes
soupes et bouillons

les aliments bien au frais. Enfin, un thermos à large goulot est fort pratique pour les soupes ou les boissons chaudes. L'important c'est de conserver les aliments chauds bien chauds et les aliments froids bien froids.

Et les desserts ?
Les fruits frais sont conseillés, tout comme les aliments en conserve tels les poudings, les yogourts et les salades de fruits, contrairement aux gâteaux, aux beignes et aux biscuits qui contiennent trop de matières grasses et de calories. Si vous avez le goût de vous sucrer le bec, pourquoi ne pas opter pour un carré au gruau ou un petit gâteau aux carottes? Dans la section Pâtisseries et pains de ce livre, vous trouverez toute une gamme de desserts appétissants. Il n'en tient qu'à vous de les essayer.

Le lait et les jus sont les boissons recommandées pour le repas du midi en raison de leur valeur nutritive beaucoup plus élevée que les boissons gazeuses. Assurez-vous bien de toujours choisir un jus de fruits et non une boisson à saveur de fruits.

La boîte à lunch des petits
Les idées suggérées dans les paragraphes précédents sont les mêmes pour les enfants. Comme les adultes, certains enfants aiment la variété alors que d'autres préfèrent des aliments familiers, même s'ils sont un peu routiniers. Bien sûr, il faudrait toujours les avertir avant d'inclure un aliment peu familier dans leur boîte à lunch, comme un sandwich à l'aubergine par exemple. Si l'enfant participe à la planification et à la préparation de son lunch, il n'aura pas le réflexe de le jeter à la poubelle ou encore de le donner à ses camarades.

Manger sainement n'est pas une corvée. Il n'est pas nécessaire d'être un «fanatique» de la nutrition pour réaliser qu'on ne peut pas tous les midis, pendant des années, consommer des mauvais aliments sans nuire à notre santé. Mettre des aliments sains dans sa boîte à lunch, est un gage de santé pour l'avenir. Si vous passez 40 ans de votre vie sur le marché du travail, vous y consommerez jusqu'à 9 440 repas. Il est donc primordial de bien les planifier à l'avance. Vous épargnerez, serez bien nourri et gagnerez beaucoup plus qu'une montre en or, à votre retraite.

L'heure de la collation
Selon les puristes, nous devrions consommer trois repas parfaitement équilibrés par jour. Mais le monde dans lequel nous vivons est loin d'être parfait et la société actuelle favorise des repas rapides et des collations, ce qui en soi n'est pas nécessairement mauvais. Si nous mangeons une collation bien équilibrée, nous ajouterons des nutriments importants à notre menu quotidien.

De nos jours, bien des parents se font du souci au sujet des collations. Ils sont convaincus qu'elles ne contiennent que des calories vides, qu'elles favorisent la carie et qu'elles enlèvent l'appétit. Les aliments que l'on désigne ainsi ne méritent pourtant pas tous cette appellation. Prenons les pommes de terre frites, par exemple. Avant que vous ne vous affoliez à l'idée que les «frites» puissent faire partie d'un repas santé, analysons ses bons et ses mauvais côtés. Les pommes de terre frites, tout comme les pommes de terre au four, sont des sources de glucides complexes, de potassium, de vitamine C, de niacine et d'acide folique. Mais si on les pèle, elles perdent beaucoup de leurs fibres alimentaires. Le problème majeur des pommes de terre frites vient de la quantité de matières grasses qu'elles absorbent en cours de cuisson. Si l'on compare 200 grammes de pommes

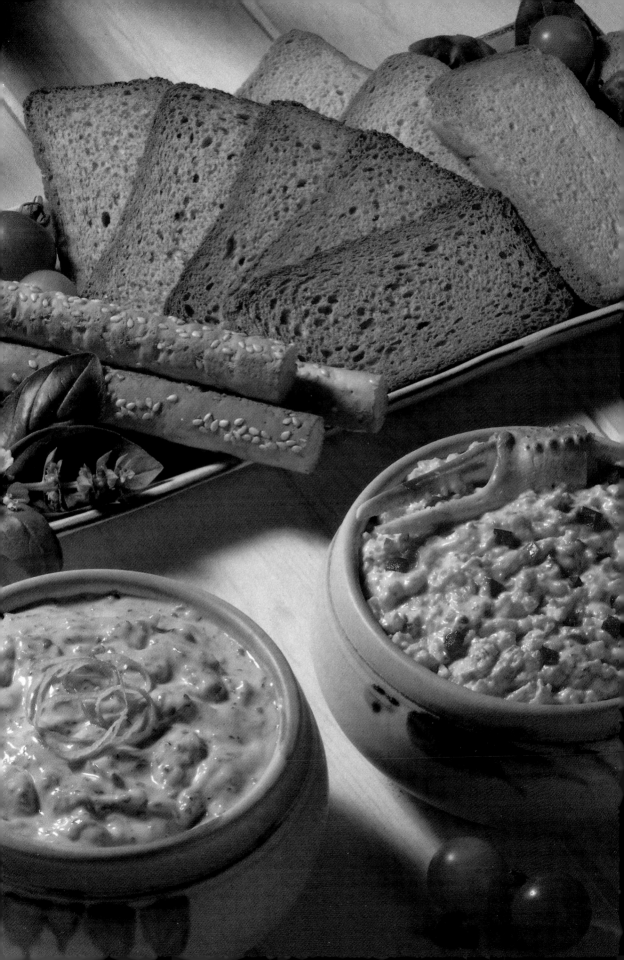

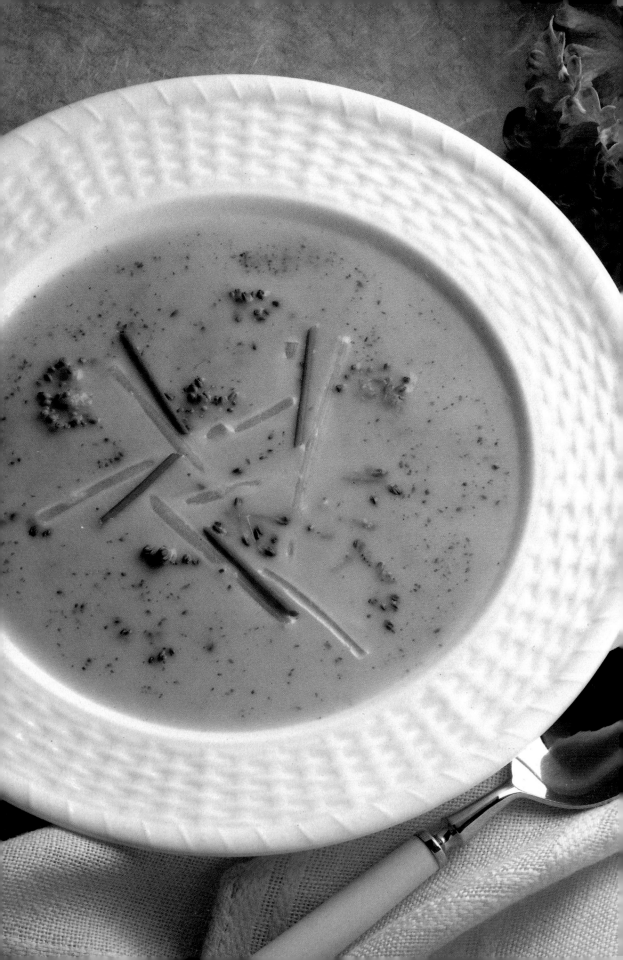

de terre que l'on fait frire à la même quantité de pommes de terre cuites au four, on notera que les frites fournissent 32 grammes de matières grasses, comparativement à la pomme de terre au four qui, elle, n'en fournit pratiquement pas. Vous pouvez couper de moitié la quantité de matières grasses, si vous achetez des frites surgelées et les faites cuire au four. Mais là encore, la quantité de matières grasses sera encore très élevée. Mais une chose demeure, 200 grammes de frites et c'est beaucoup, même les amateurs ne pourraient en consommer autant au cours d'un même repas, d'ailleurs une portion normale équivaut à moins de 100 grammes.

On peut donc en conclure que les pommes de terre frites contiennent certains nutriments importants bien qu'elles soient élevées en matières grasses. Alors prenez plaisir à les savourer, mais pas trop souvent.

Passons maintenant à ces collations que les enfants aiment à consommer jour après jour, comme les biscuits, les croustilles et les tablettes de chocolat, tous des aliments très riches en matières grasses. La solution de rechange? Les collations-desserts surgelées. Le sorbet, par exemple, contient très peu de matières grasses. Plusieurs yogourts surgelés ne contiennent que 3 % de matières grasses tout en étant riches en nutriments. Les glaces à l'eau (popsicles) ne contiennent peut-être pas de matières grasses, mais elles n'ont aucune valeur nutritive. On tend de plus en plus à les remplacer par des tablettes de jus de fruits surgelés, ou par des *Glaces au yogourt* comme celle que nous vous proposons à la page 213.

Les fruits font toujours de bonnes collations. Cependant, il faut se méfier de certains produits à saveur de fruits qui favorisent la carie et qui contiennent beaucoup de matières grasses. Plutôt que des biscuits, donnez à vos enfants des craquelins garnis de tartinades à faible teneur en gras, comme celles que nous proposons dans la partie recettes. Les bâtonnets de pain ou les bretzels non salés sont d'autres collations à envisager surtout qu'elles ne contiennent presque pas de matières grasses. Les céréales sont aussi excellentes, non seulement servies avec du lait mais nature.

Enfin, les fruits séchés tels les figues, les dattes et les abricots servis entiers ou hachés, et mélangés avec des amandes effilées, sauront plaire à tous. Il faudrait toutefois vous brosser les dents après avoir consommé ces petits goûters, car les fruits séchés collent aux dents, favorisant ainsi la formation de bactéries.

Il n'y a rien de mal à prendre des collations, en autant que l'on fasse attention à ce que l'on mange.

Manger sainement à petit budget

Bon nombre de gens ont de la difficulté à joindre les deux bouts. Bien des consommateurs achètent des aliments à bas prix mais à haute teneur en gras, dans le but d'économiser sur leurs factures d'épicerie et les diététistes le savent. Il est toutefois possible de faire des achats avantageux, tout en choisissant des aliments sains. Certains des conseils qui suivent vous seront familiers, d'autres moins. Puissent-ils vous aider à boucler votre budget, sans pour autant vous priver d'aliments sains et nutritifs.

Conseils pratiques et économiques

Planifiez votre menu hebdomadaire en fonction du *Guide alimentaire canadien*. Faites votre liste d'épicerie en classant les aliments dans leurs groupes alimentaires respectifs.

Planifiez vos menus une semaine à l'avance et, si possible, faites vos achats une fois la semaine. Vous pourrez ainsi utiliser les restes que vous avez déjà sous la main.

Lisez les annonces dans les journaux et les encarts publicitaires pour connaître les rabais et les prix spéciaux de la semaine. Vous pourrez ainsi mieux planifier vos menus, tout en faisant des économies. Le mercredi soir est le moment idéal pour organiser vos menus puisque la plupart des rabais annoncés sont publiés dans le journal du mercredi.

Si vous avez un petit surplus d'argent, pourquoi ne pas acheter vos aliments de base (conserves, céréales, riz, pâtes alimentaires) en plus grande quantité, si, bien sûr, vous voyez une aubaine. Si vous possédez un congélateur, tirez avantage des spéciaux.

Tenez-vous-en à votre liste d'épicerie mais encore là, si vous trouvez une aubaine, profitez-en.

Achetez des produits maisons et des produits sans nom. Ce ne sont pas des produits haute gamme (les pois contenus dans une boîte ne sont pas nécessairement de la même grosseur), mais il s'agit de bons achats de qualité très acceptable.

Comparez les prix d'un même aliment aux comptoirs des produits frais, surgelés et en conserve. Pour connaître le meilleur achat, divisez le prix par le nombre de portions suggérées. Le prix le plus bas pour une portion sera votre meilleur achat, que l'aliment soit frais, surgelé ou en conserve. Du point de vue nutritif, l'aliment en conserve contient habituellement plus de sodium ou de sucre, mais vous pourrez corriger ce problème en le rinçant à l'eau froide.

Voici un truc vieux comme le monde mais toujours d'actualité. Mangez avant d'aller faire l'épicerie. Si vous êtes affamé, il vous sera difficile de vous en tenir à votre liste d'achats.

Ne vous privez pas d'aliments nutritifs. Achetez, autant que votre budget le permet, des aliments variés qui contiennent des nutriments importants.

Comparez les prix à l'unité. Vous trouverez cette méthode de comparaison très pratique, si vous surveillez votre budget, même s'il est parfois difficile de lire les petites étiquettes.

Pour économiser, il n'est pas nécessaire de toujours tout faire soi-même. Certains produits tout préparés nous permettent de gagner du temps et de l'argent. Par exemple, le pain de la boulangerie coûte moins cher que le pain maison, mais ce n'est pas toujours le cas. Vérifiez les produits attentivement afin de savoir combien de temps vous sauvez et à quel prix. Les mélanges à crêpes sont un exemple frappant d'argent dépensé pour sauver très peu de temps.

Les aliments en vrac vous permettent *presque* toujours d'économiser. Les épices et les fines herbes sont beaucoup plus chères en pot qu'en vrac. Quant aux mélanges tout préparés, ils sont à éviter. Mélanger de la cannelle avec du sucre est un jeu d'enfant et coûte beaucoup moins cher que le mélange déjà préparé. Scellez bien tous les contenants pour que vos épices conservent leur saveur et leur arôme.

Petit truc pratique: déposez deux pots au réfrigérateur, l'un étiqueté «légumes» et l'autre «fruits». Dans le premier, du jus de cuisson et de légumes en conserve, que vous utiliserez dans vos soupes et ragoûts. Dans l'autre, mettez du jus de fruits en conserve, que vous pourrez utiliser avec de la gélatine sans saveur pour préparer des desserts en gelée.

Les fruits et les légumes

Lorsque vous achetez des légumes verts, il ne faudrait pas vous limiter qu'à la laitue tout simplement parce qu'elle est plus économique à l'achat. Il existe d'autres types de légumes souvent plus nutritifs et quelquefois offerts au même prix ou moins cher le kilogramme.

Les mélanges de chou râpé ou de salade de chou préparés à l'avance sont à déconseiller parce qu'ils coûtent plus cher et ont perdu de leurs nutriments. Même chose pour les légumes en sauce surgelés. Vous pouvez facilement préparer votre propre sauce en un tournemain, et contrôler ainsi sa teneur en matières grasses.

Vous faites un meilleur achat en vous procurant les gros sacs de légumes surgelés. Vous n'avez qu'à faire cuire la quantité désirée. Assurez-vous bien cependant de toujours refermer l'emballage hermétiquement, pour empêcher les légumes de sécher.

Faites cuire les légumes dans une petite quantité d'eau, en évitant de les laisser trop longtemps sur le feu, afin qu'ils conservent leurs vitamines et leurs minéraux. Le bain-marie, le four à micro-ondes, l'autocuiseur conviennent parfaitement à ce type de cuisson.

Si les bananes deviennent trop mûres, ne les jetez pas! Mettez-les plutôt au congélateur. Elles noirciront certes, mais seront parfaites pour les pains aux bananes, les muffins et d'autres recettes du genre.

Les produits laitiers

Lorsque vous achetez des produits laitiers, pensez surtout aux produits à faible teneur en gras. Les aliments de ce groupe ont le meilleur rapport qualité-prix au niveau nutrition.

Pour la cuisson, utilisez du lait en poudre écrémé. Ou encore, comme boisson, mélangez-en à du lait frais. La boisson sera meilleure si on la prépare la veille. Servez dans un pichet comme pour du lait frais.

Ne levez pas le nez sur les fromages «préparés». Le fromage fondu à tartiner ou en tranches fournit en effet des protéines, du calcium, de la riboflavine et d'autres nutriments, et son coût est moins élevé. Le sodium qu'on y ajoute est leur seul inconvénient.

Les restes de fromage se congèlent bien. On peut les utiliser entre autres dans la préparation de plats en casserole et de lasagnes. La décongélation affecte cependant la texture du fromage qui devient friable et difficile à servir en morceaux.

Si vous possédez une yaourtière, utilisez-la souvent. Vous pourrez remplacer la crème sûre par du yogourt dans presque toutes les recettes qui gagneront ainsi en valeur nutritive. Vous pouvez même préparer votre propre yogourt sans avoir besoin d'une yaourtière. (Voir notre recette de *Yogourt maison* à la page 226).

Le fromage cottage s'utilise fort bien dans plusieurs recettes. C'est une bonne source de calcium et de protéines. Puisque le fromage cottage se congèle très bien, n'hésitez pas à mettre les restes au congélateur avant qu'ils ne se gâtent.

Les pains et les céréales

On peut servir les céréales au déjeuner, les ajouter aux pains de viande ou encore en garnir un pouding aux fruits. Les céréales ont un excellent rapport qualité-prix. Mais prenez le temps de comparer les prix entre les céréales nature et celles auxquelles on a ajouté des fruits séchés et du sucre.

Le prix des pains, des petits fours et des muffins cuits la veille est en général moins élevé. Pourtant, ils sont aussi frais que si vous les aviez achetés pour le lendemain, et mis en réserve à la maison. Si vous avez suffisamment d'espace dans votre congélateur, vous pouvez en acheter pour toute la semaine.

Au lieu de jeter les croûtes du pain et les tranches trop sèches, écrasez-les et émiettez-les. Vous aurez ainsi une chapelure pour vos plats en casserole, ou vos farces pour les viandes, la volaille ou le poisson.

Les pâtes, le riz et les céréales sont d'autres achats intéressants. Ils se marient très bien à pratiquement toutes les saveurs, et entrent dans la composition d'une multitude de mets. Pour un repas nourrissant et économique, accompagnez-les d'un verre de lait ou d'un morceau de fromage, d'une tranche de pain et de bâtonnets de carottes.

Le riz brun sera votre meilleur achat en terme de valeur nutritive. Son goût de « noisette » se prête bien à de nombreuses recettes. Sinon, choisissez du riz à grain long étuvé ou enfin du riz blanc. Le riz précuit prêt en un instant ou rapide est le plus coûteux.

Les œufs

Tout comme le lait, les œufs ont un excellent rapport qualité-prix. Ils sont une véritable aubaine, si l'on considère qu'ils fournissent des protéines de très haute qualité. Cependant, il faudrait éviter de les faire cuire dans des corps gras. Ce qu'il faut surveiller dans le cas des œufs, c'est leur contenu en cholestérol. Comme pour le foie, ce conseil s'adresse en particulier aux personnes qui ont un taux élevé de cholestérol dans leur sang. Notez cependant que les blancs d'œufs ne contiennent pas de cholestérol.

Lorsque vous comparez le prix des œufs de différentes grosseurs, utilisez cette formule : si la différence de prix entre les œufs moyens et les gros est de sept cents ou plus la douzaine, les œufs moyens sont votre meilleur achat. Si la différence est de six cents ou moins, optez pour les gros œufs !

Les viandes et les poissons

Si votre budget est restreint, il n'est pas nécessaire d'exclure la viande de votre liste d'épicerie ! En agissant ainsi, vous vous priverez de nutriments importants et essentiels. Consultez le *Guide alimentaire canadien*. Vous verrez que les portions recommandées ne sont pas aussi grosses que vous pourriez le croire.

Si la viande est au menu, calculez son coût par portion plutôt que par kilogramme. Par exemple, un rôti à braiser désossé peut vous coûter plus cher le kilogramme qu'un rôti avec l'os ; mais comme il y a moins de perte, ce rôti revient moins cher la portion. Car on peut servir quatre personnes avec un demi-kilo (1 lb) de viande désossée tandis que la même quantité de viande avec l'os ne suffit que pour deux personnes. Si la viande contient beaucoup d'os, comme dans le cas des côtes levées, comptez un demi-kilo par personne.

En servant une plus petite portion de viande avec des pâtes, du riz, du fromage, des œufs, des haricots et des légumes, vous avez un repas nutritif et économique. Voilà pourquoi nous favorisons les mets en casserole et les sautés.

La cuisson lente, à feu doux (moins de 300°F) vous permettra d'économiser sur votre budget alloué aux viandes. Certains experts recommandent une cuisson à 275°F. Les viandes cuites à basse température réduisent moins de volume, sont plus tendres et ont plus de saveur que celles cuites à haute température.

Lorsque vous achetez des aliments pour la boîte à lunch, comparez le prix des viandes froides tranchées et emballées avec celui d'un morceau complet. Généralement, vous payez plus cher pour les produits tranchés et pré-emballés par le distributeur.

Les coupes de viande moins tendres sont aussi nutritives que les coupes plus chères et elles contiennent bien souvent moins de matières grasses. Le secret est d'attendrir ces viandes à l'aide d'un maillet ou de produits chimiques naturels, comme la papaïne. Autre truc: les faire mariner la veille, avec l'une ou l'autre de nos recettes de *Marinades* (p. 97).

Choisissez des biftecks de haut de côtes, de bas de ronde ou de flanc, qui sont plus économiques. Faites-les d'abord mariner ou attendrir. Puis faites-les griller ou sauter jusqu'à ce qu'ils soient à point.

On trouve, au comptoir des viandes des supermarchés, des cubes de bœuf à bouillir. Mais pour économiser vraiment, il serait préférable d'acheter un morceau de haut de côtes et de le couper soi-même en cubes, en gardant l'os et les restes pour faire un excellent bouillon.

Les grosses volailles contiennent plus de viande que d'os, et ne prennent pas tellement plus de temps à cuire qu'une volaille plus petite. Ainsi, vous économisez et disposez de suffisamment de restes pour vos collations ou même pour un autre repas.

Avant de faire cuire une dinde ou un poulet, réservez les bouts d'ailes, le cou, le cœur et le gésier et faites-les congeler. Vous pouvez ainsi vous en servir pour préparer un *Bouillon de poulet* (p. 57).

La volaille de moindre catégorie n'est pas destinée aux camps de travaux forcés. Bien au contraire! Le problème de ces volailles (dinde ou poulet) c'est qu'il leur manque un bout d'aile ou encore un peu de peau de poitrine, rien de plus. En achetant ces volailles, vous faites une très bonne affaire.

Le prix du poisson frais varie selon les saisons. Choisissez vos filets en portions individuelles de 100 grammes.

Les filets de poisson surgelés sont un excellent achat puisqu'il n'y a aucune perte.

Le poisson en conserve, habituellement le thon ou le saumon, se prête bien à plusieurs plats. Vous pouvez bien sûr y aller de vos préférences mais ici, les produits les plus chers ne sont pas nécessairement meilleurs. Le thon léger en flocons, par exemple, est tout aussi nutritif et beaucoup plus économique que le thon blanc. Choisissez de préférence du thon baignant dans de l'eau ou dans son bouillon.

Analyse nutritionnelle d'un type de pain

VALEUR NUTRITIVE par portion de 76 g (2 tranches)	
Énergie	190 Cal
	790 kj
Protéines	6,7 g
Lipides	4,5 g
polyinsaturés	0,9 g
monoinsaturés	1,6 g
saturés	0,9 g
cholestérol	0 mg
Glucides	33,6 g
fibres alimentaires	2,7 g
Sodium	358 mg
Potassium	112 mg
Pourcentage de l'apport quotidien recommandé	
	%
Thiamine	20
Riboflavine	6
Niacine	8
Folacine	5
Calcium	2
Phosphore	11
Magnésium	16
Fer	20
Zinc	9

Ingrédients: Farine non blanchie enrichie, eau, son d'avoine, flocons d'avoine, glucose, fructose au sucre, shortening d'huile végétale, mélasses, sel, jus de raisins concentré, gluten, levure*, stearoyl-2-lactylate de sodium, mono et diglycérides, flocons d'avoine sur le dessus.
*L'ordre peut changer.

La valeur des sardines comme source de nutriments à bon compte (protéines, calcium, vitamines, etc.) est inégalable. On les offre maintenant dans des sauces aux tomates et à la moutarde qui ne contiennent pas de matières grasses.

Les légumineuses remplacent très bien la viande. Vous pouvez les servir en conserve, si vous êtes pressé. Ou vous pouvez en cuire de grande quantité et les réserver au congélateur pour plus tard. Découvrez les légumineuses et essayez-en différentes sortes (haricots blancs, pois chiches, lentilles, haricots rouges, etc.) Elles sont à la fois économiques et riches en protéines, en fibres, et autres nutriments.

L'étiquetage nutritionnel

En réponse au nombre grandissant de Canadiens qui veulent savoir ce qu'ils mangent et connaître la valeur nutritive de leurs aliments, des directives concernant l'étiquetage des produits alimentaires ont été mises en place. Afin de vous aider à prendre l'habitude de manger sainement, le gouvernement du Canada, les groupes de consommateurs, l'industrie des produits alimentaires, les diététistes et d'autres spécialistes de la santé ont conjugué leurs efforts pour aider le consommateur canadien à tirer avantage de l'information concernant la valeur nutritive des produits qu'il achète. L'industrie des produits alimentaires n'est pas assujettie par la loi, à fournir ce genre d'information. Les sociétés qui le font, sont cependant soumises à des directives sévères concernant les renseignements fournis sur l'emballage de leurs produits. Toute prétention relative à la valeur nutritive d'un aliment ou à ses bienfaits pour la santé doit être prouvée.

Prenons les lipides par exemple. Depuis longtemps, nous retrouvons sur le marché des produits «réduits en gras», «à faible teneur en gras», et «légers». Qu'en est-il au juste? Aujourd'hui, si un aliment est présenté comme étant «à faible teneur en gras», le distributeur doit indiquer la quantité de matières grasses présentes dans son produit. De plus, si le type de matières grasses contenues dans le produit est mentionné, la nouvelle réglementation exige que vous soient données les quantités des trois types de matières grasses (polyinsaturées, monoinsaturées et saturées) présents, de même que la quantité de cholestérol.

Dans le même ordre d'idées, si l'emballage fait référence aux glucides, ces renseignements doivent indiquer les quantités de sucre, d'amidon et de fibres que contient le produit. Si le sodium figure sur l'étiquette, le contenu en potassium doit être aussi mentionné.

L'information de base sur la valeur nutritive indique les quantités de glucides, de lipides et de protides par portion, de même que la valeur énergétique mesurée en calories et en leur équivalent métrique, les kilojoules.

La réglementation touchant les produits alimentaires tient compte aussi des vitamines et des minéraux. Pour qu'un produit puisse être une «source de» ces nutriments, il doit fournir au moins 5 % de l'apport quotidien recommandé (AQR). Pour être une «source élevée» ou une «bonne source de» vitamines ou de minéraux il doit fournir 15 % de l'apport quotidien (AQR). Enfin, une source «très élevée» ou une «excellente source» de vitamines et de minéraux, fournit au moins 25 % de l'apport quotidien (50 % dans le cas de la vitamine C).

Ne soyez pas effrayé par le terme «transformé». La transformation signifie que l'aliment a été modifié de façon à le rendre plus sûr, plus facile à utiliser et à augmenter sa durée de conservation. Grâce à la transformation nous disposons d'un vaste choix d'aliments à l'année longue. Dans plusieurs cas, les changements ne sont pas assez importants pour qu'il y ait perte de valeur nutritive. De plus, les aliments transformés font vraiment partie de notre mode de vie actuel. Par exemple, le macaroni au fromage; bien sûr, l'idéal serait de faire vos propres pâtes et d'utiliser du fromage frais. Pourtant le macaroni au fromage en boîte, répond aux exigences des gens pressés. Il se prépare rapidement et fournit de la vitamine B, du fer, des protéines et du calcium. Et les enfants l'adorent. Servez-le avec du pain de blé entier, une salade, un verre de lait et un fruit frais et tout le monde sera content.

Le même principe s'applique aux fibres alimentaires. Afin de se qualifier comme «source très élevée» de fibres, un produit doit contenir au moins 6 grammes de fibres par portion. Un produit contenant 4 grammes de fibres est une «source élevée» de fibres, et celui qui en a 2 grammes par portion est une «source» de fibres.

Les produits «à faible teneur en gras» ne peuvent pas dépasser 3 grammes de matières grasses par portion et pas plus de 15 % de la «matière sèche» (excluant l'humidité) peut être des matières grasses. Le terme «à faible teneur en gras saturés» indique qu'une portion de l'aliment ne peut contenir plus de 2 grammes de gras saturés et que pas plus de 15 % des calories contenues dans l'aliment ne proviennent de gras saturés. Le terme «à faible teneur en cholestérol» indique qu'une portion du produit (ou 100 grammes / 3 oz) ne peut contenir plus de 20 milligrammes de cholestérol et doit être en même temps «à faible teneur en gras saturés».

Un aliment dit «sans cholestérol» ne peut pas en contenir plus de 3 milligrammes par 100 grammes et doit être aussi «à faible teneur en acides gras saturés». La graisse végétale en est un bel exemple. Bien que cette dernière soit sans cholestérol, on ne peut indiquer la mention «sans cholestérol» sur l'emballage, puisque la quantité de gras saturés dépasse le maximum stipulé dans les règlements.

La valeur nutritive indiquée sur l'emballage des produits n'apporte pas la solution à tous les problèmes en matière de nutrition. Il reste encore beaucoup d'éducation à faire mais il s'agit là d'un pas dans la bonne direction.

Manger sainement, une question d'attitude

Trouvez-vous que depuis votre enfance, il y a toujours quelqu'un pour vous dire quoi manger et ne pas manger? Votre mère d'abord, puis votre professeur et votre conjoint! Et maintenant voilà que vos enfants, qui sont plus sensibilisés au problème, vous harcèlent à leur tour. Peu importe où vous allez, il y a toujours quelqu'un pour vous dire: «Ne mangez pas ceci, c'est trop salé!», «ne mangez pas cela, c'est plein d'agents de conservation!» ou «c'est trop gras!», etc.

En fait, où les gens vont-ils chercher ces idées? Ou plutôt, où se renseignent-ils? Certains se renseignent auprès de leur médecin ou, parfois, d'un diététiste. D'autres lisent des articles sur le sujet dans des revues et des journaux. Il existe aussi des «pseudo-nutritionnistes» souvent sans aucune formation ou possédant un diplôme «discutable» d'une école ou université non accréditée, qui ne demandent pas mieux que de vous faire partager leurs opinions sur le sujet. On retrouve sur le marché des livres écrits par des auteurs dont le titre abrégé est souvent réduit aux initiales Ph.D. Certains lecteurs non avisés achètent l'ouvrage sans savoir si le diplôme est valide. Certains se vantent même d'être des «nutritionnistes certifiés». Certifiés oui, mais par qui? Il est facile pour ces soi-disant spécialistes de se regrouper et se donner un nom prestigieux. Malheureusement, ils n'ont pas toujours la formation qu'il leur faut. Et rien n'empêche ces gens de se proclamer «nutritionniste», car ce terme n'est défini par aucune législation. Heureusement pour nous, il en est tout autrement du terme «diététiste». Placées après un nom les initiales dt.p. nous indiquent que cette personne est véritablement qualifiée. Cependant, ces initiales ne sont pas toutes les mêmes d'une province à l'autre (R.P.Dt; P.Dt.; R.D.;

R.Dt. et R.D.N. selon le cas). Les diététistes reconnus possèdent un diplôme en nutrition d'une université accréditée et remplissent toutes les conditions demandées par l'association des diététistes de leur province.

Un diététiste possède un baccalauréat en sciences de la nutrition, en économie familiale ou en écologie humaine, selon l'université où il a fait ses études. Le programme suivi et l'université dans laquelle le programme est offert doivent cependant être accrédités. Cela signifie qu'ils doivent être reconnus par un comité mis en place pour vérifier la qualité de l'enseignement qui s'y donne. C'est à l'Association canadienne des diététistes qu'il appartient de déterminer si ces programmes sont conformes aux normes approuvées.

Pendant quatre ans, l'étudiant en diététique suit des cours de chimie, de biochimie, de biologie, de physiologie, de sciences de l'alimentation et de nutrition. En plus d'acquérir des connaissances théoriques, l'étudiant doit également mettre en pratique les connaissances acquises. Les diététistes diplômés peuvent aussi choisir de poursuivre leurs études et faire une maîtrise et un doctorat.

Les diététistes sont des professionnels qualifiés qui sont capables de donner à leurs clients des conseils pratiques en termes simples, à partir de faits scientifiques. Les diététistes mettent en pratique leurs connaissances et leur expérience dans la vie de tous les jours. Ils s'occupent entre autres des femmes enceintes, de l'alimentation du nouveau-né, de forme physique, etc. Ils établissent également des régimes thérapeutiques et planifient des menus pour les collectivités et les institutions. On trouve des diététistes dans les hôpitaux et les maisons de santé, aux ministères de la santé et dans les cliniques externes. Ils travaillent également dans des entreprises spécialisées en alimentation, dans la restauration, etc. On les voit aussi dans les maisons d'enseignement, en pratique privée, comme chercheurs dans les médias d'information et aux services de renseignements aux consommateurs.

Lorsque vous cherchez des renseignements concernant la nutrition, demandez l'avis d'une personne qualifiée. Ne confiez-vous pas votre voiture à un mécanicien reconnu? Alors, soyez aussi exigeant pour votre santé.

Pour toute question portant sur la nutrition, n'hésitez pas à consulter un diététiste (à l'hôpital, dans les services gouvernementaux, dans les entreprises ou en pratique privée). Les membres de l'association des diététistes de votre province se feront un plaisir de vous mettre en communication avec un diététiste qualifié.

Corporation professionnelle des diététistes du Québec
4205, rue St-Denis, bureau 250
Montréal, Québec
H2J 2K9

New Brunswick Association of Dietitians
P.O. Box 4102
Moncton, Nouveau-Brunswick
E1A 6E7

Newfoundland Dietetic Association
P.O. Box 1756
St. John's, Terre-Neuve
A1C 5P5

Nova Scotia Dietetic Association
Box 8841, Station A
Halifax, Nouvelle-Écosse
B3K 5M5

Prince Edward Island Dietetic Association
P.O. Box 2575
Charlottetown, Île du Prince Édouard
C1A 8C2

Ontario Dietetic Association
480 University Avenue, Suite 601
Toronto, Ontario
M5G 1V2

Manitoba Association of Registered Dietitians
320 Sherbrook Street
Winnipeg, Manitoba
R3B 2W6

Saskatchewan Dietetic Association
P.O. Box 3894
Regina, Saskatchewan
S4P 3R8

Alberta Registered Dietitians Association
370 Terrace Plaza
4445 Calgary Trail South
Edmonton, Alberta
T6H 5R7

British Columbia Dietitians' and Nutritionists' Association
8572 Fraser Street, Suite 200
Vancouver, Colombie-Britannique
V5X 3Y3

Northern Nutrition Association
Box 116
Yellowknife, Territoires du Nord-Ouest
X1A 2N1

Deuxième Partie | TOUT N'EST QU'UNE QUESTION DE CHOIX

Nous espérons qu'en feuilletant les pages qui suivent, vous découvrirez des recettes savoureuses, parfois inusitées, qui vous donneront le goût de toutes les essayer. Ces recettes ne sont toutefois rien de plus que des instructions pour préparer un plat, entrant dans la composition d'un menu complet. Elles s'insèrent dans un grand plan nutritionnel : celui d'un ou de plusieurs repas équilibrés.

En planifiant vos repas à l'avance, vous avez le temps de voir à tout ; au contenu nutritif des aliments, aux recettes à essayer et à votre visite hebdomadaire à l'épicerie. Il est facile de bien planifier un menu. Il faut tout simplement un peu de bon sens, de la vigilance, un peu de pratique, et quelquefois, savoir calculer rapidement.

En planifiant vos repas à l'avance, vous aurez toute la latitude nécessaire pour obtenir votre juste part de nutriments et de fibres alimentaires tout en limitant les calories, les matières grasses que vous consommez. C'est la somme totale de ce que vous consommez qui compte et non le contenu de chaque aliment. En préparant des repas équilibrés avec des aliments variés, vous aurez, en fin de journée, atteint vos objectifs nutritionnels.

Que vous prépariez vous-même le repas ou encore que vous l'achetiez, gardez ce qui suit en tête :

1. LA VARIÉTÉ DES ALIMENTS
Votre repas comprend-t-il au moins trois ou quatre différents aliments ? En consommant des aliments variés, vous obtenez tous les nutriments dont vous avez besoin. La diversité, c'est non seulement de choisir des aliments faisant partie de tous les groupes alimentaires, mais aussi de sélectionner différents aliments à l'intérieur de chaque groupe. Consommez différents aliments chaque jour, vous aurez ainsi une grande diversité dans votre alimentation.

2. LES MATIÈRES GRASSES
D'où viennent les matières grasses de votre repas ? Étant donné que les matières grasses constituent la principale source d'énergie de l'organisme, vous devez en consommer à chaque repas, mais sans excès. Si l'un des plats de votre menu est élevé en gras, compensez par des aliments à faible teneur en gras, tout au long de la journée.

Seulement 30 % de votre ration quotidienne de calories doit provenir de matières grasses. Ainsi, une femme devrait maintenir son apport de gras à 65 grammes par jour, tandis que l'homme doit se limiter à 90 grammes par jour.*

3. LES GLUCIDES ET LES FIBRES
Votre repas contient-il des glucides complexes comme le pain, les céréales, les fruits, les légumes ou les légumineuses ? Combien d'aliments riches en

* 30 % de 1 900 calories équivaut à 570 calories. Pour transformer les calories en grammes de matières grasses, divisez 570 par 9, puisque chaque gramme de matières grasses donne 9 calories (30 % de 2700 = 810 ; 810 ÷ 9 = 90).

fibres renferme-t-il? L'avantage des fibres c'est qu'elles rassasient et contiennent peu de matières grasses. Bien sûr, il n'est pas nécessaire que chacun des aliments qui composent votre repas soit élevé en fibres. Il n'y a rien de mal à choisir du pain français à faible teneur en fibres, si votre apport quotidien de ce nutriment est comblé ailleurs.

À l'heure actuelle, les Canadiens consomment 15 grammes de fibres alimentaires par jour. Il est recommandé de doubler cette quantité et d'augmenter sa consommation de fibres à environ 30 grammes par jour.

4. LES CALORIES

Pour maintenir son poids-santé, on doit équilibrer apport en calories et activité physique. La ration énergétique quotidienne ou le nombre de calories recommandé pour une femme de 25 à 49 ans se situe à 1 900 calories. Pour un homme du même groupe d'âge, les besoins en énergie se situent à environ 2 700 calories. Les besoins en énergie d'une personne plus jeune et plus active sont plus élevés, tandis que ceux des personnes plus âgées et moins actives, sont moins élevés.

Bien planifier son alimentation, c'est peser le pour et le contre, de chaque aliment, de façon à toujours obtenir un résultat nutritif.

Les valeurs nutritives indiquées dans toutes nos recettes, vous aideront à juger de la valeur de chacune d'elles et de l'apport nutritionnel de cette recette par rapport à l'ensemble du repas. Avec le temps, vous apprendrez à évaluer une recette et un repas seulement en regardant la liste d'ingrédients. Il vous sera ainsi plus facile, à l'aide des renseignements ci-dessous, de choisir les aliments qui compléteront votre menu de façon à atteindre vos objectifs nutritionnels de la journée.

APPORTS NUTRITIONNELS QUOTIDIENS

	Femmes (25 à 49 ans)	*Hommes (25 à 49 ans)*
Calories	1 900	2 700
Lipides	65 grammes	90 grammes
Fibres alimentaires	30 grammes	30 grammes

Menu équilibré type

Prenons, à titre d'exemple, le menu quotidien d'une jeune femme de trente ans. Les recettes des plats marqués d'un astérisque (*) sont présentées dans ce livre.

Déjeuner
- 1/2 pamplemousse
- 1 tasse (250 ml) de flocons de son
- 1/2 tasse (125 ml) de lait à 2 %
- café avec 1/4 de tasse (60 ml) de lait à 2 %

Rien de tel qu'une céréale chaude ou prête-à-servir, à faible teneur en gras, pour bien commencer la journée. La céréale de son, servie avec des fruits frais, donne un repas riche en fibres alimentaires. Au premier coup d'œil, on remarque tout de suite que ce déjeuner est faible en gras, ce qui vous donne beaucoup de souplesse pour planifier le dîner et le souper.

Les aliments sont également variés et proviennent de trois groupes alimentaires.

Pause-café matinale
• 1 muffin à l'avoine et aux canneberges*
• café avec 1/4 de tasse (60 ml) de lait à 2 %
Ce muffin est un peu plus élevé en gras que certains autres, mais comme le déjeuner avait une faible teneur en gras, ce choix est judicieux. Les muffins au son d'avoine ou au blé et aux fruits séchés fournissent encore plus de fibres.

Dîner
• 1 bol de soupe au bœuf et à l'orge*
• 1 biscuit à thé de blé entier*
• 2 c. à thé (10 ml) de beurre ou de margarine
• bâtonnets de carotte et de céleri
• 1 tasse (250 ml) de lait à 2 %
• 1/2 cantaloup
Ce repas est une excellente source de fibres alimentaires, que l'on trouve dans l'orge et les légumes du potage, ainsi que dans le biscuit à thé de blé entier, les bâtonnets de légumes et le fruit. Les matières grasses sont fournies par le beurre ou la margarine, les autres aliments ayant une faible teneur en gras. Notre femme type aurait pu laisser tomber le beurre ou la margarine si son plat principal avait été plus élevé en gras, ou si elle avait choisi un dessert plus riche. Elle obtient avec ce repas-ci, beaucoup de fibres et une quantité moyenne de gras, ce qui lui laisse une certaine liberté pour mieux planifier le souper.

Collation de l'après-midi
• 1 pomme
Les fruits ont une faible teneur en calories, ne contiennent pas de gras et augmentent l'apport en fibres au menu de la journée.

Souper
• poulet et brocoli au four*
• salade verte du jardin avec vinaigrette au sésame*
• torte aux fruits*
• thé avec 1 c. à thé (5 ml) de sucre et 1/4 de tasse (60 ml) de lait
Le souper contient plus de matières grasses. Cependant, puisque la quantité de fibres pour la journée est suffisante et que notre femme n'a pas mangé d'aliments riches en gras au cours de la journée, les matières grasses contenues dans le plat principal et le dessert ne lui causeront pas de problème. Si elle avait choisi un souper moins élevé en gras, elle aurait pu alors opter pour le *Pain santé au fromage et aux fines herbes** pour le dîner, qui a une teneur en gras plus élevée que les petits biscuits de blé entier qu'elle s'est offert.

À la fin de la journée, notre femme type sera fière de son choix d'aliments, sélectionnés en fonction de leur valeur nutritive.

COMPARAISON ENTRE LA VALEUR NUTRITIVE DU MENU TIRÉ DE L'EXEMPLE CI-DESSUS ET LES QUANTITÉS RECOMMANDÉES

Repas	Calories	Gras (grammes)	Fibres (grammes)
Déjeuner	252	4,2	7,4
Pause-café	259	9,8	1,4
Dîner	587	18,9	11,0
Collation de l'après-midi	80	—	3,5
Souper	719	29,7	7,7
Total	**1 897**	**62,6**	**31,0**
Quantités recommandées	**1 900**	**65,0**	**30,0**

Repas spéciaux

Même si la somme totale des repas compte avant tout, certaines personnes choisissent d'organiser leur journée et leurs besoins alimentaires, en fonction du déjeuner, du dîner et du souper. Que vous consommiez trois gros ou six petits repas par jour, vous pouvez toujours diviser votre journée en trois. Vous pouvez, par exemple, additionner les nutriments du petit déjeuner avec ceux de la pause-café dans le premier tiers de la journée.

Pour une femme par exemple, le tiers des nutriments à consommer pourrait s'établir à environ 650 calories, 22 grammes de lipides et environ 10 grammes de fibres alimentaires. Voilà les quantités recommandées par tiers de journée. Il y a des jours cependant, où elle préférera manger plus légèrement le matin et l'après-midi, sachant qu'elle dînera à l'extérieur le soir. Ou encore, elle pourrait prendre un petit déjeuner copieux en fin de semaine et manger plus légèrement le reste de la journée.

Pour vous aider à répondre à différents types de situations, en tenant compte des principes de la bonne nutrition, nous vous proposons trois exemples, bien différents.

Vous recevez des invités
Vous attendez des invités et voulez servir un repas tout à fait spécial. Vous pensez même servir un dessert élaboré mais vous vous inquiétez des calories et des matières grasses qu'il renferme. Que faire? Préparez tout simplement un plat principal à faible teneur en gras servi en moins grosses portions, laissant ainsi à vos invités le plaisir de savourer votre dessert.

Menu
- filets de sole aux raisins et à l'orange*
- 1/2 tasse (125 ml) de fettuccine
- salade verte du jardin avec vinaigrette de framboises au basilic*
- petits pois de luxe*
- gâteau au fromage et à la citrouille*
- café ou thé

Analyse nutritive

	Calories	Gras	Fibres
Repas	672	23,9	8,2
Tiers des quantités recommandées	650	22,0	10,0

Repas végétarien

Il existe deux façons de planifier un repas végétarien. Si vous choisissez un plat principal, composé de légumineuses et de légumes faibles en gras et élevés en fibres alimentaires, vous pourriez opter pour une entrée ou un dessert plus riche. Si, au contraire, le plat de résistance contient des œufs et du fromage, qui sont plus élevés en gras, vous devriez alors l'accompagner d'aliments à faible teneur en gras et élevés en fibres, comme du pain de grains entiers, des fruits et des légumes.

Voici un menu équilibré comprenant des spaghettis, à faible teneur en gras, et du pain au fromage et aux fines herbes, plus riche.

Menu
- spaghetti avec sauce aux lentilles*
- pain santé au fromage et aux fines herbes*
- salade aux épinards avec sauce crémeuse à l'ail*
- 1 tasse (250 ml) de lait à 2 %

Analyse nutritive

	Calories	Gras	Fibres
Repas	697	21,1	11,4
Tiers des quantités recommandées	650	22,0	10,0

La boîte à lunch

Le sandwich, fréquemment utilisé dans la boîte à lunch, est souvent élevé en gras. Les viandes tranchées, le fromage, le beurre d'arachides et même le saumon peuvent contribuer à augmenter la quantité de gras ingérée dans la journée. Vous pourriez équilibrer votre repas en utilisant du pain de grains entiers, élevé en fibres et faible en gras, des légumes frais et des fruits.

Menu
- sandwich au saumon sur pain de blé entier avec laitue, tomate et 1 c. à table (15 ml) de sauce à salade
- 1 orange
- 1 muffin au son et aux carottes*
- 1 tasse (250 ml) de lait écrémé

Analyse nutritive

	Calories	Gras	Fibres
Repas	650	19,7	10,9
Tiers des quantités recommandées	650	22,0	10,0

Comme vous pouvez le constater, planifier son menu n'est pas si compliqué que cela. Il n'est pas nécessaire d'être diététiste, pour faire des choix sensés. Les recettes de ce livre, dont la valeur nutritive est indiquée, vous aideront à faire ces choix. Prenez donc plaisir à essayer nos recettes, et bon appétit !

Au sujet de l'analyse nutritionnelle

Toutes les recettes ont été analysées en utilisant les mesures impériales. Les aliments facultatifs et les garnitures ne sont pas inclus dans la composition nutritionnelle. Nous avons utilisé du lait, du yogourt et du fromage cottage à 2 %, sauf mention contraire. Si on indique un éventail de portions, l'analyse portera sur le plus grand nombre de portions.

Les recettes au four à micro-ondes ont été testées dans un four de 600 à 700 watts. Si la puissance de votre four est différente, vous devrez possiblement modifier le temps de cuisson. Si votre four n'est pas muni d'un plateau rotatif, vous aurez à tourner les plats une ou deux fois en cours de cuisson. Pour de plus amples renseignements, consultez le manuel d'instructions du fabricant.

Au sujet des suggestions de menus

Plusieurs de nos recettes s'accompagnent de suggestions de menu. Ces menus ont été préparés par des diététistes à travers le Canada. Vous découvrirez ainsi que les aliments variés que nous vous suggérons peuvent servir à une alimentation bien équilibrée en gras et en fibres.

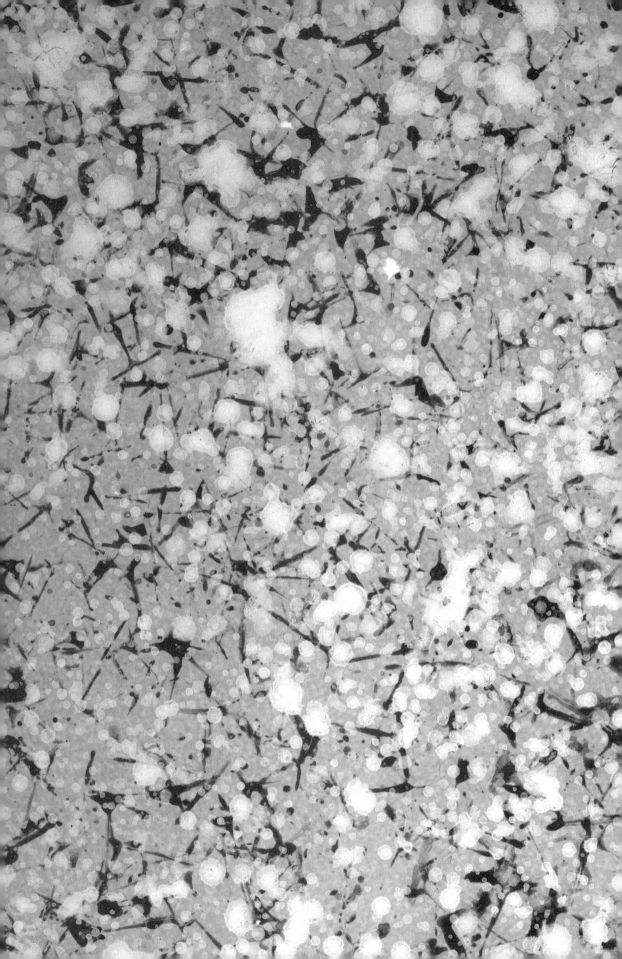

AMUSE-GUEULE
POUR TOUS LES GOÛTS

Les amuse-gueule auront toujours
leur place lors de réceptions,
de cocktails,
de rencontres impromptues,
de buffets ou encore
de petits dîners intimes.
De plus, tout le monde en raffolera!
Alors, n'hésitez pas à en offrir
à vos amis.

Tout bon amuse-gueule doit être à la fois léger et facile à préparer. Il doit stimuler l'appétit sans être trop lourd et annoncer avec délice le repas à venir. Si vous recevez en grand, offrez à vos invités le *Tapas à l'aubergine* (p. 46) ou les *Rouleaux de porc à l'orientale, sauce aigre-douce* (p. 54). Idéals pour vos repas préparés sur le barbecue, les *Légumes chauds et la trempette à l'ail* (p. 50) feront le plaisir de vos amis.

Vous trouverez ici tout un choix d'amuse-gueule délicieux. Ils sont légers, faciles à préparer, à faible teneur en gras, hypocaloriques et au goût d'aujourd'hui. Certaines recettes comme la *Pizza végétarienne sur pain de blé entier* (p. 42) se servent en tout temps quand la faim vous tenaille.

Si vous aimez le changement, laissez-vous tenter par l'*Ingeleoge Vis* (p. 47), une façon originale d'apprêter les filets de poisson. Pour commencer votre repas en beauté, servez le *Pesto à tartiner* (p. 45) sur des biscottes, ou bien des *Légumes marinés* (p. 48), manière à la fois différente et agréable de manger des crudités. La *Trempette aux épinards* (p. 52) servie dans un pain de seigle est toujours populaire. Au lieu de la préparer avec de la crème sure et un mélange à soupe aux légumes, essayez notre nouvelle version améliorée. Elle est plus faible en gras et en sodium et elle est toujours aussi délicieuse.

Un repas complet peut être constitué uniquement d'amuse-gueule si ceux-ci sont servis en petites portions et choisis avec soin selon les recommandations du *Guide alimentaire canadien*. Combinez des amuse-gueule chauds et froids de différentes saveurs et vous aurez un repas léger et nourrissant.

REPAS LÉGER

Hoummos servi avec des légumes crus et des triangles de pain pita grillé (p. 53)
Trempette aux épinards (p. 52)
Rouleaux de porc à l'orientale (p. 54)
Plateau d'ananas et trempette (p. 225)
Cette dernière recette peut aussi bien servir d'entrée que de dessert, selon le menu.

Suggestions de trempettes

Mélangez de la *salsa* mexicaine avec du yogourt nature à faible teneur en gras, vous aurez ainsi une trempette facile à préparer et idéale pour les crudités et les tortillas sans sel.
Une autre façon de donner une touche mexicaine à vos trempettes est de mélanger du yogourt nature avec de la poudre de chili et de la poudre d'ail au goût.

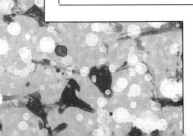

Quelle différence y a-t-il entre les poivrons rouges et verts outre le coût? Les poivrons verts sont des poivrons rouges qui n'ont pas encore atteint leur maturité. Si on les laisse mûrir, ils rougiront et deviendront plus sucrés. Ces poivrons (rouges et verts) fournissent environ 35 calories et constituent une excellente source de vitamine C.

SUGGESTION DE MENU

Ces pizzas croustillantes sont une bonne source de calcium et de fibres alimentaires. Utilisez du mozzarella au lait écrémé pour diminuer la quantité de gras. Pour un repas nutritif et bien équilibré, servez-les avec une soupe onctueuse à base de lait (riche en calcium), une salade verte avec vinaigrette sans huile et une salade de fruits frais. (Penny Lobdell, R.D.N. Kelowna, C.-B.)

Temps de préparation:
15 minutes
Temps de cuisson: 10 minutes
Donne 12 amuse-gueule ou
6 portions.

Environ 312 calories, 18,1 g de protides, 13,2 g de lipides, 36,4 g de glucides et 2,7 g de fibres par portion (1 pain pita).

PIZZA VÉGÉTARIENNE SUR PAIN PITA
(Recette de Susie Sziklai, Vancouver, C.-B.)

Offrez ces succulentes pizzas en entrée
au cours d'une soirée ou comme plat de résistance.
Pour un plat plus original,
garnissez-les de poivrons jaunes, oranges ou pourpres.

6	pains pita de blé entier	6
1	boîte de 7,5 oz (213 ml) de sauce tomate	1
2 c/tab	assaisonnement à l'italienne	30 ml
15	champignons coupés en fines tranches	15
1	poivron vert coupé en lanières	1
1	petit oignon haché	1
2 t	fromage mozzarella râpé	500 ml
1/2 t	fromage feta râpé	125 ml
1 c/tab	origan séché	15 ml

Aplatir les pains pita, les badigeonner de la sauce tomate et les saupoudrer de l'assaisonnement à l'italienne. Garnir des champignons, du poivron, de l'oignon et des fromages. Saupoudrer de l'origan. Mettre les pains pita sur une plaque de cuisson non graissée et cuire au four à 400°F (200°C) environ 10 minutes. Couper les pains pita en triangles avec des ciseaux. Servir.

DÉLICES AU SAUMON
(Recette de Ellen Craig, Calgary, Alberta)

À l'heure du dîner,
dégustez cette savoureuse tartinade au saumon
sur des muffins anglais grillés.
Pour servir en entrée, coupez les muffins en quartiers.

4	muffins anglais de blé entier	4
1	boîte de 7,5 oz (213 g) de saumon	1
1/4 t	mayonnaise légère	60 ml
2 c/tab	échalotes hachées finement	30 ml
2 c/thé	jus de citron	10 ml
1/2 c/thé	poudre de cari	2 ml
1/4 c/thé	poivre	1 ml
8	lanières de poivron vert	8
3/4 t	fromage mozzarella à faible teneur en gras, râpé	175 ml
	paprika	

Couper les muffins en deux et les faire griller.

Mélanger le saumon, la mayonnaise, les échalotes, le jus de citron, la poudre de cari et le poivre. Badigeonner chaque moitié des muffins de ce mélange et les garnir du poivron vert, du fromage et du paprika. Mettre les muffins sur une plaque de cuisson non graissée et les faire griller au four, environ 3 minutes ou jusqu'à ce que le fromage soit fondu.

SUGGESTION DE MENU

Servez ces *Délices au saumon* avec une *Soupe aux légumes du Manitoba* (p. 62), du lait écrémé et une pomme et vous aurez un repas complet. Ce menu comporte peu de matières grasses et possède un apport élevé de fibres alimentaires, de vitamines et de minéraux. (Elaine Power, R.Dt., Port-aux-Basques, Terre-Neuve).

Temps de préparation : 10 minutes
Temps de cuisson : Environ 3 minutes
Donne 8 portions.

Environ 154 calories, 10,6 g de protides, 6,3 g de lipides, 13,3 g de glucides et 1,8 g de fibres par portion (1 demi-muffin).

HORS-D'ŒUVRE AU PESTO CITRONNÉ
(Recette de Margaret Howard, Toronto, Ontario)

Voici trois hors-d'œuvre différents
que vous pourrez préparer à partir du pesto citronné.
Préparez-en en grande quantité et conservez-le au congélateur.

Pizzas au pesto sur pain pita

1/2 t	pesto citronné (p. 177)	125 ml
2 c/tab	parmesan râpé	30 ml
3	pains pita de blé entier	3
1/2 t	poivron rouge haché	125 ml
1t	fromage mozzarella à faible teneur en gras, râpé	250 ml

Mélanger le pesto et le parmesan. Couper les pains pita en deux et diviser chaque moitié en deux (pour vous faciliter la tâche, utilisez des ciseaux). Badigeonner chaque morceau de 1 cuil. à table (15 ml) de pesto. Saupoudrer du poivron rouge et du fromage mozzarella. Cuire au four à 450° F (230° C) environ 5 minutes ou jusqu'à ce que le fromage soit fondu.

Temps de préparation:
15 minutes
Temps de cuisson: 5 minutes
Donne 12 portions.

Environ 97 calories, 4,7 g de protides, 4,5 g de lipides, 10,1 g de glucides et 0,3 g de fibres par portion.

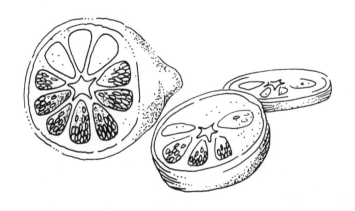

PESTO À TARTINER

1/3 t	mayonnaise légère	80 ml
1/3 t	poivron rouge haché finement	80 ml
3 c/tab	*pesto citronné* (p. 177)	45 ml
3 c/tab	parmesan râpé	45 ml
1-1/2 c/thé	moutarde de Dijon	7 ml
	biscottes, pains pita, craquelins Garniture : zeste de citron	

Donne environ 1 tasse (250 ml).

Environ 28 calories, 0,6 g de protides, 2,6 g de lipides, 0,9 g de glucides et 0,1 g de fibres par portion (1 cuil. à table (15 ml)).

Dans un bol, mélanger la mayonnaise, le poivron, le pesto, le parmesan et la moutarde. Servir sur des biscottes, des morceaux de pain pita ou des craquelins. Garnir de zeste de citron.

TREMPETTE AU PESTO

3/4 t	yogourt nature à faible teneur en gras	180 ml
1/4 t	*pesto citronné* (p. 177)	60 ml
	biscottes, légumes crus	

Temps de préparation :
5 minutes
Donne 1 tasse (250 ml).

Environ 17 calories, 0,7 g de protides, 1,1 g de lipides, 1,3 g de glucides et 0 g de fibres par portion (1 cuil. à table (15 ml)).

Mélanger le yogourt et le pesto. Servir sur des biscottes ou avec des légumes crus.

Avez-vous déjà acheté une aubergine? On la reconnaît facilement à sa riche couleur violette. Les aubergines ont une peau tendre; on doit donc les préparer avec soin. Choisissez une aubergine ferme et à peau lisse. Faites cuire les petites aubergines entières; farcissez les plus grosses ou utilisez-les en casserole. Vous pouvez même dans votre recette favorite de lasagne, remplacer les nouilles par des tranches d'aubergines.

TAPAS À L'AUBERGINE
(Recette de Shirley Ann Holmes, Guelph, Ontario)

Le Tapas est particulièrement délicieux à l'heure de l'apéritif.

1	petite aubergine (environ 3/4 lb / 400 g)	1
1	poivron vert moyen	1
1	poivron rouge moyen	1
2 c/tab	jus de citron	30 ml
1 c/tab	vinaigre de vin rouge	15 ml
1 c/thé	huile d'olive	5 ml
1	gousse d'ail hachée finement	1
	poivre frais moulu	

Mettre l'aubergine et les poivrons sur une plaque de cuisson. Cuire au four à 400°F (200°C) environ 30 minutes ou jusqu'à ce que l'aubergine soit tendre et les poivrons noircis. (Les poivrons peuvent cuire plus rapidement que l'aubergine). Laisser refroidir les poivrons dans un sac de plastique. (Ils seront plus faciles à peler). Peler l'aubergine et les poivrons refroidis. Couper l'aubergine en bouchées et les poivrons en tranches minces.

Mélanger le jus de citron, le vinaigre, l'huile, l'ail et le poivre. Verser ce mélange sur les légumes et mêler délicatement. Couvrir et réfrigérer plusieurs heures avant de servir.

Temps de préparation:
45 minutes
Temps de refroidissement:
plusieurs heures
Donne 2 tasses (500 ml) ou
6 portions.

Environ 104 calories, 0,5 g de protides, 0,9 g de lipides, 4,4 g de glucides et 1,3 g de fibres par portion.

MARINADE

4	oignons en rondelles	4
3/4 t	raisins secs	180 ml
1-1/2 t	eau	375 ml
1/2 t	vinaigre	125 ml
3 c/tab	cassonade	45 ml
1 c/tab	moutarde sèche	15 ml
2 c/thé	poudre de cari	10 ml
1/2 c/thé	sel	2 ml
1/4 c/thé	poivre noir en grains	1 ml
2	feuilles de laurier	2

SUGGESTION DE MENU

Pour un repas haut en couleurs et en saveur, commencez par cette délicieuse entrée faible en gras qui constitue une excellente source de protéines. Puis servez des *Pâtes à la sauce aux fines herbes et au brocoli* (p. 172) accompagnées de *Tomates grillées à l'italienne* (p. 122). Terminez ce gueuleton par des baies sauvages nappées de yogourt. Le brocoli et les baies constituent une bonne source de fibres alimentaires. (Darlene Witherall, R.Dt., St. John's, Terre-Neuve).

Temps de préparation :
15 minutes
Temps de cuisson : Environ
10 minutes
Donne 10 à 12 portions.

Environ 108 calories, 12,1 g de protides, 0,9 g de lipides, 13,3 g de glucides et 0,9 g de fibres par portion.

INGELEOGE VIS
(Recette de Maddy Hoogstraten, Toronto, Ontario)

Préparez ce plat plusieurs jours à l'avance et il sera encore meilleur. Vous pouvez le conserver jusqu'à deux semaines au réfrigérateur.

2 lb	filets de poisson	1 kg
1 c/thé	poudre de cari	5 ml
1 c/thé	gingembre séché	5 ml
1 c/thé	sel	5 ml

Garniture : feuilles de laitue, tomates-cerises

Couper le poisson en morceaux et le saupoudrer de la poudre de cari, du gingembre et du sel. Cuire au four à 425° F (220° C) environ 10 minutes ou jusqu'à ce qu'il se défasse à la fourchette. Déposer les morceaux de poisson dans un bol peu profond.

Préparation de la marinade : dans une petite casserole, mélanger les oignons, les raisins secs, l'eau, le vinaigre, la cassonade, la moutarde sèche, la poudre de cari, le sel, le poivre et les feuilles de laurier. Porter à ébullition et cuire pendant 3 minutes. Verser ce mélange sur le poisson et laisser refroidir. Couvrir et réfrigérer pendant 3 jours. Tourner le poisson chaque jour.

Servir comme entrée sur une feuille de laitue avec des tomates-cerises ou comme amuse-gueule avec des craquelins.

LÉGUMES MARINÉS
(Recette de l'Association canadienne des diététistes)

Voici un plat de légumes qui vous plaira certainement. Servez-le comme entrée ou en salade pour accompagner un plat de viande. Vos légumes prendront plus de goût si vous les laissez mariner assez longtemps.

MARINADE

1 t	vinaigre de vin rouge	250 ml
1 c/thé	origan séché	5 ml
1 c/thé	estragon séché	5 ml
1/2 c/thé	sucre	2 ml
1/2 c/thé	sel	2 ml
1/4 c/thé	poivre frais moulu	1 ml
1/4 t	huile d'olive	60 ml

2 t	bouquets de chou-fleur	500 ml
2 t	bouquets de brocoli	500 ml
1 t	petits champignons frais	250 ml
1/2	poivron rouge coupé en lanières	1/2
1 t	haricots verts parés	250 ml
8	petits oignons blancs	8
1	carotte coupée en rondelles	1
	feuilles de laitue	
	Garniture : tomates-cerises, persil frais haché	

Dans un bol, mélanger le chou-fleur, le brocoli, les champignons, le poivron rouge, les haricots, les oignons et la carotte.

Préparation de la marinade : dans une casserole, chauffer le vinaigre, l'origan, l'estragon, le sucre, le sel et le poivre. Ajouter l'huile et verser sur les légumes. Laisser refroidir et mettre le mélange dans un sac de plastique. Réfrigérer 24 heures avant de servir.

Servir dans un bol foncé des feuilles de laitue. Garnir de tomates-cerises et de persil. Piquer les légumes avec des cure-dents.

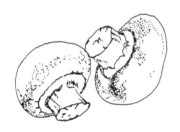

Temps de préparation : Environ 20 minutes
Marinade : 24 heures ou plus
Donne 10 portions.

Environ 53 calories, 2,0 g de protides, 2,9 g de lipides, 6,5 g de glucides et 2,8 g de fibres par portion.

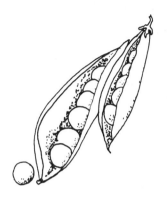

TREMPETTE AU FROMAGE COTTAGE ET AUX FINES HERBES

(Recette de Marsha Sharp, Waterdown, Ontario)

Pour apprécier toute la saveur de cette trempette rafraîchissante, préparez-la la veille et réfrigérez-la pendant toute la nuit. Servez-la avec des crudités et vous aurez une très bonne entrée hypocalorique.

1 t	fromage cottage à faible teneur en gras (1 %)	250 ml
1/2 t	yogourt nature à faible teneur en gras	125 ml
1	échalote hachée	1
1/2 c/thé	poudre d'ail	2 ml
1/2 c/thé	graines de céleri	2 ml
1/4 c/thé	moutarde sèche	1 ml
1/4 c/thé	sauce Worcestershire	1 ml
pincée	poivre	pincée
trait	sauce tabasco	trait

Légumes crus : brocoli, chou-fleur, champignons, pois mange-tout, poivrons verts et rouges, carottes, courgettes et bâtonnets de céleri.

Au robot culinaire ou au mélangeur, réduire le fromage cottage et le yogourt en purée. Incorporer l'échalote, la poudre d'ail, les graines de céleri, la moutarde sèche, la sauce Worcestershire, le poivre et la sauce tabasco. Servir avec des légumes crus.

SUGGESTION DE MENU

Cette trempette hypocalorique et faible en gras servie avec des crudités est idéale pour les pique-niques. Pour un repas bien équilibré, apportez une quiche aux épinards qui constitue une bonne source de protéines et accompagnez-la de petits pains de blé entier. Terminez votre repas par une salade de fruits. Les fruits, les légumes et le pain sont très riches en fibres. (Jean Norman, R.Dt., St. John's, Terre-Neuve).

Temps de préparation :
10 minutes
Temps de refroidissement :
24 heures
Donne 1-1/2 tasse (375 ml).

Environ 11 calories, 1,5 g de protides, 0,2 g de lipides, 0,7 g de glucides et 0 g de fibres par portion (1 cuil. à table (15 ml)).

LÉGUMES CHAUDS ET TREMPETTE À L'AIL

(Recette de Denise Kilback, Balgonie, Saskatchewan)

Voici un plaisir pour le palais et les yeux que vous pourrez préparer à l'avance. Ces légumes chauds accompagnés de cette trempette à l'ail sont tout simplement délicieux.

TREMPETTE À L'AIL

1 t	yogourt nature à faible teneur en gras	250 ml
1/4 t	échalotes hachées finement	60 ml
1	gousse d'ail hachée finement	1
1 c/thé	moutarde de Dijon	5 ml

1/4 t	babeurre	60 ml
2 c/tab	beurre ou margarine fondu	30 ml
2 c/tab	moutarde de Dijon	30 ml
1 t	chapelure de blé entier	250 ml
1/2 t	parmesan râpé	125 ml
pincée	poivre frais, moulu	pincée
1	petite aubergine coupée en quatre	1
1	grosse courgette	1
1	oignon doux coupé en rondelles	1

Dans un petit bol peu profond, mélanger le babeurre, le beurre et la moutarde.

Mettre la chapelure, le parmesan et le poivre dans un sac de plastique.

Couper l'aubergine et la courgette en morceaux de 1/2 po (1 cm) d'épaisseur. Défaire les rondelles d'oignon en anneaux. Tremper les légumes dans le mélange de babeurre et les mettre dans le sac de plastique. Secouer pour bien enrober. Déposer les légumes sur une plaque de cuisson à revêtement antiadhésif ou légèrement graissée. Cuire au four à 400°F (200°C) environ 6 minutes. Tourner les légumes et poursuivre la cuisson pendant 5 minutes ou jusqu'à ce qu'ils soient bien dorés.

Préparation de la trempette : mélanger le yogourt, les échalotes, l'ail et la moutarde.

SUGGESTION DE MENU

Commencez par cette savoureuse entrée, facile à préparer et faible en gras. Puis, servez une truite saumonée accompagnée d'un riz brun, d'haricots verts aux amandes grillées et de tranches de tomates au vinaigre et au basilic frais. Terminez ce repas en beauté par un délicieux *Sorbet au citron* (p. 224). (Barbara Burton, R.P.Dt., Gloucester, Ontario).

Temps de préparation :
30 minutes
Temps de cuisson : Environ
10 minutes
Donne 1 tasse (250 ml) de trempette ou 8 portions.

Environ 149 calories, 6,6 g de protides, 5,7 g de lipides, 18,7 g de glucides et 2,9 g de fibres par portion.

CRABE À L'ORIENTALE À TARTINER
(Recette de Grissol)

Découvrez toute la saveur de l'Extrême-Orient sur une seule biscotte.
Cette entrée est idéale à l'heure de l'apéritif.

1/3 t	fromage à la crème à faible teneur en gras	80 ml
1 c/tab	sauce soja	15 ml
1 c/thé	sucre	5 ml
pincée	poivre blanc	pincée
1	boîte de 120 g de chair de crabe, égoutté	1
1/2 t	châtaignes d'eau hachées finement	125 ml
1/3 t	poivron rouge haché finement	80 ml
1	échalote hachée finement	1
2 c/tab	yogourt nature à faible teneur en gras	30 ml
	biscottes	

Dans un petit bol, défaire le fromage en crème et y incorporer la sauce soja, le sucre et le poivre. Ajouter, en remuant bien, le crabe, les châtaignes, le poivron, l'échalote et le yogourt. Couvrir et réfrigérer pendant 30 minutes. Tartiner chaque biscotte de ce mélange.

Temps de préparation :
10 minutes
Temps de refroidissement :
30 minutes ou plus
Donne 1-3/4 tasse (430 ml).

Environ 15 calories, 1,2 g de protides, 0,6 g de lipides, 1,1 de glucides et 0 g de fibres par portion (1 cuil. à table (15 ml)).

TREMPETTE AUX ÉPINARDS
(Recette de l'Association canadienne des diététistes)

*Cette trempette rafraîchissante et hypocalorique saura vous plaire.
Servez-la à vos invités, ils s'en régaleront.*

À l'heure de l'apéritif, les légumes servis avec des trempettes font toujours fureur. Pour une présentation originale, servez vos trempettes préférées dans des poivrons ou des courges évidés. Mélangez du yogourt avec des fines herbes ou essayez les nouvelles sauces à salade à faible teneur en calories, vous serez agréablement surpris.

1	paquet d'épinards (300 g) hachés, décongelés et égouttés	1
1/2 t	châtaignes d'eau hachées	125 ml
1/4 t	oignon haché finement	60 ml
1/4 t	poivron rouge haché	60 ml
1	grosse gousse d'ail écrasée	1
1 t	fromage cottage à faible teneur en gras (1 %)	250 ml
1 t	yogourt nature à faible teneur en gras	250 ml
2 c/thé	basilic séché	10 ml
1/4 c/thé	moutarde sèche	1 ml
1/4 c/thé	poudre d'ail	1 ml
	poivre frais, moulu	
	pain rond de seigle ou pumpernickel	

Dans un grand bol, mélanger les épinards, les châtaignes d'eau, l'oignon, le poivron et l'ail. Ajouter, en remuant, le fromage cottage, le yogourt, le basilic, la moutarde, la poudre d'ail et le poivre. Laisser refroidir plusieurs heures.

Enlever la mie au centre du pain et la couper en cubes. Verser la trempette dans la cavité ainsi formée. Disposer les cubes autour du pain et servir.

Temps de préparation :
15 minutes
Temps de refroidissement :
Au moins 4 heures
Donne 4 tasses (1 L) de trempette.

Environ 80 calories, 4,6 g de protides, 0,6 g de lipides, 14,9 g de glucides, 1,1 g de fibres par portion (1/4 de tasse (60 ml)).

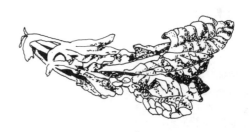

HOUMMOS
(Recette de Brenda Steinmetz, Toronto, Ontario)

Laissez-vous tenter par cette recette typique du Moyen-Orient. En remplaçant l'huile d'olive par du yogourt, votre hoummos sera plus faible en gras. Accompagnez-le de crudités ou de triangles de pain pita grillé.

* Vous pouvez vous procurer du *tahini* dans quelques supermarchés, des marchés d'aliments naturels et des épiceries fines. Si vous ne trouvez pas de *tahini*, remplacez-le par des graines de sésame grillées que vous mélangez aux pois chiches.

1	boîte de 19 oz (540 ml) de pois chiches, égouttés	1
2	échalotes	2
2 à 4	grosses gousses d'ail	2 à 4
1/4 t	jus de citron frais	60 ml
1/4 t	*tahini* (pâte de sésame)*	60 ml
1/2 c/thé	cumin moulu	2 ml
1/2 c/thé	sel	2 ml
	poivre frais, moulu	
1/2 t	yogourt nature à faible teneur en gras	125 ml
	Garniture : oignons hachés, tomates et persil	
	crudités, pain pita	

SANDWICH AU HOUMMOS

Remplissez d'*hoummos* des pains pita miniatures ou de format régulier. Servez avec des légumes crus comme des radis, du concombre tranché, des carottes, de la laitue râpée, du chou rouge ou de la luzerne.

Au robot culinaire ou au mélangeur, réduire en purée les pois, les échalotes, l'ail, le jus de citron, le *tahini*, le cumin, le sel et le poivre. Ajouter le yogourt et bien remuer. Garnir d'oignons, de tomates et de persil.

Servir froid ou à la température ambiante avec des crudités et du pain pita.

Variante : essayez l'*Hoummos* au tofu, remplacez la moitié des pois chiches par du tofu et ajoutez plus de *tahini*. (Cette recette est de Deborah Leach, St-John's, Terre-Neuve).

Temps de préparation :
15 minutes
Temps de refroidissement :
Si désiré
Donne 2-3/4 tasses (680 ml).

Environ 55 calories, 3,0 g de protides, 1,3 g de lipides, 8,3 g de glucides et 1,9 g de fibres par portion (1 cuil. à table (15 ml)).

ROULEAUX DE PORC À L'ORIENTALE, SAUCE AIGRE-DOUCE

(Recette de Rose Soneff, Penticton, C.B.)

Ces rouleaux de porc à l'orientale sont toujours populaires, mais s'ils sont frits, ils contiennent trop de gras. Cette adaptation vous propose une cuisson au micro-ondes, pour un repas vite fait et plus sain.

SAUCE

1/2 t	ananas broyé, égoutté	125 ml
1/2 t	jus d'ananas non sucré	125 ml
1/3 t	ketchup	80 ml
1/4 t	vinaigre	60 ml
1/4 t	cassonade	60 ml
4 c/thé	fécule de maïs	20 ml
2 c/tab	eau	30 ml

Ces rouleaux se congèlent très bien ou peuvent être réfrigérés jusqu'à trois jours avant la réception. Il est préférable de préparer les sauces épaissies à la fécule de maïs le jour même de la réception car elles ont tendances à se séparer lorsqu'on les réchauffe. Ne pas réfrigérer la sauce. Laisser-la plutôt reposer à la température de la pièce, ensuite réchauffer.

Temps de préparation : 30 minutes
Temps de cuisson : 5 minutes par rouleau
Donne 40 tranches.

1 lb	porc haché maigre	500 g
1	boîte de 4 oz (113 g) de petites crevettes, égouttées	1
1/2 lb	jambon cuit, coupé en tranches	250 g
1/2 t	châtaignes d'eau hachées finement	125 ml
1/2 t	raisins secs hachés	125 ml
4	échalotes hachées	4
2	gousses d'ail écrasées	2
2	œufs légèrement battus	2
2 c/tab	farine tout usage	30 ml
3 c/tab	sauce soja	45 ml
2 c/tab	coriandre fraîche, hachée ou	30 ml
1 c/thé	coriandre moulue	5 ml
	Garniture : coriandre fraîche	

Préparation des rouleaux : mélanger le porc, les crevettes, le jambon, les châtaignes d'eau, les raisins secs, les échalotes, l'ail, les œufs, la farine, la sauce soja et la coriandre. Former de petits rouleaux de 6 po (15 cm) de long et de 1 po (2,5 cm) de large. Les envelopper d'une pellicule de plastique puis d'un papier ciré.

Cuire chacun des rouleaux au four à micro-ondes à intensité maximum (100 %) de 4 à 5 minutes. Tourner après 3 minutes de cuisson. Laisser refroidir puis couper chaque rouleau en 8 tranches.

Environ 60 calories par portion (tranche et sauce). Environ 4,8 g de protides, 2,1 g de lipides, 5,6 g de glucides et 0,2 g de fibres par portion (tranche).

Préparation de la sauce : Dans une casserole, mélanger l'ananas, le jus, le ketchup, le vinaigre et la cassonade. Cuire environ 5 minutes ou jusqu'à ce que le sucre soit fondu. Mélanger la fécule et l'eau et incorporer au mélange chaud. Poursuivre la cuisson, en remuant, pendant 3 minutes ou jusqu'à ce que la sauce épaississe. Pour servir, verser la sauce dans un plat de service et recouvrir de tranches de viande. Garnir de brins de coriandre fraîche.

BOULETTES D'ARTICHAUT

(Recette de Lena (Barrett) Putnam, Winsloe, Î.-P.-É.)

Vous pouvez congeler ces délicieuses boulettes et les cuire au moment de servir. Ajoutez 5 minutes au temps de cuisson indiqué si vous les avez congelées.

1	pot de 6 oz (170 ml) de cœurs d'artichaut, égouttés	1
1/2 t	chapelure assaisonnée (environ 1 tasse (250 ml) de croûtons)	125 ml
1 c/tab	huile d'olive	15 ml
1 c/tab	parmesan râpé	15 ml
1	œuf battu	1
2 c/thé	jus de citron	10 ml
1	gousse d'ail écrasée	1
	fromage parmesan	

Temps de préparation : 15 minutes
Temps de cuisson : 10 à 15 minutes
Donne 12 boulettes moyennes ou 18 petites boulettes.

Environ 45 calories, 2,0 g de protides, 2,4 g de lipides, 3,9 g de glucides et 0,5 g de fibres par portion (boulette moyenne).

Dans un petit bol, écraser les cœurs d'artichaut et y incorporer la chapelure, l'huile, le parmesan, l'œuf, le jus de citron et l'ail. Former des petites boulettes et les rouler dans le parmesan (environ 1/4 de tasse (60 ml)).

Cuire au four à 350°F (180°C), pendant 10 minutes pour les petites boulettes et pendant 15 minutes pour les moyennes.

SOUPES ET POTAGES NOURRISSANTS

*Rien n'est plus simple
que de concocter de bonnes soupes.
Préparez-les à partir de vos restes.
En plus d'être économiques,
elles sont délicieuses et
nourrissantes.*

Servies en entrée ou comme plat principal, les soupes sont toujours délicieuses.
Le *Potage glacé aux tomates* (p. 64)
aiguisera votre appétit alors que la
Soupe au bœuf et à l'orge (p. 71) et la *Chaudrée
de palourdes* (p. 69) sauront satisfaire les plus
affamés.

Vos soupes seront encore plus savoureuses si
vous les préparez avec votre bouillon maison. Il
rehausse également la saveur des sauces et des
plats comme les *Filets de poisson, sauce aux
noix et au basilic* (p. 87) et la *Sauce à spaghetti
aux lentilles* (p. 107).

Les meilleurs bouillons sont ceux qui sont préparés avec des os, car ce sont eux qui donnent
toute la saveur et la consistance à votre bouillon.
Pour les recettes qui demandent du bouillon,
vous pouvez utiliser le bouillon en conserve ou
déshydraté, toutefois, la teneur en sodium est
plus élevée.

Vous pouvez également préparer un salmigondis. Il vous suffit de conserver vos restes de
viandes dans un contenant placé au congélateur.
Lorsqu'il est suffisamment plein, ajoutez un peu
de bouillon de bœuf ou de poulet et laissez mijoter. Vous aurez alors une délicieuse soupe nourrissante qui sera toujours originale.

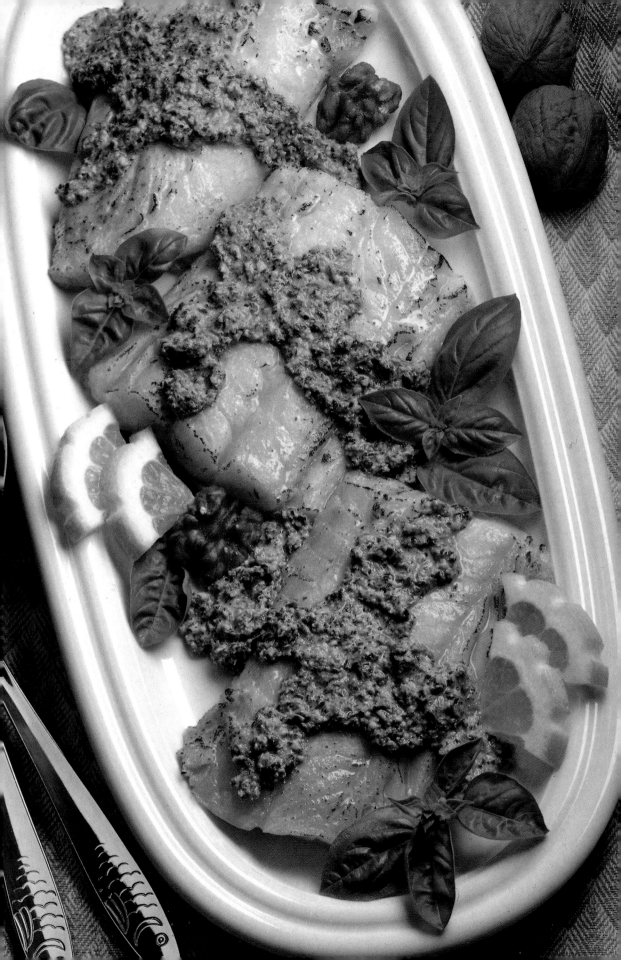

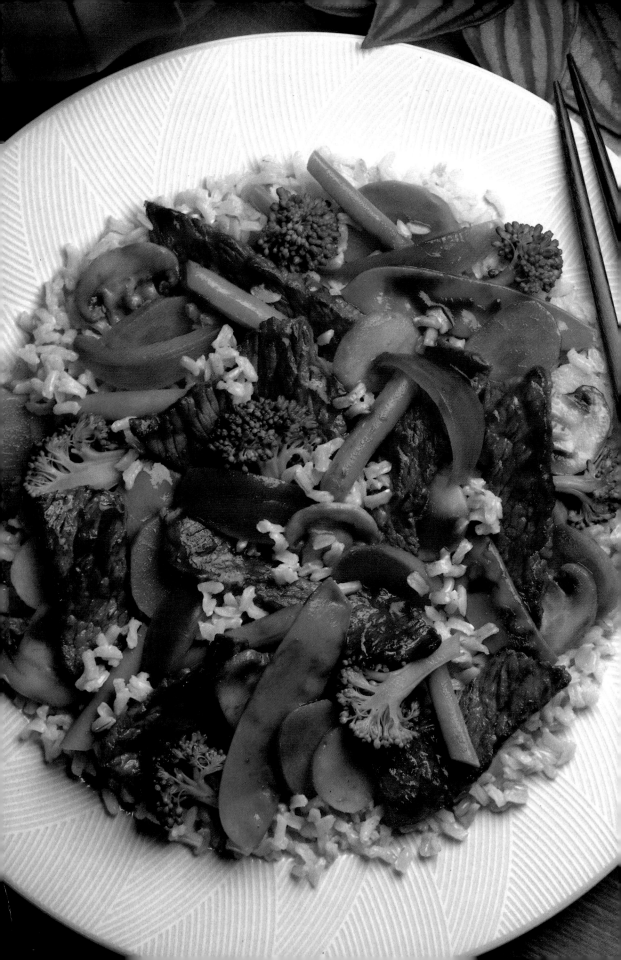

BOUILLON DE POULET

3 lb	poulet*	1,5 kg
10 t	eau	2,5 L
3	brins de persil	3
1	oignon haché	1
1	carotte hachée (avec la pelure)	1
1	branche de céleri hachée (avec les feuilles)	1
1	poireau paré	1
1	feuille de laurier	1
1/2 c/thé	poivre frais, moulu	2 ml
1/4 c/thé	thym séché	1 ml
1/4 c/thé	marjolaine séchée	1 ml
	sel	pincée

Mettre tous les ingrédients dans une grande casserole et porter à ébullition. Écumer. Couvrir et cuire à feu doux 1 à 3 heures ou jusqu'à ce que le poulet soit tendre.

Retirer le poulet et réserver. Passer le bouillon au tamis en pressant légèrement sur les légumes. Réfrigérer et dégraisser. Le bouillon se conserve de 2 à 3 jours au réfrigérateur et jusqu'à 4 mois au congélateur.

* SUGGESTION : Vous pouvez utiliser des morceaux de poulet comme le dos, le cou, et les ailes. Ils ne sont pas trop chers et ils rehausseront la saveur de votre bouillon. Vous pourrez ensuite les utiliser pour préparer un délicieux salmigondis. Vous pouvez également utiliser d'autres parties du poulet. Une fois cuites, elles pourront vous servir à préparer d'autres recettes. (Dans ce cas, vous devrez cuire le poulet jusqu'à ce qu'il soit tendre.) Les poules à bouillir conviennent parfaitement et elles donneront un goût particulier à votre bouillon. (Le temps de cuisson alors requis est de 3 heures.)

Temps de préparation : 20 minutes
Temps de cuisson : 1 à 3 heures
Donne 8 à 10 tasses (2 à 2,5 L).

BOUILLON DE BŒUF

3 lb	os de bœuf bien garnis	1,5 kg
10 t	eau	2,5 L
3	brins de persil	3
2	oignons hachés	2
2	branches de céleri hachées (avec les feuilles)	2
2	gousses d'ail	2
1	carotte hachée (avec la pelure)	1
1	poireau paré	1
1	tomate hachée	1
2	clous de girofle entiers	2
1	feuille de laurier	1
1/4 c/thé	thym séché	1 ml
1/4 c/thé	poivre noir en grains	1 ml
	sel	

Rôtir les os dans une casserole peu profonde, à 425°F (220°C), pendant environ 1 heure ou jusqu'à ce qu'ils soient brunis. Tourner de temps à autre. Les déposer dans une grande casserole et y ajouter l'eau, le persil, les oignons, le céleri, l'ail, la carotte, le poireau, la tomate, les clous de girofle, la feuille de laurier, le thym et le poivre. Saler. Porter à ébullition et écumer.

Couvrir et cuire à feu doux pendant environ 3 heures ou jusqu'à ce que la viande soit bien tendre. Retirer la viande et réserver. Jeter les os. Passer le bouillon au tamis en pressant légèrement sur les légumes. Réfrigérer et dégraisser. Le bouillon se conserve de 2 à 3 jours au réfrigérateur et jusqu'à 4 mois au congélateur.

Temps de préparation : 20 minutes
Temps de cuisson : 4 heures
Donne environ 8 tasses (2 L).

Aujourd'hui lorsqu'on achète des poivrons, on a le choix entre les rouges, les verts, les jaunes ou les pourpres. Nous connaissons mieux les poivrons rouges et verts; les poivrons rouges étant des poivrons verts, à maturité. Les gros poivrons jaunes sont sucrés et donnent une couleur attrayante à vos plats. Les poivrons pourpres, qui sont aussi sucrés, nous viennent de Hollande et commencent à être en vente dans nos supermarchés.

SUGGESTION DE MENU

Cette délicieuse soupe froide donnera un air de fête à tous vos menus. Elle contient peu de matières grasses et constitue une excellente source de vitamine C et de fibres alimentaires. Pour un repas riche en fibres et bas en gras, servez-la avec du poulet (sans peau) au citron, cuit sur le barbecue (il constitue une excellente source de protéines) accompagné de maïs en épi et de pommes de terre rôties (ils sont riches en fibres.) Puis, terminez votre repas en savourant un délicieux sorbet aux kiwis. (Elaine Power, R.Dt., Port-aux-Basques, Terre-Neuve).

Temps de préparation:
10 minutes
Temps de refroidissement: Au moins 3 heures
Donne 6 portions ou 7 tasses (1,75 L).

Environ 52 calories, 2,2 g de protides, 0,4 g de lipides, 12,5 g de glucides et 1,2 g de fibres par portion.

GASPACHO
(Recette de Deborah Leach, St. John's, Terre-Neuve)

Les Espagnols, joignant l'utile à l'agréable, ont inventé cette soupe froide pour leur climat chaud. Cette gaspacho faible en gras est un savoureux mélange de tomates, de concombres, de poivrons verts et d'oignons, qui se prépare en un tournemain au robot culinaire ou au mélangeur.

4 t	jus de tomates	1 L
1/3 t	vinaigre de vin rouge	80 ml
1	poivron vert moyen, haché finement	1
1	concombre anglais moyen, haché finement	1
2	tomates moyennes coupées en dés	2
1	petit oignon haché	1
2	gousses d'ail écrasées	2
2 c/tab	ciboulette hachée	30 ml
1/4 c/thé	paprika	1 ml

Dans un grand bol, mélanger le jus de tomates, le vinaigre, le poivron, le concombre, les tomates, l'oignon, l'ail, la ciboulette et le paprika. Réfrigérer pendant 3 heures.

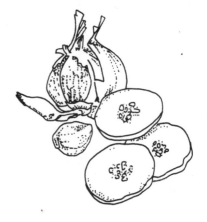

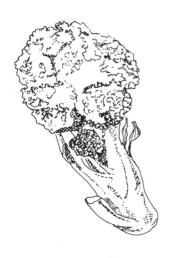

POTAGE AU BROCOLI

(Recette de B.J. Rankin, Toronto, Ontario)

Ce délicieux potage a reçu une mention d'honneur lors du concours de recettes « Manger sainement, » organisé par l'Association canadienne des diététistes. Nutritif et savoureux, il se prépare en un clin d'œil et vous pourrez le servir chaud ou froid. Garni de bouquets de brocoli, de ciboulette, de yogourt et de fromage, il fera le plaisir des fins gourmets.

2 t	brocoli coupé (bouquets et tiges)	500 ml
2 t	bouillon de poulet	500 ml
1 t	babeurre	250 ml
1/2 c/thé	basilic séché	2 ml
1/2 c/thé	estragon séché	2 ml
	sel et poivre	
	Garniture : petits bouquets de brocoli, yogourt nature à faible teneur en gras, ciboulette, fromage cheddar râpé.	

Cuire le brocoli dans le bouillon de poulet pendant 10 minutes ou jusqu'à ce qu'il soit tendre. Réfrigérer.

Au robot culinaire ou au mélangeur, réduire en purée le mélange refroidi avec le babeurre, le basilic et l'estragon jusqu'à consistance lisse. Saler et poivrer. Rectifier l'assaisonnement si nécessaire. Servir chaud ou froid. Garnir de bouquets de brocoli, de ciboulette, de yogourt et de fromage.

SUGGESTION DE MENU

Servez ce potage avec une *Quiche crémeuse au saumon* (p. 85) des petits pains de blé entiers, une salade verte arrosée d'une vinaigrette à faible teneur en gras et un fruit. Près de la moitié de vos besoins quotidiens en calcium seront comblés et vous aurez un repas bien équilibré. (Betty A. Brousse, R.P.Dt., Ottawa, Ontario).

Temps de préparation : 10 minutes
Temps de cuisson : 10 à 15 minutes
Temps de refroidissement : 2 heures
Donne 6 portions ou environ 3 tasses (750 ml).

Environ 73 calories, 6,7 g de protides, 2,4 g de lipides, 7,3 g de glucides et 1,9 g de fibres par portion.

SOUPE ÉPICÉE AUX ARACHIDES ET AUX ÉPINARDS

(Recette de Selma Savage, Toronto, Ontario)

Tous vos amis raffoleront de ce savoureux potage à l'indienne. Si vous prévoyez être moins nombreux, congelez-en la moitié avant d'ajouter les épinards.

SUGGESTION DE MENU

Ne vous laissez pas prendre par le nom, ce potage est savoureux et nutritif. Les légumes constituent une bonne source de vitamines et les arachides sont riches en fibres et en protéines. Les arachides étant élevées en gras, assurez-vous que le reste du repas contienne moins de matières grasses. Pour un dîner nutritif, servez ce potage avec un petit pain de blé entier, un *Sorbet aux fraises* (p. 223) et du lait. (Janice Johnson, R.D.N. New Westminster, C.-B.).

2 c/tab	huile végétale	30 ml
2	oignons moyens hachés	2
2 c/tab	racine de gingembre hachée	30 ml
1 t	arachides grillées non salées, hachées	250 ml
1	poivron rouge moyen, haché	1
1	poivron vert moyen, haché	1
2	branches de céleri hachées	2
2	carottes moyennes hachées	2
2	panais moyens hachés	2
1	petit navet blanc, haché	1
2	petites tomates hachées	2
2	gousses d'ail hachées	2
1 c/thé	cumin moulu	5 ml
1/2 c/thé	coriandre moulue	2 ml
1/2 c/thé	curcuma moulu	2 ml
1/2 c/thé	fenouil moulu	2 ml
1/4 c/thé	cardamome moulue	1 ml
4 t	bouillon de poulet	1 L
3 c/tab	jus de citron	45 ml
2 c/tab	cassonade	30 ml
2 c/thé	sauce soja	10 ml
3 t	feuilles d'épinards hachées bien tassées	750 ml

Temps de préparation : 20 minutes
Temps de cuisson : 50 à 60 minutes
Donne 8 portions ou 10 tasses (2,5 L).

Environ 207 calories, 8,8 g de protides, 13,0 g de lipides, 16,9 g de glucides et 4,0 g de fibres par portion.

Dans une grande casserole, chauffer l'huile et y ajouter les oignons, le gingembre, les arachides, les poivrons, le céleri, les carottes, les panais, le navet, les tomates, l'ail, le cumin, la coriandre, le curcuma, le fenouil et la cardamome. Cuire à feu moyen pendant 10 minutes ou jusqu'à ce que les légumes aient ramolli. Ajouter le bouillon de poulet, le jus de citron, la cassonade et la sauce soja. Cuire pendant environ 35 minutes. Incorporer les épinards et poursuivre la cuisson pendant environ 15 minutes.

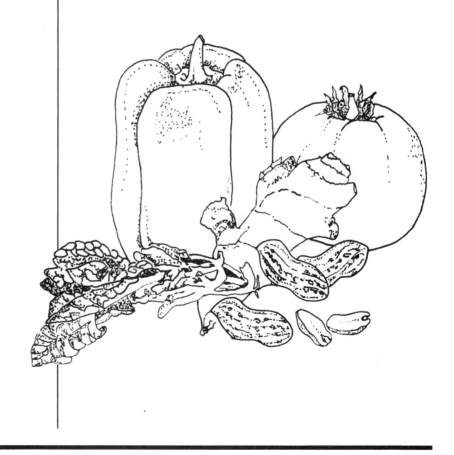

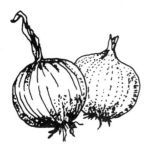

SOUPE AUX LÉGUMES DU MANITOBA
(Recette de Lois Borkowsky, Teulon, Manitoba)

*Cette onctueuse soupe aux légumes saura vous réchauffer
pendant vos longues soirées d'hiver.*

4 t	eau	1 L
1	cube de bouillon de bœuf	1
1 t	pommes de terre hachées	250 ml
1 t	carottes hachées	250 ml
1 t	navet haché	250 ml
1/3 t	céleri haché	80 ml
1/3 t	oignon haché	80 ml
1	boîte de 14 oz (398 ml) de tomates	1
1	boîte de 14 oz (398 ml) de haricots rouges	1
1/2 c/thé	origan séché	2 ml
1/2 c/thé	poudre d'ail	2 ml
1/2 c/thé	paprika	2 ml
	sel et poivre	
1/2 t	haricots verts parés	125 ml

Dans une grande casserole, mélanger l'eau, le cube de
bouillon, les pommes de terre, les carottes, le navet, le
céleri, l'oignon, les tomates, les haricots rouges, l'origan, la
poudre d'ail et le paprika. Saler et poivrer. Porter à
ébullition puis réduire le feu. Couvrir et laisser mijoter
pendant environ 1 heure. Environ 10 minutes avant la fin
de la cuisson, ajouter les haricots verts.

SUGGESTION DE MENU

Ce potage faible en gras et riche
en fibres est un bel exemple d'un
plat sain et délicieux. Vous pourrez l'accompagner d'une salade
de poulet aux amandes (elle
constitue une bonne source de
protéines), d'un petit pain de blé
entier, d'une salade de tomates
et d'un fruit frais (ceux-ci vous
fourniront un apport supplémentaire de fibres.) (Roxanne Eyer,
R.D., Winnipeg, Manitoba).

Temps de préparation :
15 minutes
Temps de cuisson : 1 heure
Donne 6 portions ou environ
7 tasses (1,75 L).

Environ 114 calories, 5,7 g de
protides, 0,6 g de lipides, 23,1 g
de glucides et 6,7 g de fibres par
portion.

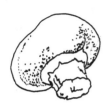

CHAUDRÉE DE CHAMPIGNONS, BROCOLI ET MAÏS
(Recette de Victoria McKay, Woodstock, Ontario)

Quoi de plus réconfortant, un soir d'hiver, qu'un repas qui débute par un bol de chaudrée fumante ! Vous pouvez conserver le bouillon de poulet dégraissé au congélateur et vous en servir plus tard pour préparer d'autres recettes.

SUGGESTION DE MENU

Cette chaudrée est une bonne source de fibres, de vitamines et de calcium. Servez-la avec une salade du jardin, des *Muffins de luxe* (p. 192) et une salade de fruits nappée de *Yogourt maison* (p. 226). Ils vous fourniront un apport supplémentaire de protéines et de fibres alimentaires. (Donna Law, R.D., Winnipeg, Manitoba)

Dégraissez le bouillon de poulet en le réfrigérant jusqu'à ce que le gras soit figé. Enlevez l'excédent à l'aide d'une cuillère.

2 t	bouillon de poulet	500 ml
2	tiges (moyennes) de brocoli hachées	2
2 c/tab	beurre ou margarine	30 ml
1 t	champignons coupés en tranches	250 ml
1/2 t	oignon haché finement	125 ml
2 c/tab	farine tout usage	30 ml
1-1/2 t	lait écrémé	375 ml
2 t	maïs en grains	500 ml
1 c/tab	piment haché	15 ml

Dans une grande casserole, cuire, à feu moyen, le bouillon et le brocoli pendant environ 5 minutes. Réserver.

Dans un poêlon, faire fondre le beurre à feu moyen-vif. Y cuire les champignons et l'oignon environ 4 minutes ou jusqu'à ce qu'ils aient ramolli. Incorporer la farine et poursuivre la cuisson pendant 2 minutes. Incorporer le lait petit à petit et cuire, en remuant, jusqu'à ce que la sauce soit lisse et onctueuse. Ajouter le mélange de brocoli, le maïs et le piment. Faire chauffer jusqu'à ce que le maïs et le brocoli soient cuits.

Temps de préparation :
10 minutes
Temps de cuisson : 15 minutes
Donne 6 portions ou 6 tasses (1,5 L).

Environ 136 calories, 7,2 g de protides, 4,5 g de lipides, 19,4 g de glucides et 3,4 g de fibres par portion.

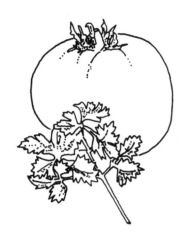

POTAGE GLACÉ AUX TOMATES
(Recette de Marion Elcombe, Edmonton, Alberta)

Vous pouvez servir ce succulent potage en hiver comme en été.
Si vous désirez un potage plus onctueux et moins épicé,
remplacez le lait par de la crème et diminuez la quantité
de poivre indiqué.

1	boîte de 19 oz (540 ml) de tomates en morceaux	1
1-1/4 t	lait à 2 %	310 ml
1	boîte de 10 oz (284 ml) de soupe aux tomates	1
1/4 t	vermouth sec	60 ml
2 c/tab	échalotes hachées	30 ml
2 c/tab	poivron rouge haché	30 ml
2 c/tab	poivron vert haché	30 ml
1 c/tab	pâte de tomate	15 ml
1 c/tab	poivre noir en grains	15 ml
1/2 c/thé	origan séché	2 ml
1/2 c/thé	assaisonnement à l'italienne	2 ml
1/2 c/thé	sucre	2 ml
	Garniture : poivron vert et échalotes hachés	

Temps de préparation :
10 minutes
Temps de refroidissement :
3 heures
Donne 6 portions ou 7 tasses
(1,75 L).

Environ 92 calories, 3,3 g de
protides, 2,0 g de lipides, 14,2 g
de glucides et 0,8 g de fibres par
portion.

Au robot culinaire ou au mélangeur, réduire en purée la
moitié des tomates, le lait, la soupe, le vermouth, les
échalotes, les poivrons, la pâte de tomate, le poivre,
l'origan, l'assaisonnement à l'italienne et le sucre. Mélanger
jusqu'à consistance lisse. Ajouter le reste des tomates et
mélanger 3 à 5 secondes de manière à ce qu'elles restent en
morceaux. Laisser refroidir pendant environ 3 heures.
Garnir de poivron vert et d'échalotes. Servir.

POTAGE ÉPICÉ
AUX POMMES DE TERRE
(Recette de F. Vautour, Moncton, N.-B.)

Vous aimez les mets épicés? Voici un potage qui vous plaira.
Vous pouvez le préparer avec des piments forts ou doux.

2	grosses pommes de terre coupées en cubes	2
2 t	eau bouillante	500 ml
2 c/tab	beurre ou margarine	30 ml
1	oignon moyen haché finement	1
1	poivron vert moyen, haché finement	1
1	poivron rouge moyen, haché finement	1
1/4 lb	jambon cuit coupé en cubes	125 g
1 c/tab	piment doux ou fort	15 ml
1/4 c/thé	poivre blanc	1 ml
1 t	bouillon de poulet	250 ml
1	jaune d'œuf légèrement battu	1
1/4 t	lait à 2 %	60 ml
1/2 t	cheddar fort, râpé (facultatif)	125 ml

Dans une casserole de grandeur moyenne, cuire les pommes de terre dans l'eau bouillante pendant 15 minutes ou jusqu'à ce qu'elles soient tendres. Égoutter. Réserver le liquide.

Dans un poêlon, faire fondre le beurre à feu moyen. Y faire sauter l'oignon et les poivrons pendant 10 minutes ou jusqu'à ce qu'ils aient ramolli. Ajouter le jambon, le piment et le poivre en remuant. Réserver.

Au robot culinaire ou au mélangeur, réduire en purée les pommes de terre et le bouillon de poulet jusqu'à consistance lisse. Mettre ce mélange et le liquide réservé dans la casserole. Incorporer les légumes. Faire chauffer.

Battre le jaune d'œuf avec le lait. Y incorporer petit à petit 1/2 tasse (125 ml) de potage chaud. Remettre dans la casserole et cuire à feu doux, sans faire bouillir. Garnir de cheddar.

SUGGESTION DE MENU

Pour un repas à faible teneur en calories et riche en vitamines et en minéraux, servez ce potage avec le *Pain Santé* (p. 189) et une salade aux agrumes, qui constituent une bonne source de fibres alimentaires. Une *Tarte au yogourt et aux fraises* (p. 218) terminera en beauté ce festin. (Jean Norman, R.Dt., St. John's, Terre-Neuve).

Temps de préparation :
15 minutes
Temps de cuisson : 25 à 30 minutes
Donne 6 portions ou 7 tasses (1,75 L).

Environ 147 calories, 7,1 g de protides, 6,6 g de lipides, 15,0 g de glucides et 1,4 g de fibres par portion.

POTAGE À LA COURGE ET AUX CHAMPIGNONS AU CARI

(Recette de Anne M. Ferraro, Breadalbane, Î.-P.-É.)

Préparez ce potage à l'automne lorsque la courge est en saison, si non utilisez de la courge en purée congelée. Si vous désirez varier cette recette, préparez-la avec de la citrouille en conserve ou de la citrouille cuite, réduite en purée.

SUGGESTION DE MENU

En servant ce potage avec une salade de poivrons rouges grillés, accompagnée de petits pains de blé entier (bonne source de fibre) et de fromage à faible teneur en gras (bonne source de calcium et de protéines), votre repas sera faible en gras. Vous pourrez ainsi vous gâtez au dessert en savourant de délicieux *Carrés aux fruits* (p. 198). (Jean Norman, R.Dt., St. John's Terre-Neuve)

1	courge jaune moyenne, pelée et hachée	1
2 c/tab	beurre ou margarine	30 ml
1/2 lb	champignons coupés en tranches	250 g
1/2 t	oignon haché	125 ml
2 c/tab	farine tout usage	30 ml
1 c/tab	poudre de cari	15 ml
5 t	bouillon de poulet	1,25 L
1/2 t	vin blanc sec ou bouillon de poulet	125 ml
1 c/tab	miel	15 ml
pincée	muscade	pincée
1 t	crème à 10 % ou lait à 2 %	250 ml

Temps de préparation :
10 minutes
Temps de cuisson : 20 minutes
Donne 6 portions ou 7 tasses (1,75 L).

Environ 161 calories,
6,6 g de protides, 9,0 g de lipides, 14,6 g de glucides et 1,8 g de fibres par portion (si préparé avec de la crème).

Environ 135 calories,
6,7 g de protides, 5,9 g de lipides, 14,8 g de glucides et 1,8 g de fibres par portion (si préparé avec du lait à 2 %).

Cuire la courge à la vapeur jusqu'à ce qu'elle soit tendre. Au robot culinaire, réduire la courge en purée jusqu'à consistance lisse.

Dans une casserole faire fondre le beurre à feu moyen-vif. Y cuire les champignons et l'oignon jusqu'à ce qu'ils aient ramolli. Ajouter la farine et la poudre de cari. Poursuivre la cuisson pendant 5 minutes en remuant. Incorporer petit à petit le bouillon de poulet ou le vin. Cuire jusqu'à ce que le mélange soit lisse et légèrement onctueux. Ajouter la courge, le miel et la muscade en fouettant et laisser mijoter pendant 15 minutes.

Incorporer la crème et réchauffer le potage. Saupoudrer de muscade. Servir.

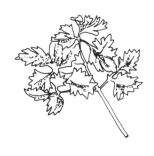

VICHYSSOISE AUX POMMES ET AU CRESSON

(Recette de Goldie Moraff, Nepean, Ontario)

La vichyssoise se compose traditionnellement de pommes de terre et de poireaux et se sert froide. Notre recette vous propose des pommes Golden Delicious, du jus de pommes et du cresson frais. Pourquoi ne pas la servir chaude? Et pour diminuer les calories et le gras vous pouvez utiliser du lait à la place de la crème.

SUGGESTION DE MENU

Pour un repas bien équilibré, servez cette vichyssoise accompagnée d'un pilaf à l'orge, d'un rôti de porc, de *Tomates grillées à l'italienne* (p. 122) et d'une salade verte arrosée d'une vinaigrette à faible teneur en gras. Offrez pour le dessert, des baies fraîches nappées de yogourt à faible teneur en gras. (Tracy Darychuck, New Westminster, C.-B.).

Temps de préparation :
15 minutes
Temps de cuisson : 25 minutes
Temps de refroidissement :
2 heures
Donne 8 portions ou environ
6 tasses (1,5 L).

Environ 139 calories, 4,2 g de protides, 4,1 g de lipides, 22,4 g de glucides et 1,9 g de fibres par portion (si préparée avec moitié lait et moitié crème).

Environ 119 calories, 4,3 g de protides, 1,7 g de lipides, 22,5 g de glucides et 1,9 g de fibres par portion (si vous remplacez la crème par du lait à 2 %).

2 t	bouillon de poulet	500 ml
1 t	jus de pommes non sucré	250 ml
2	grosses pommes de terre hachées	2
2	gros poireaux tranchés (parties blanches seulement)	2
2	pommes Golden Delicious, pelées et coupées	2
1/4 c/thé	cumin moulu	1 ml
1/2 t	feuilles de cresson frais, tassées	125 ml
1 t	lait à 2 %	250 ml
1 t	crème à 10 % ou lait	250 ml
	sel et poivre blanc	
	Garniture : brins de cresson, pommes rouges coupées en dés	

Dans une casserole, faire cuire à couvert le bouillon de poulet, le jus de pommes, les pommes de terre, les poireaux, les pommes et le cumin à feu moyen, pendant environ 25 minutes ou jusqu'à ce que les ingrédients soient tendres. Retirer du feu et laisser refroidir.

Au robot culinaire ou au mélangeur, réduire le mélange de pommes de terre en purée jusqu'à consistance lisse. Ajouter le cresson et mélanger à nouveau pour le hacher. Ajouter le lait, la crème, le sel et le poivre. Bien mêler. Laisser refroidir environ 2 heures. Garnir de brins de cresson et de quelques morceaux de pommes. Servir.

CHAUDRÉE DE POISSON ET DE LÉGUMES

(Recette de Elaine Watton, Corner Brook, Terre-Neuve)

Quelle délice que cette chaudrée de poisson !
Vous pouvez remplacer la morue par du turbot,
du flétan ou de l'aiglefin.

2 c/tab	beurre ou margarine	30 ml
1	gros oignon haché	1
1	gousse d'ail hachée	1
1 t	poivron vert coupé en lanières (ou poivrons verts et rouges)	250 ml
1 t	bouquets de chou-fleur	250 ml
1 t	bouquets de brocoli	250 ml
1 t	tomates hachées	250 ml
1/2 t	céleri haché	125 ml
1 c/tab	persil frais, haché	15 ml
1 lb	filets de morue coupés en bouchées	500 g
2-1/2 t	bouillon de poulet	625 ml
1 c/thé	sel	5 ml
1/4 c/thé	thym séché	1 ml
1/4 c/thé	basilic séché	1 ml
1/4 c/thé	poivre noir frais, moulu	1 ml

Dans une grande casserole, faire fondre le beurre à feu moyen. Y cuire l'oignon et l'ail pendant environ 3 minutes. Ajouter le poivron, le chou-fleur, le brocoli, les tomates, le céleri et le persil. Poursuivre la cuisson pendant 2 minutes. Ajouter le poisson. Couvrir et cuire pendant 2 autres minutes. Incorporer le bouillon de poulet, le sel, le thym, le basilic et le poivre. Laisser mijoter pendant environ 5 minutes ou jusqu'à ce que le poisson se défasse à la fourchette et que les légumes soient tendres mais croquants.

SUGGESTION DE MENU

Ce potage est riche en protéines, en fibres et en vitamines. Pour un repas copieux, servez-le avec une petite salade arrosée de vinaigrette aux concombres et du pain maison de blé entier. Le *Gâteau aux bananes, à l'avoine et au babeurre* (p. 235) est le dessert tout indiqué pour ce genre de repas. (Jeanine Chiasson, R.Dt., St. John's, Terre-Neuve.)

Temps de préparation :
15 minutes
Temps de cuisson : Environ 10 minutes
Donne 4 à 6 portions ou environ 6 tasses (1,5 L).

Environ 191 calories, 22,8 g de protides, 8,0 g de lipides, 6,6 g de glucides et 2,1 g de fibres par portion.

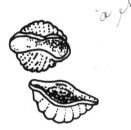

à essayer

CHAUDRÉE DE PALOURDES
(Recette de Kay Miskiw, Vegreville, Alberta)

*Cette chaudrée simple, délicieuse et nourrissante
vous dépannera à tout coup !*

3 t	eau bouillante	750 ml
1/2 t	petites coquilles	125 ml
1	grosse pomme de terre coupée en dés	1
1	feuille de laurier	1
1/2 c/thé	sel	2 ml
1/4 c/thé	poivre grossièrement moulu	1 ml
2 c/tab	beurre ou margarine	30 ml
1	gros oignon haché finement	1
1	branche de céleri hachée finement	1
2 c/tab	farine tout usage	30 ml
3 t	lait à 2 %	750 ml
1	boîte de 5 oz (142 ml) de petites palourdes, égouttées	1
1	boîte de 6,5 oz (184 g) de thon en flocons dans l'eau, égoutté	1
1/2 t	maïs en grains	125 ml
1/2 c/thé	poudre de cari	2 ml

Dans une casserole d'eau bouillante, cuire les pâtes pendant 5 minutes. Ajouter la pomme de terre, la feuille de laurier, le sel et le poivre. Laisser mijoter pendant environ 10 minutes ou jusqu'à ce que les dés de pomme de terre soient tendres.

Dans un poêlon, faire fondre le beurre à feu vif. Y cuire l'oignon et le céleri. Ajouter la farine et cuire en remuant pendant 3 minutes. Incorporer le lait et poursuivre la cuisson jusqu'à ce que la sauce soit lisse et onctueuse. Incorporer au mélange de pomme de terre. Ajouter les palourdes, le thon, le maïs et la poudre de cari. Chauffer et retirer la feuille de laurier. Servir.

SUGGESTION DE MENU
En hiver, servez cette délicieuse chaudrée nutritive accompagnée de petits pains de seigle ou multi-grains, de fromage fondu à tartiner et de crudités. Ce fromage est faible en gras et constitue une bonne source de protéines et calcium. Pour couronner le tout, offrez-vous une bonne portion de *Yogourt maison* (p. 226). (Penny Lobdell, R.D.N., Kelowna, C.-B.).

Temps de préparation :
15 minutes
Temps de cuisson : 20 à
25 minutes
Donne 8 portions ou 8 tasses
(2 L).

Environ 165 calories, 11,9 g de protides, 4,9 g de lipides, 18,3 g de glucides et 1,1 g de fibres par portion.

POTAGE AU BŒUF HACHÉ
(Recette de Paula Worton, Espanola, Ontario)

Voici un potage qui plaira à toute la famille. Il peut se servir en entrée ou comme plat principal. Si vous le servez en entrée, préparez-le sans pâte. Il se conserve très bien au congélateur.

1 lb	bœuf haché maigre	500 g
1	boîte de 28 oz (798 ml) de tomates	1
1	boîte de 19 oz (540 ml) de haricots rouges	1
1	boîte de 10 oz (284 ml) de soupe aux tomates	1
5 t	eau	1,25 L
1	oignon moyen haché	1
1	carotte hachée	1
1/2 t	céleri haché	125 ml
1/2 t	champignons coupés en tranches	125 ml
1 c/thé	sauce Worcestershire	5 ml
1/4 c/thé	sauce tabasco	1 ml
1/4 c/thé	poivre frais, moulu	1 ml
2	petites courgettes hachées	2

Dans une grande casserole, faire revenir le bœuf à feu moyen jusqu'à ce qu'il se défasse. Égoutter. Ajouter le reste des ingrédients sauf les courgettes. Porter à ébullition. Couvrir et réduire le feu. Laisser mijoter pendant environ 35 minutes. Ajouter les courgettes et poursuivre la cuisson pendant 10 minutes.

Variante: Si vous désirez un potage plus nourrissant, ajoutez 1/2 tasse (125 ml) de pâtes ou d'orge. Si vous le préparez avec de l'orge, ajoutez-le en même temps que les courgettes et laissez mijoter pendant 35 minutes. Si vous le préparez avec des pâtes, ajoutez-les en même temps que les légumes et laissez mijoter pendant 10 minutes.

SUGGESTION DE MENU
Servez ce potage riche en vitamines et en fibres accompagné de petits pains de blé entier, de crudités et d'un plateau de fromage. Le fromage constitue une bonne source de protéines. Terminez agréablement ce repas par un savoureux pouding aux pêches. (Yolanda Jakus, R.P.Dt., London, Ontario).

Temps de préparation: 15 minutes
Temps de cuisson: Environ 45 minutes
Donne 12 portions ou 12 tasses (3 L).

Environ 145 calories, 10,9 g de protides, 4,8 g de lipides, 15,3 g de glucides et 4,2 g de fibres par portion.

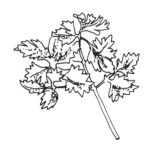

SOUPE AU BŒUF ET À L'ORGE
(Recette de Karen Dewar, Teulon, Manitoba)

Servez cette succulente soupe avec de petits
Biscuits à thé de blé entier (p. 190)

3-1/2 t	eau	875 ml
3/4 t	sauce tomate	180 ml
3/4 t	mélange à soupe déshydraté (lentilles, pois secs, orge)	180 ml
1	cube de bouillon de bœuf	1
1	carotte moyenne coupée en dés	1
1	pomme de terre moyenne coupée en dés	1
2 c/thé	basilic séché	10 ml
1/2 c/thé	sel	2 ml
1/4 c/thé	poivre frais, moulu	1 ml
1/2 t	bœuf en cubes maigre, cuit	125 ml

Dans une grande casserole, mélanger l'eau, la sauce tomate, le mélange à soupe déshydraté, le cube de bouillon, la carotte, la pomme de terre, le basilic, le sel et le poivre. Porter à ébullition. Couvrir et réduire le feu. Laisser mijoter pendant environ 1 heure. Ajouter le bœuf et poursuivre la cuisson pendant 30 minutes.

SUGGESTION DE MENU

Cette délicieuse soupe est faible en gras et constitue une bonne source de protéines, de fibres et de fer. Pour un repas conforme aux recommandations du *Guide alimentaire canadien*, servez-la avec des *Biscuits à thé de blé entier* (p. 190), un plateau de crudités, une pomme et du lait à 2 %. (Penny Lobdell, R.D.N., Kelowna, C.-B.)

Le mélange à soupe déshydraté se vend en vrac dans les marchés d'aliments naturels et les supermarchés.

Temps de préparation :
15 minutes
Temps de cuisson : 1 à
1-1/2 heure
Donne 4 portions ou 4 tasses
(1 L).

Environ 194 calories, 12,7 g de protides, 1,9 g de lipides, 32,8 g de glucides et 5,3 g de fibres par portion.

PLATS DE RÉSISTANCE SANS PAREIL

Découvrez un vaste choix de plats principaux de toute origine (orientaux, italiens, indiens) à base de poisson, de porc, de volaille, d'agneau ou de bœuf, de quoi plaire à tous.

Les fines herbes et les épices rehaussent la saveur naturelle des viandes lorsque vous les faites griller, sauter, rôtir ou braiser. En plus de retenir les sucs et la saveur des viandes, ces modes de cuisson vous permettront de servir un repas à teneur moins élevée en gras. Les marinades attendrissent les viandes et leur donnent également un goût délicieux. (Voir *Marinades à viande* p. 97).

LA VOLAILLE

Pratiquement tous les aliments accompagnent délicieusement la volaille. Économique, elle s'apprête à toutes les sauces et elle plaît à tous les chefs. Il est important de retirer la peau de la volaille avant la cuisson afin d'en réduire la teneur en gras. Comme vous le savez, la viande blanche est plus maigre que la viande brune.

Le poulet ou la dinde haché sont des façons agréables de varier vos menus. Façonnez-les en pâtés ou en boulettes, servez-les en pain de viande ou faites-les tout simplement sauter, ils sont toujours délicieux. Essayez le *Poulet à l'orientale* (p. 83) ou la *Lasagne au poulet et aux légumes* (p. 78) et vous en raffolerez.

Comment choisir la volaille : Choisissez une volaille fraîche ou congelée bien emballée. Une volaille de 1 lb (500 g) donne 3 à 4 portions.

Comment conserver la volaille : Volaille fraîche : retirez les abats, et réfrigérez-les jusqu'à un maximum de deux jours. Enveloppez la volaille (sans serrer) mettez-la dans la partie la plus froide du réfrigérateur jusqu'à un maximum de trois jours. Farcissez la volaille au moment de cuire.

Volaille congelée : laissez la volaille dans son emballage et mettez-la au congélateur. Les volailles entières peuvent se conserver jusqu'à un an et les morceaux de volaille jusqu'à 6 mois.

La volaille décongelée ne peut être recongelée qu'après avoir été cuite.

Volaille cuite : conservez-la dans la partie la plus froide du réfrigérateur jusqu'à 4 jours, ou au congélateur jusqu'à un mois. Retirez la farce de la volaille immédiatement après la cuisson et conservez-la au réfrigérateur, séparément.

Comment décongeler la volaille : Si vous pouvez la décongeler au réfrigérateur, comptez alors 5 heures par lb (10 heures par kg). Vous pouvez aussi la décongeler en la couvrant d'eau froide que vous changerez de temps en temps ; comptez alors 1 heure par lb (2 heures par kg). Si vous devez décongeler la volaille au four à micro-ondes, suivez les instructions du fabricant.

Vous devez faire cuire la volaille immédiatement après l'avoir fait décongeler.

FRUITS DE MER ET POISSONS

Aujourd'hui, les fruits de mer et les poissons jouissent d'un regain de popularité car ils se préparent en un tournemain. Le poisson est à son meilleur lorsqu'il n'est pas trop cuit, encore tendre et qu'il se défait facilement à la fourchette. Poché, grillé ou cuit sur le barbecue ou au four à micro-ondes, il sera toujours un délice pour le palais. Essayez nos recettes, elles sont faciles à préparer. Voici le guide de cuisson pour le poisson que Pêches et Océans Canada a établi : mesurez le poisson dans sa partie la plus épaisse et faites cuire 10 minutes par po (2,5 cm) d'épaisseur au four préchauffé à 450°F (230°C). Doublez le temps de cuisson si le poisson est congelé. La même règle s'applique pour le pocher ou le griller. Le poisson est cuit lorsque la chair devient opaque et se détache facilement.

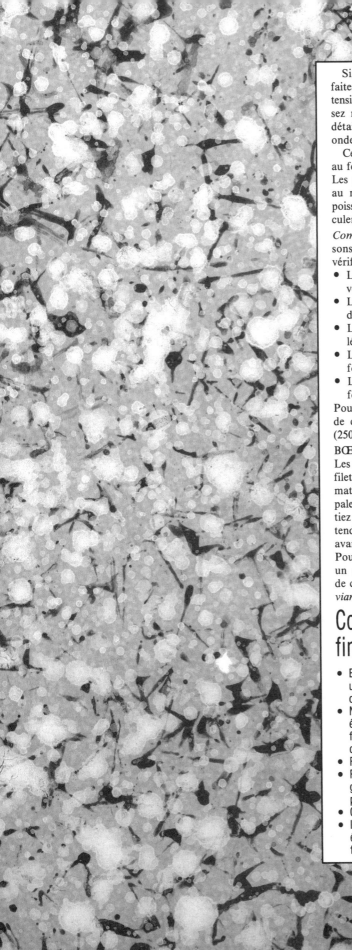

Si vous désirez le faire cuire au micro-ondes, faites cuire chaque lb (500 g) de poisson, à intensité maximum (100 %), de 4 à 5 minutes. Laissez reposer au moins 5 minutes. Pour plus de détails, consultez les livres de recettes au micro-ondes.

Certains poissons se prêtent mieux à la cuisson au four, d'autres sont meilleurs grillés ou pochés. Les poissons minces sont excellents grillés, cuits au micro-ondes ou au barbecue. Les filets de poisson plus épais et les poissons entiers sont succulents quand ils sont cuits au four ou pochés.

Comment choisir le poisson: Nous vous proposons ici quelques trucs qui vous permettront de vérifier si votre poisson est bien frais.
- Les yeux doivent ressortir légèrement et doivent être clairs et brillants.
- Les ouïes doivent être rougeâtres ou roses et dégager une odeur fraîche.
- Les écailles doivent être luisantes et bien collées sur la peau.
- La chair doit être ferme et doit reprendre sa forme initiale lorsqu'on la presse du doigt.
- Le poisson frais ne doit jamais avoir d'odeur forte ou déplaisante.

Pour un repas nutritif, comptez 1/4 de lb (125 g) de chair de poisson par personne, soit 1/2 lb (250 g) de poisson entier.

BŒUF, PORC ET AGNEAU

Les parties les plus tendres du bœuf comme le filet, la surlonge et les côtes contiennent plus de matières grasses et de calories que la ronde, la palette et le flan. Il est préférable que vous achetiez des coupes de bœuf plus maigres et moins tendres. Vous devriez toujours enlever le gras avant la cuisson.

Pour attendrir les viandes, faites-les mariner dans un mélange préparé à base de vinaigre, de jus de citron, de vin ou de bière. (Voir *Marinades à viandes* (p. 97)).

Conseils pour entreposer les fines herbes et les épices

- Entreposer les fines herbes et les épices dans un endroit sombre et sec, loin d'une source de chaleur.
- Ne pas saupoudrer les fines herbes et les épices directement au-dessus d'une casserole fumante, car de l'humidité pourrait s'infiltrer dans le contenant.
- Fermer le contenant immédiatement après usage.
- Renouveler les provisions de fines herbes régulièrement. Une fois le contenant ouvert, elles peuvent se conserver jusqu'à un an.
- Goûter avant, pendant et après la cuisson.
- Il n'est pas toujours avantageux d'acheter les épices en vrac, car elles ne sont pas toujours fraîches.

PIZZA AU POULET
(Recette de Marlyn Ambrose-Chase,
Moose Jaw, Saskatchewan)

Voici une toute nouvelle version de pizza. Préparez-la avec votre propre recette de pâte ou essayez notre délicieuse Pâte à pizza de blé entier (p. 187). Si cette éventualité ne vous plaît guère, vous pouvez toujours utiliser les pâtes surgelées.

1	pâte à pizza de 12 po (30 cm)	1
1/3 t	pâte de tomate	80 ml
1/3 t	eau	80 ml
1 c/tab	huile végétale	15 ml
1/2 c/thé	origan séché	2 ml
1/4 c/thé	graines de céleri	1 ml
trait	sauce tabasco	trait
pincée	poivre noir	pincée
1 t	champignons coupés en tranches	250 ml
1 t	poulet cuit coupé en dés	250 ml
1/2 t	ananas en conserve coupé en dés	125 ml
1/4 t	jambon haché (facultatif)	60 ml
1/4 t	poivron vert coupé en dés	60 ml
1-1/2 t	fromage mozzarella à faible teneur en gras, râpé	375 ml
2 c/tab	parmesan râpé	30 ml
	origan séché et graines de céleri	

Déposer la pâte à pizza sur une grande plaque de cuisson. Mélanger la pâte de tomate, l'eau, l'huile, l'origan, les graines de céleri et la sauce tabasco. Verser ce mélange sur la pâte. Garnir des champignons, du poulet, de l'ananas, du jambon (si désiré) et du poivron vert. Recouvrir de mozzarella et de parmesan. Saupoudrer de l'origan et des graines de céleri. Cuire au four à 350°F (180°C) de 12 à 15 minutes. Découper en pointes. Servir.

SUGGESTION DE MENU

Cette pizza est riche en protéines, en calcium et en vitamine B. Puisque 40 % des calories proviennent des matières grasses, il est important de servir cette pizza avec des aliments à faible teneur en gras. Des légumes crus en bâtonnets et un sorbet au citron sont tout indiqués. (Joanne Franko, P. Dt., Saskatoon, Saskatchewan).

Temps de préparation:
15 minutes
Temps de cuisson: 12 à
15 minutes
Donne 6 portions.

Environ 245 calories, 17,0 g de protides, 10,4 g de lipides, 21,1 g de glucides et 1,9 g de fibres par portion.

POULET CRÉMEUX À LA MOUTARDE
(Recette de Diane Felker, Victoria, C.-B.)

Servi sur du riz blanc ou du riz sauvage, ce poulet à la moutarde est tout à fait délicieux.

2 lb	morceaux de poulet, sans peau	1 kg
1/2 t	yogourt nature à faible teneur en gras	125 ml
1/3 t	mayonnaise légère	80 ml
1/4 t	échalotes tranchées	60 ml
1 c/tab	moutarde de Dijon	15 ml
1 c/tab	sauce Worcestershire	15 ml
1/2 c/thé	thym séché	2 ml
1/2 c/thé	sel	2 ml
1/4 c/thé	poivre	1 ml
2 c/tab	parmesan râpé	30 ml
	Garniture : persil frais, haché	

Déposer les morceaux de poulet dans un plat allant au four, légèrement graissé. Mélanger le yogourt, la mayonnaise, les échalotes, la moutarde, la sauce Worcestershire, le thym, le sel et le poivre. Verser ce mélange sur les morceaux de poulet. Cuire au four à 350°F (180°C) environ 45 minutes ou jusqu'à ce que le poulet soit tendre. Saupoudrer de parmesan. Faire dorer sous le gril. Garnir de persil. Servir.

SUGGESTION DE MENU

Puisque la sauce contient beaucoup de matières grasses, servez ce poulet avec des plats à faible teneur en gras comme par exemple, du riz brun ou du riz sauvage, des *Petits pois de luxe* (p. 125), des carottes cuites à la vapeur. Terminez votre repas par une salade de fruits frais qui ajoutent des glucides complexes et des fibres. (Tina L. Hartnell, R.D.N., Burnaby, C.-B.).

Temps de préparation :
10 minutes
Temps de cuisson : 45 minutes
Donne 5 à 6 portions.

Environ 217 calories, 25,0 g de protides, 11,1 g de lipides, 3,2 g de glucides, 0,1 g de fibres par portion.

POULET ET BROCOLI AU FOUR
(Recette de Patrick Mullin, Sault Ste-Marie, Ontario)

La plupart des bons chefs préparent ce plat une journée à l'avance, afin de bien mélanger les saveurs. Faites sauter d'abord le poulet en évitant de trop le cuire.

SUGGESTION DE MENU

Ce plat comprend des aliments des quatre groupes alimentaires. Pour augmenter l'apport de fibres et donner de la couleur à votre repas, servez-le avec une salade verte arrosée d'une vinaigrette aux fines herbes. Gâtez-vous au dessert et offrez-vous un croustillant aux pêches et aux baies. (Rooksana R. Willemsen, R.P.Dt., Fort Frances, Ontario).

3 c/tab	beurre ou margarine	45 ml
6	demi-poitrines de poulet sans peau, désossées	6
1	échalote hachée finement	1
2 c/thé	jus de citron	10 ml
3 c/tab	farine tout usage	45 ml
2 t	lait à 2 %	500 ml
1 c/tab	persil frais, haché finement	15 ml
1/2 c/thé	sel	2 ml
1/4 c/thé	basilic séché	1 ml
pincée	poivre	pincée
1 t	cheddar râpé	250 ml
1 t	nouilles aux œufs	250 ml
2	tomates moyennes coupées en tranches	2
2 t	brocoli coupé et blanchi	500 ml

Comment prévenir l'empoisonnement alimentaire
- Lavez vos mains avant et après avoir touché les aliments tels que la viande, le poisson et la volaille crus.
- Utilisez une planche en polyéthylène pour préparer la viande, le poisson et la volaille crus.
- Conservez les aliments chauds à 140°F (60°C) et les aliments froids à 40°F (4°C).
- Ne jamais servir de volaille qui n'est pas suffisamment cuite.

Dans un grand poêlon, faire fondre le beurre à feu moyen-vif. Y cuire le poulet et l'échalote jusqu'à ce qu'ils soient dorés. Retourner et arroser du jus de citron. Retirer le poulet. Mélanger la farine au jus de cuisson en fouettant. Faire cuire, en remuant, pendant 2 minutes. Incorporer le lait petit à petit en remuant sans arrêt. Poursuivre la cuisson jusqu'à ce que la sauce soit lisse et onctueuse. Ajouter le persil, le sel, le basilic, le poivre et la moitié du cheddar.

Dans une grande casserole d'eau bouillante, cuire les pâtes selon le mode de cuisson indiqué sur l'emballage ou jusqu'à ce qu'elles soient *al dente* (tendres et fermes).

Temps de préparation :
15 minutes
Temps de cuisson : 30 à
35 minutes
Donne 6 portions.

Environ 384 calories,
37,8 g de protides, 17,1 g de
lipides, 19,6 g de glucides et
2,2 g de fibres par portion.

avec la moitié de la sauce. Disposer les tomates, le brocoli et le poulet sur les pâtes et recouvrir du reste de la sauce. Saupoudrer le reste du cheddar. Cuire au four, à découvert, à 350°F (180°C) pendant environ 30 minutes.
Variante : Vous pouvez remplacer le cheddar par du fromage suisse. Cette variante nous est proposée par Daniel Déry, Ottawa, Ontario.

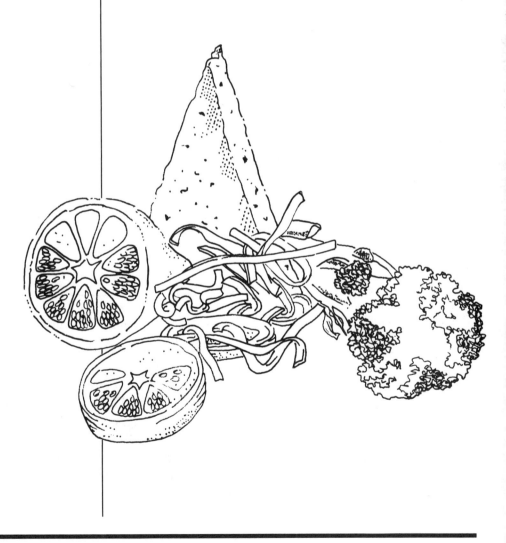

LASAGNE AU POULET ET AUX LÉGUMES

(Recette de Lisa Raitano, Etobicoke, Ontario)

La lasagne est idéale pour recevoir plusieurs personnes. Économique,
facile à préparer, cette délicieuse lasagne au poulet
est à la fois légère et nourrissante.

SUGGESTION DE MENU

Cette lasagne faible en gras et riche en fibres constitue une bonne source de protéines. Pour un repas bien équilibré, servez-la avec une salade aux épinards, des *Biscuits de grand-maman sans sucre à l'avoine* (p. 194) et du lait écrémé. Pour augmenter l'apport en fibres et en vitamines de ce plat, remplacez les œufs et le fromage cottage (que vous utilisez habituellement dans vos lasagnes) par des légumes. (Janice Johnson, R.D.N., New Westminster, C.-B.).

1 c/tab	huile végétale	15 ml
1 c/thé	beurre ou margarine	5 ml
1/2 lb	poulet maigre, haché	250 g
1/2 t	oignon haché	125 ml
2	gousses d'ail hachées	2
1	boîte de 28 oz (796 ml) de tomates	1
1	boîte de 5-1/2 oz (156 ml) de pâte de tomate	1
3/4 t	eau	180 ml
1-1/2 c/thé	sel	7 ml
pincée	poivre noir	pincée
4	carottes moyennes coupées en dés	4
1	bouquet de brocoli haché	1
1/2 lb	champignons coupés en tranches	250 g
1/4 t	persil frais, haché	60 ml
3/4 lb	lasagne	375 g
1	paquet de 6 oz (180 g) de fromage mozzarella à faible teneur en gras, en tranches	1
	parmesan	

Dans un poêlon, chauffer l'huile et le beurre à feu moyen-vif. Y cuire le poulet, l'oignon et l'ail jusqu'à ce que la chair du poulet perde sa teinte rosée. Ajouter les tomates, la pâte de tomate, l'eau, le sel et le poivre. Cuire, à découvert, à feu moyen pendant environ 15 minutes. Remuer de temps à autre.

Ajouter les carottes, le brocoli, les champignons et le persil. Couvrir et cuire à feu doux pendant environ 30 minutes ou jusqu'à ce que le mélange épaississe.

Dans une grande casserole d'eau bouillante, cuire les lasagnes selon le mode de cuisson indiqué sur l'emballage ou jusqu'à ce qu'elles soient *al dente* (tendres et fermes). Bien égoutter.

Verser 1/4 de la sauce dans un plat allant au four de 9 po × 13 po (23 cm x 33 cm). Disposer une couche de pâtes (environ 1/3 de la quantité de pâtes cuites) sur la sauce. Répéter l'opération deux fois en terminant avec la sauce. Garnir des tranches de mozzarella et saupoudrer légèrement du parmesan. Cuire au four à 350°F (180°C) pendant environ 30 minutes. Laisser reposer 10 minutes avant de servir.

Temps de préparation :
20 minutes
Temps de cuisson : Environ
30 minutes
Donne 8 portions.

Environ 348 calories,
20,9 g de protides, 8,6 g de
lipides, 48,5 g de glucides et
5,5 g de fibres par portion.

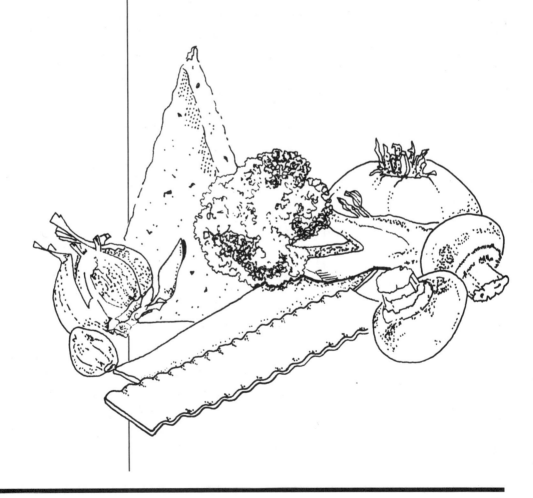

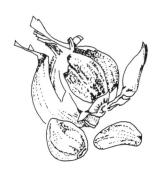

POULET GLACÉ
(Recette de Kay Dallimore, Weston, Ontario)

La fine saveur de la confiture d'abricots donne
une touche d'exotisme à ce plat.

1 lb	poitrines de poulet sans peau, désossées	500 g
2 c/tab	confiture d'abricots à faible teneur en sucre ou marmelade d'oranges	30 ml
2 c/tab	jus d'orange non sucré	30 ml
1	petite gousse d'ail hachée finement	1
2 c/thé	sauce soja	10 ml
1/2 c/thé	gingembre moulu	2 ml
1/4 c/thé	moutarde sèche	1 ml

Déposer le poulet dans un plat peu profond, allant au four, légèrement graissé. Mélanger la confiture, le jus d'orange, l'ail, la sauce soja, le gingembre et la moutarde sèche. Verser ce mélange sur le poulet. Faire cuire au four à 350°F (180°C) pendant 45 minutes ou jusqu'à ce que le poulet soit tendre et légèrement glacé.

SUGGESTION DE MENU
Ce poulet est idéal pour ceux qui font attention à leur ligne. Pour un repas faible en gras et en calories, servez-le avec du riz brun (il constitue une bonne source de fibres) des haricots verts cuits à la vapeur, des tomates marinées et un sorbet à la lime servi avec des baies fraîches. (Marion Musial, R.D., Calgary, Alberta).

Temps de préparation:
5 minutes
Temps de cuisson: Environ
45 minutes
Donne 4 portions.

Environ 151 calories,
26,1 g de protides, 3,0 g de lipides, 3,0 g de glucides et 0 g de fibres par portion.

ROULEAU DE DINDE AUX NOISETTES
(Recette de Denise Giguère, Montréal, Québec)

Si vous désirez un rouleau plus ferme, faites-le la veille et réfrigérez-le pendant toute la nuit. Au moment de servir, tranchez le rouleau refroidi. Couvrez-le et réchauffez-le au four conventionnel ou au four à micro-ondes.

1/2	poitrine de dinde, désossée et coupée en deux	1/2
1	cuisse de dinde désossée	1
1/2 t	noisettes entières	125 ml
1/2 t	germe de blé	125 ml
1 c/tab	brandy ou cognac	15 ml
1	œuf battu	1
1 c/thé	sel	5 ml
1 c/thé	thym séché	5 ml
1/2 c/thé	poivre	2 ml
	sauce aux canneberges	

Aplatir la poitrine de dinde entre deux épaisseurs de pellicule de plastique résistantes. Couper le tiers de la cuisse en cubes de 1/2 po (1 cm). Passer le reste de la cuisse au hache-viande.

Dans un bol, mélanger la dinde hachée, les cubes de dinde, les noisettes, le germe de blé, le brandy, l'œuf, le thym et le poivre. Tartiner ce mélange sur une moitié des poitrines aplaties et placer l'autre moitié par-dessus pour former un sandwich. Attacher les extrémités avec du fil et une aiguille. Rouler et ficeler comme un rôti. Envelopper hermétiquement dans du papier d'aluminium (côté mat vers l'extérieur).

Mettre 1 po (2,5 cm) d'eau bouillante dans un plat allant au four et y déposer le rouleau. Cuire, à découvert, à 350°F (180°C) pendant environ 1-1/2 heure. Couper en tranches. Servir avec la sauce aux canneberges.

SUGGESTION DE MENU

Accompagnez ce plat fort appétissant de pommes de terre au four, de petits choux de Bruxelles, cuits à la vapeur, d'une *Salade hawaïenne aux canneberges* (p. 140) et de petits pains de blé entier (ils sont une bonne source de fibres). Puis, servez comme dessert un délicieux *Flan à la citrouille* (p. 214). (Laurel Temple, R.D., Medicine Hat, Alberta).

Temps de préparation :
30 minutes
Temps de cuisson : 1-1/2 heure
Donne 4 à 6 portions.

Environ 208 calories, 22,6 g de protides, 9,7 g de lipides, 7,1 g de glucides et 2,0 g de fibres par portion.

ESCALOPES DE DINDE, SAUCE À L'ORANGE

(Recette de Linda Terra, Calgary, Alberta)

Quel délicieux mélange de saveurs que ce plat nutritif et haut en couleurs ! De plus, il est hypocalorique et faible en gras.

SAUCE À L'ORANGE

2 c/tab	beurre ou margarine	30 ml
2	échalotes hachées finement	2
2 t	eau	500 ml
2 c/tab	fécule de maïs	30 ml
1/4 t	jus d'orange concentré, décongelé	60 ml
2	cubes de bouillon de poulet, écrasés	2
1 t	carottes râpées finement	250 ml
1 c/thé	zeste d'orange râpé	5 ml
	sel et poivre	

6	escalopes de dinde ou de poulet	6
1 t	babeurre	250 ml
2 t	chapelure fine	500 ml
2 c/tab	parmesan râpé	30 ml
1 c/thé	paprika	5 ml
1/2 c/thé	sel	2 ml
1/4 c/thé	poudre d'ail	1 ml
1/4 c/thé	thym séché	1 ml
1/4 c/thé	curcuma moulu	1 ml
1/4 c/thé	romarin séché	1 ml
1/4 c/thé	poivre	1 ml
2 c/tab	huile végétale	30 ml

Tremper les morceaux de dinde dans le babeurre. Mélanger la chapelure, le parmesan et l'assaisonnement. Bien enrober les morceaux de dinde de ce mélange.

Dans une grande poêle, faire chauffer l'huile à feu moyen-vif. Y faire sauter les morceaux de dinde, en les tournant, pendant environ 10 minutes ou jusqu'à ce qu'ils soient tendres et bien dorés.

Entre-temps, faire fondre le beurre dans une casserole de grandeur moyenne. Y cuire les échalotes jusqu'à ce qu'elles soient tendres. Dans un bol, mélanger l'eau, la fécule de maïs et le jus d'orange. Verser ce mélange dans la casserole en remuant. Cuire pendant environ 5 minutes ou jusqu'à ce que la préparation soit lisse et onctueuse. Ajouter les cubes de bouillon, les carottes et le zeste d'orange. Poursuivre la cuisson à feu doux pendant environ 5 minutes (les carottes doivent rester croquantes). Saler et poivrer. Verser sur la dinde cuite. Servir.

SUGGESTION DE MENU

La poitrine de dinde sans peau est riche en protéines et faible en gras. Pour augmenter l'apport de fibres et de vitamine A de ce plat, tout en mariant couleur et saveur, servez-le avec du riz brun, des pois, des pêches fraîches tranchées et du lait à faible teneur en gras. (Susan Close, R.P.Dt., Kitchener, Ontario).

Temps de préparation : 20 minutes
Temps de cuisson : 20 minutes
Donne 6 portions.

Environ 444 calories, 47,3 g de protides, 11,5 g de lipides, 35,2 g de glucides et 2,2 g de fibres par portion.

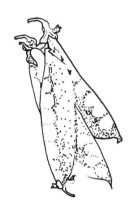

POULET À L'ORIENTALE
(Recette de Madeleine Dunbar-Maitland, Sudbury, Ontario)

Diversifiez vos recettes avec le poulet ou la dinde haché.
Commencez dès maintenant avec ce délicieux poulet à l'orientale servi
sur du riz. Si vous aimez les sauces épicées,
ajoutez un peu plus de sauce teriyaki.

2 c/thé	huile végétale	10 ml
1 lb	dinde ou poulet haché	500 g
2 c/tab	sauce *teriyaki*	30 ml
pincée	sel et poivre	pincée
1 t	céleri tranché en biais	250 ml
3/4 t	échalotes hachées	180 ml
1	gros poivron rouge coupé en cubes	1
2 t	pois mange-tout	500 ml
2 t	boîte de 10 oz (284 ml) de châtaignes d'eau, égouttées	1
1 c/tab	graines de sésame (facultatif)	15 ml

Dans un wok ou un poêlon à revêtement antiadhésif, faire chauffer l'huile à feu vif. Y faire sauter la dinde pendant environ 4 minutes ou jusqu'à ce qu'elle soit légèrement dorée. Ajouter la sauce *teriyaki*, le sel, le poivre, le céleri et les échalotes. Couvrir et cuire à la vapeur pendant 4 minutes. Ajouter le poivron rouge, les pois mange-tout et les châtaignes d'eau. Couvrir et poursuivre la cuisson pendant 6 minutes en remuant de temps à autre. Garnir des graines de sésame, si désiré. Servir.

SUGGESTION DE MENU

Ce plat de résistance faible en gras fournit une bonne quantité de protéines de haute qualité. Accompagné d'un aspic au consommé de bœuf et d'un riz brun, il sera délicieux. Terminez ce petit gueuleton par un pouding au tapioca garni de bleuets frais et un verre de lait à 2 %. (A. Harrison, R.P.Dt., Red Lake, Ontario)

Temps de préparation :
10 minutes
Temps de cuisson : Environ
10 minutes
Donne 4 à 5 portions.

Environ 175 calories, 23,1 g de protides, 3,8 g de lipides, 11,8 g de glucides et 3,8 g de fibres par portion.

Il ne faut pas confondre le *cilantro* avec le persil. Il est vrai qu'ils se ressemblent beaucoup, mais il sont tout de même différents. Les feuilles du *cilantro* sont plus tendres et plus piquantes, presque amères. Si vous désirez remplacer du persil par du *cilantro*, il faudra en mettre moins.

SUGGESTION DE MENU

Pour un repas complet, accompagnez ce plat d'un *Riz pilaf* (p. 160), et d'un sauté de légumes colorés composé de pois mangetout, de poivrons rouges et jaunes et de champignons. Puis, servez une salade de laitue garnie de quartiers de mandarines arrosée d'une *Vinaigrette de framboise au basilic* (p. 153). Un sorbet aux fruits et un verre de lait donnera la touche finale à votre repas. (Diététistes en clinique, Hôpital Royal Columbian, New Westminster, C.-B.)

Temps de préparation :
10 minutes
Temps de cuisson : Environ
8 minutes
Donne 4 portions.

Environ 214 calories, 25,3 g de protides, 10,0 g de lipides, 4,8 g de glucides et 0,5 g de fibres par portion.

FILETS DE POISSON À L'ORIENTALE
(Recette de Joanne Rankin, Vancouver, C.-B.)

Apprêtez vos filets de poisson de façon différente en préparant ce délicieux plat à l'orientale. Le cilantro *(communément appelé persil chinois) et le gingembre lui donne une saveur unique.*

1 c/tab	huile canola	15 ml
4	échalotes coupées en biais	4
2	gousses d'ail hachées finement	2
4	filets de poisson (turbot, morue, aiglefin ou flétan)	4
1 c/tab	racine de gingembre hachée finement	15 ml
1/2 t	sherry sec	125 ml
2 c/tab	sauce soja	30 ml
1/4 t	*cilantro* haché	60 ml

Dans un poêlon à fond épais, faire chauffer l'huile à feu vif. Y cuire les échalotes et l'ail pendant 2 minutes. Retirer l'ail et les échalotes. Déposer les filets dans le poêlon.

Mélanger les échalotes, l'ail, le gingembre, le sherry et la sauce soja. Verser ce mélange sur le poisson. Saupoudrer de *cilantro*. Couvrir et cuire à feu moyen pendant environ 5 minutes ou jusqu'à ce que la chair se défasse facilement à la fourchette. Retirer les filets et les déposer sur un plat de service chaud. Faire cuire la sauce à feu vif jusqu'à ce qu'elle épaississe légèrement. Napper les filets de la sauce. Servir.

QUICHE CRÉMEUSE AU SAUMON
(Recette de Joanne E. Yaraskavitch, Port Elgin, Ontario)

En entrée ou comme plat principal, cette quiche vous plaira sûrement. Si vous désirez l'offrir en entrée, préparez-la dans des moules à tartelettes.

SUGGESTION DE MENU

Puisque cette quiche à une teneur élevée en gras, il faudra la servir avec des plats qui contiennent moins de matières grasses. Un *Potage au brocoli* (p. 59), une salade verte arrosée d'une vinaigrette à faible teneur en gras, des petits pains de blé entier et un fruit pour le dessert sont tout ce dont vous avez besoin pour compléter ce repas. De plus, le potage servi avec la quiche fourniront près de la moitié des besoins quotidiens en calcium recommandés pour un adulte. (Betty A, Brousse, R.P.Dt., Ottawa, Ontario).

1/4 t	chapelure de blé entier	60 ml
1 c/tab	céréales de son de blé écrasées	15 ml
1	boîte de 7,5 oz (213 g) de saumon	1
1/4 t	échalotes hachées	60 ml
1/4 t	fromage à la crème maigre, coupé en cubes	60 ml
1 c/tab	persil haché	15 ml
1-1/4 t	lait à 2 %	310 ml
3	œufs	3
1/2 c/thé	poivre blanc	2 ml
	paprika	

Mélanger la chapelure et les céréales. Saupoudrer ce mélange dans une assiette à tarte à revêtement antiadhésif ou légèrement graissée.

Défaire le saumon en petits morceaux et les déposer sur le mélange de chapelure. Ajouter les échalotes, le fromage et le persil.

Battre le lait avec les œufs et le poivre. Verser ce mélange sur le saumon. Saupoudrer légèrement du paprika. Cuire au four à 350°F (180°C) pendant 40 minutes ou jusqu'à ce que la lame d'un couteau insérée au centre en ressorte propre. Laisser reposer pendant 5 minutes. Couper en pointes.

Temps de préparation : 10 minutes
Temps de cuisson : 40 minutes
Donne 5 à 6 portions.

Environ 153 calories, 13,7 g de protides, 7,6 g de lipides, 7,0 g de glucides et 0,5 g de fibres par portion.

ROULEAUX DE POISSON
(Recette de Pamela Najman, Downsview, Ontario)

Ces rouleaux de poisson sont tout simplement délicieux.
Si vous le désirez, vous pouvez utiliser des épinards surgelés.
Vous n'aurez qu'à les décongeler et les égoutter.

1/2	paquet (10 oz/284 g) d'épinards frais	1/2
1 c/tab	beurre ou margarine	15 ml
1	petit oignon haché	1
1 t	champignons hachés	250 ml
1/4 t	chapelure de blé entier	60 ml
1 lb	filets de sole	500 g
	sel, poivre et thym séché	
1/2	citron	1/2
pincée	paprika	pincée

Faire cuire les épinards à la vapeur jusqu'à ce qu'ils soient tendres. Bien égoutter.

Dans un poêlon, faire fondre le beurre à feu moyen-vif. Y cuire l'oignon pendant 5 minutes ou jusqu'à ce qu'il soit doré. Ajouter les champignons et poursuivre la cuisson pendant 3 minutes.

À l'aide de l'interrupteur marche/arrêt du robot culinaire, hacher grossièrement les épinards, les champignons, l'oignon et la chapelure.

Assaisonner les filets de poisson avec le sel, le poivre et le thym. (Si les filets sont trop larges, coupez-les en deux au centre). Répartir également la préparation aux épinards sur chaque filet. Les rouler et les fixer avec des cure-dents. Déposer les filets dans un plat allant au four, à revêtement antiadhésif ou légèrement graissé. Presser le citron sur le poisson et saupoudrer du paprika. Cuire au four, à découvert, à 425°F (220°C), 10 minutes par po (2,5 cm) d'épaisseur ou jusqu'à ce que la chair se défasse facilement à la fourchette. Enlever les cure-dents. Servir.

Temps de préparation:
10 minutes
Temps de cuisson: Environ 15 minutes
Donne 4 portions.

Environ 144 calories, 19,1 g de protides, 4,1 g de lipides, 7,8 g de glucides et 1,5 g de fibres par portion.

FILETS DE POISSON, SAUCE AUX NOIX ET AU BASILIC

(Recette de Betty Jane Humphrey, Owen Sound, Ontario)

Cette délicieuse sauce onctueuse a gagné le premier prix au concours de recettes « Mangez sainement » organisé par l'Association canadienne des diététistes. Elle ressemble un peu à du pesto. Si vous désirez l'éclaircir, ajoutez du bouillon de poulet.

SUGGESTION DE MENU

Du riz brun, qui a une teneur élevée en fibres, donnera une touche agréable à ce plat savoureux. Puisque les noix et l'huile augmentent la teneur en gras de ce plat, servez-le avec des aliments qui contiennent moins de matières grasses. Pour un plat haut en couleurs, des légumes mêlés et des tranches de tomates sur laitue, arrosée d'une vinaigrette à faible teneur en calories, sont tout indiqués. Terminez ce repas par un dessert rafraîchissant comme un yogourt aux pêches à faible teneur en gras. (Susan Close, R.P.Dt., Kitchener, Ontario).

1/2 t	persil frais, haché finement, tassé légèrement	125 ml
1/2 t	basilic frais, haché finement, tassé légèrement	125 ml
3 c/tab	noix finement hachées	45 ml
2 c/tab	bouillon de poulet	30 ml
2 c/tab	parmesan râpé	30 ml
1 c/tab	huile d'olive	15 ml
1 c/tab	vinaigre balsamique ou de malt	15 ml
1 c/thé	sucre	5 ml
1	gousse d'ail hachée finement	1
1/2 c/thé	poivre frais, moulu	2 ml
1-1/2 lb	filets de morue, d'aiglefin ou de flétan de 1 po (2,5 cm) d'épaisseur	750 g
1/4 t	vin blanc sec	60 ml
1/2	citron	1/2
1 c/tab	beurre ou margarine	15 ml
	sel et poivre	

Temps de préparation :
10 minutes
Temps de cuisson : 10 minutes
Donne 6 portions.

Environ 200 calories,
24,8 g de protides, 9,4 g de lipides, 3,2 g de glucides et 0,4 g de fibres par portion.

Au robot culinaire ou au mélangeur, mêler le persil, le basilic, les noix, le bouillon, le parmesan, l'huile, le vinaigre, le sucre, l'ail et le poivre jusqu'à consistance lisse. Ajouter du bouillon pour l'éclaircir, si désiré.

Déposer les filets de poisson dans une rôtissoire. Y verser le vin et presser le citron sur le poisson. Parsemer de noisettes de beurre. Saler et poivrer. Passer sous le gril pendant 5 minutes. Napper le poisson de la sauce et faire griller à nouveau de 4 à 5 minutes, en allouant 10 minutes par po (2,5 cm) d'épaisseur.

SAUMON FARCI AU BARBECUE
(Recette de Maureen Prairie, Thunder Bay, Ontario)

Vous aimez cuisiner sur le barbecue? Alors vous adorerez cette recette de saumon farci. Faites-le cuire dans une poissonnière ou enveloppé dans du papier d'aluminium. Cette méthode empêche le poisson de sécher tout en lui donnant une saveur de barbecue.

1 c/tab	beurre ou margarine	15 ml
1	petit oignon haché finement	1
2	gousses d'ail hachées finement	2
1	branche de céleri hachée finement	1
1	boîte de 4-1/2 oz (128 g) de chair de crabe, égouttée	1
1 t	riz cuit	250 ml
2 c/tab	jus de citron	30 ml
1 c/tab	persil haché finement	15 ml
1 c/thé	zeste de citron râpé	5 ml
1/2 c/thé	sel	2 ml
1/4 c/thé	poivre	1 ml
2	filets de saumon (1-1/2 lb/750 g)	2
1/2	citron coupé en rondelles	1/2

Dans un poêlon de grandeur moyenne, faire fondre le beurre à feu vif. Y cuire l'oignon, l'ail et le céleri jusqu'à ce qu'ils aient ramolli. Ajouter, en remuant, la chair de crabe, le riz, le jus de citron, le persil, le zeste de citron, le sel et le poivre.

Déposer cette préparation sur un des filets de saumon. Placer l'autre filet sur le dessus. Fixer avec une ficelle ou des cure-dents. Garnir le saumon des rondelles de citron et l'envelopper, sans trop serrer, de plusieurs feuilles de papier d'aluminium.

Déposer sur la grille du barbecue. Cuire environ 45 minutes ou jusqu'à ce que la chair se défasse facilement à la fourchette, ou cuire au four, à 450°F (230°C), 10 minutes par po (2,5 cm) d'épaisseur.

SUGGESTION DE MENU

Ce plat simple et vite préparé est tout indiqué pour les soupers d'été. Il constitue une bonne source de protéines et de vitamine B. Pour augmenter l'apport de fibres à ce plat, accompagnez-le d'une salade d'épinards arrosée d'une *Vinaigrette au sésame* (p. 154) et de pains pita de blé entier. Un *Sorbet aux fraises* (p. 223) terminera ce repas en beauté. (Kelly McQuillen, Whitehorse, Yukon).

Temps de préparation: 15 minutes
Temps de cuisson: 45 minutes
Donne 6 portions.

Environ 238 calories, 28,5 g de protides, 9,1 g de lipides, 8,7 g de glucides et 0,4 g de fibres par portion.

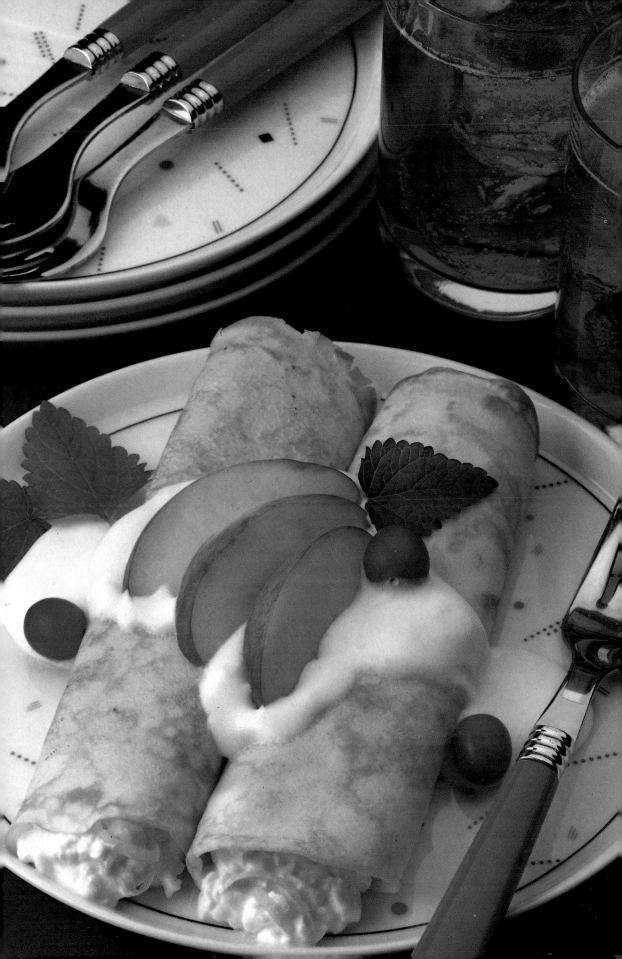

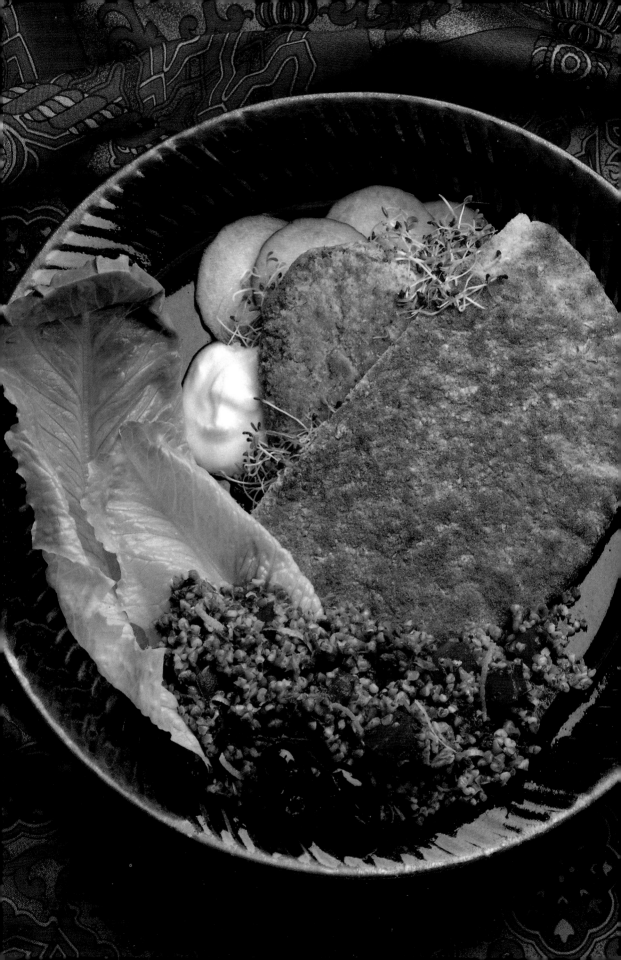

à essayer.

PAIN AU SAUMON ET AU FROMAGE
(Recette de Claire Lightfoot, Campbell River, C.-B.)

Les carottes donnent à ce pain au saumon un petit goût inusité.
Essayez-le et vous verrez, toute la famille en raffolera.

2	œufs	2
1 t	flocons d'avoine	250 ml
2	boîtes de saumon (7,5 oz (213 g) chacune)	2
1 t	fromage mozzarella à faible teneur en gras, râpé	250 ml
1/4 t	oignon haché	60 ml
1	branche de céleri hachée	1
1	grosse carotte râpée	1
2 c/tab	jus de citron	30 ml

Dans un grand bol, battre les œufs. Y incorporer les flocons d'avoine, le saumon, le fromage, l'oignon, le céleri, la carotte et le jus de citron. Bien mélanger.

Verser ce mélange dans un moule à pain de 9 po × 5 po (23 cm x 12 cm) à revêtement antiadhésif ou légèrement graissé. Cuire au four à 350°F (180°C) pendant environ 35 minutes. Laisser reposer 5 minutes. Trancher.

Temps de préparation :
10 minutes
Temps de cuisson : Environ
35 minutes
Donne 6 portions.

Donne environ 235 calories, 23,6 g de protides, 10,0 g de lipides, 11,6 g de glucides et 1,8 g de fibres par portion.

SAUCE

1 t	jus d'orange	250 ml
1/4 t	eau	60 ml
2 c/tab	fécule de maïs	30 ml
2 c/tab	miel liquide	30 ml
1 c/thé	zeste d'orange râpé	5 ml
1 c/thé	zeste de citron râpé	5 ml
1 c/thé	moutarde de Dijon	5 ml
1 t	quartiers d'orange	250 ml
1 t	raisins verts sans pépins, coupés en deux	250 ml
	Garniture: feuilles de menthe	

FILETS DE SOLE AUX RAISINS ET À L'ORANGE

(Recette de Fran J. Maki, Surrey, C.-B.)

Ce plat de poisson, haut en couleurs, constitue un repas complet lorsque servi sur des pâtes et accompagné de légumes ou d'une salade. Vous pouvez remplacer la sole par du flétan, de l'aiglefin ou du turbot.

1-1/2 lb	filets de sole	750 g
1/1/2 t	eau bouillante	375 ml
1/3 t	oignon haché finement	80 ml
2 c/tab	jus de citron	30 ml
3/4 c/thé	sel	4 ml

Rouler les filets et les fixer avec des cure-dents. Les déposer dans un poêlon peu profond. Ajouter l'eau bouillante, l'oignon, le jus de citron et le sel. Couvrir et faire pocher à feu doux pendant environ 8 minutes.

Au micro-ondes: Placer les filets dans un plat allant au micro-ondes. Arroser du jus de citron et saler. Couvrir et cuire à intensité maximum (100 %) de 5 à 7 minutes ou jusqu'à ce que la chair se défasse facilement à la fourchette.

Préparation de la sauce: dans une petite casserole, mélanger le jus d'orange, l'eau, la fécule de maïs, le miel, les zestes d'orange et de citron et la moutarde. Cuire à feu doux, en remuant sans arrêt, jusqu'à ce que le mélange épaississe. Ajouter les quartiers d'orange et les raisins.

Napper les filets de poisson égouttés de la sauce. Garnir de feuilles de menthe.

SUGGESTION DE MENU

Pour un repas simple, délicieux et conforme au *Guide Alimentaire canadien*, accompagnez ces filets de poisson faible en gras, d'un riz brun et d'une salade d'épinards, ils augmenteront la teneur en fibres et en fer de votre repas. Puis, servez un fruit frais comme dessert. (MaryAnne Zupancic, R.D.N. Nanaimo, C.-B.)

Temps de préparation:
10 minutes
Temps de cuisson: 8 à
10 minutes
Donne 6 portions.

Donne environ 161 calories, 17,2 g de protides, 1,1 g de lipides, 21,1 g de glucides et 1,1 g de fibres par portion.

FONDUE DE FRUITS DE MER À L'ORIENTALE

(Recette de Diana Sheh, Toronto, Ontario)

Voici une fondue tout à fait originale et faible en gras car elle se prépare avec du bouillon. Une fois la fondue terminée, préparez une délicieuse soupe à partir du bouillon.

SUGGESTION DE MENU

En Orient, ce plat servirait de repas car il contient des protéines et une variété de vitamines et de minéraux provenant des légumes. En Amérique du Nord, nous complétons ce repas avec des fruits frais pour le dessert et un verre de lait à 2 % ou écrémé. (Mary Sue Waisman, R.D., Calgary, Alberta.)

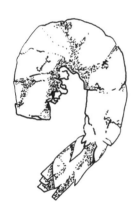

Temps de préparation:
20 minutes
Temps de cuisson: Environ
10 minutes
Donne 6 à 8 portions.

Environ 113 calories,
15,6 g de protides, 4,0 g de lipides, 5,1 g de glucides et 1,2 g de fibres par portion.

2-1/2 t	bouillon de poulet	625 ml
1/4 t	*cilantro* frais, haché	60 ml
1 c/tab	racine de gingembre hachée	15 ml
1	petite gousse d'ail hachée	1
1/4 c/thé	poivre de Cayenne	1 ml
1 lb	fruits de mer (pétoncles, crevettes, queues de homard) coupés en morceaux	500 g
12	petits champignons	12
1/2 lb	tofu ferme, égoutté et coupé en morceaux	250 g
6	échalotes coupées en morceaux de 2 po (5 cm)	6
2 t	feuilles d'épinards parées	500 ml
3 t	riz blanc cuit	750 ml
	Sauces à fondue: sauce aigre-douce à l'orientale ou sauce aux prunes (en vente dans presque tous les supermarchés)	
1 t	chou râpé finement	250 ml

Dans un plat à fondue, faire chauffer le bouillon de poulet, le *cilantro*, le gingembre, l'ail et le poivre de Cayenne. Porter à ébullition.

Disposer les fruits de mer, les champignons, le tofu, la partie blanche des échalotes et les épinards sur un grand plateau. À l'aide d'une fourchette à fondue, chacun plonge ses bouchées de fruits de mer, de tofu ou de légumes dans le bouillon chaud et les cuit à son goût. Servir avec du riz et des sauces à fondue.

Préparation de la soupe: ajouter au bouillon le chou et la partie verte des échalotes et cuire quelques minutes. Servir dans des bols individuels.

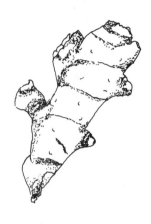

BŒUF ET LÉGUMES AU GINGEMBRE

(Recette de Maisie S. Vanriel, Toronto, Ontario)

Vous pouvez préparer cette recette avec des légumes de votre choix, des oignons rouges ou blancs, des carottes, des pois mange-tout, du brocoli ou du chou-fleur. Servez ce plat avec du riz brun, il est plus nutritif et plus savoureux que le riz blanc.

4 t	eau bouillante	1 L
1-1/2 t	riz brun	375 ml
1/4 t	huile de carthame	60 ml
2	petits oignons coupés en quartiers	2
1	gousse d'ail hachée	1
1/2 lb	haricots verts coupés en biais	250 g
1 lb	champignons coupés en tranches	500 g
1 t	châtaignes d'eau coupées en tranches	250 ml
2 c/thé	racine de gingembre hachée	10 ml
1/2 c/thé	poivre noir	2 ml
1-1/2 lb	bifteck de surlonge ou de ronde coupé en fines lanières	750 g
3 c/tab	fécule de maïs	45 ml
2 c/thé	gingembre moulu	10 ml
1/2 t	eau	125 ml
1/3 t	sauce chili	80 ml
1/4 t	sauce soja	60 ml

SUGGESTION DE MENU

Ce plat copieux est un repas en soi car il contient des protéines de haute qualité, des vitamines B, du fer et des fibres. Commencez votre repas par une soupe au cari puis terminez par un délicieux *Pouding au citron* (p. 232). (Patti Benzer, R.D.N., Kelowna, C.-B.)

Temps de préparation :
45 minutes
Temps de cuisson : Environ 10 minutes
Donne 6 portions.

Environ 552 calories, 31,2 g de protides, 19,7 g de lipides, 62,8 g de glucides et 5,3 g de fibres par portion.

Dans une casserole d'eau bouillante, cuire le riz à couvert pendant 45 minutes ou jusqu'à ce qu'il soit tendre et que l'eau soit complètement absorbée.

Dans un wok ou dans un poêlon antiadhésif, faire chauffer 2 cuil. à table (30 ml) d'huile à feu vif. Y faire sauter les oignons et l'ail pendant 1 minute. Ajouter les haricots, les champignons et les châtaignes d'eau. Couvrir et cuire pendant 4 minutes. Incorporer la racine de gingembre et le poivre. Retirer du feu et garder au chaud.

Enrober les lanières de bœuf de la fécule de maïs et du gingembre. Les sauter, à feu vif, dans le reste d'huile jusqu'à ce que la viande soit dorée. Incorporer le reste des ingrédients. Servir les légumes et le bœuf sur le riz.

CUBES DE BŒUF AU CARI
(Recette de Judith Halladay, Whitby, Ontario)

Préparés en un clin d'œil, ces cubes de bœuf au cari se servent en toutes occasions. Congelez la sauce, réchauffez-la au four ou au micro-ondes et servez-la sur du riz ou des pâtes.

SUGGESTION DE MENU

Pour un repas riche en protéines, en fer et en vitamine B, servez ce plat avec du riz ou des pâtes et des tranches de concombres nappées de yogourt. Utilisez du riz brun pour augmenter l'apport en fibres. Terminez votre repas par un délicieux *Pain d'épices à l'eau chaude* (p. 233). (Laurie Daniels, R.P.Dt., London, Ontario).

1 c/tab	beurre ou margarine	15 ml
1 lb	bœuf en cubes	500 g
1	oignon espagnol moyen, coupé en tranches	1
1	boîte de 19 oz (540 ml) de tomates	1
3 c/tab	noix de coco râpée ou	45 ml
1/3 t	raisins secs	80 ml
1 c/tab	jus de citron	15 ml
1 c/thé	sucre	5 ml
1 c/thé	poudre de chili	5 ml
1 c/thé	curcuma moulu	5 ml
1/2 c/thé	poudre de cari	2 ml
1/2 c/thé	sel	2 ml
1/4 c/thé	cannelle moulue	1 ml
pincée	clou de girofle moulu	pincée

Temps de préparation :
20 minutes
Temps de cuisson : 1 à 2 heures
Donne 4 à 5 portions.

Environ 208 calories, 20,0 g de protides, 8,9 g de lipides, 11,7 g de glucides et 2,6 g de fibres par portion (préparé avec la noix de coco).

Environ 222 calories, 20,3 g de protides, 7,7 g de lipides, 18,4 g de glucides et 2,3 g de fibres par portion (préparé avec les raisins secs)

Dans une grosse cocotte, faire fondre le beurre à feu moyen-vif. Y dorer le bœuf et l'oignon pendant environ 10 minutes. Ajouter les tomates, la noix de coco, le jus de citron, le sucre et les épices. Couvrir et cuire à feu doux pendant 2 heures ou jusqu'à ce que la viande soit tendre. Rectifier l'assaisonnement et ajouter du cari, si désiré. Servir sur du riz cuit ou des pâtes.

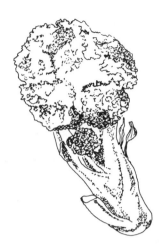

BŒUF ET BROCOLI

(Recette de M. Kathy Dyck, Weyburn, Saskatchewan)

Quel délicieux mariage de saveurs et d'arômes que ce bœuf et brocoli. Servez-le sur du riz blanc ou brun.

1 lb	bifteck de surlonge, coupé en fines lanières	500 g
1/4 t	sauce soja	60 ml
2 c/tab	fécule de maïs	30 ml
1	gousse d'ail hachée	1
1	fine tranche de racine de gingembre, hachée	1
2 c/tab	huile de carthame	30 ml
2	oignons moyens coupés en quartiers	2
3	grosses carottes tranchées en rondelles	3
1	pied de brocoli en bouquets	1
1-1/4 t	eau	310 ml
1 c/tab	sauce aux huîtres	15 ml
1 c/tab	fécule de maïs	15 ml
1 c/thé	sucre	5 ml

Mettre les lanières de bœuf dans un bol de grandeur moyenne. Dans un autre bol, mélanger la sauce soja, 1 cuil. à table (15 ml) de fécule de maïs, l'ail et le gingembre. Verser ce mélange sur la viande.

Dans un wok ou dans un poêlon à revêtement antiadhésif, faire chauffer 1 cuil. à table (15 ml) d'huile à feu vif. Y faire sauter le bœuf jusqu'à ce qu'il soit doré. Réserver.

Faire chauffer le reste de l'huile à feu vif dans le wok. Y faire revenir les oignons pendant 1 minute. Ajouter les carottes, le brocoli et 1 tasse (250 ml) d'eau. Couvrir et cuire à la vapeur pendant 4 minutes.

Mélanger le reste de l'eau, la sauce aux huîtres, la fécule de maïs et le sucre. Incorporer ce mélange à la préparation de légumes et poursuivre la cuisson jusqu'à ce que le mélange soit lisse et onctueux. Remettre la viande dans le wok et réchauffer. Servir sur du riz cuit.

SUGGESTION DE MENU

Puisque ce plat a une teneur élevée en gras, il faudra le servir avec des aliments qui contiennent moins de matières grasses. Accompagnez-le d'un consommé, de légumes chinois mêlés et de riz brun. Terminez ce délicieux repas à l'orientale par du melon chinois et des litchis, ils constituent une bonne source de glucides complexes et de fibres. (Merry Ellis, P.Dt., Régina, Saskatchewan.)

Temps de préparation:
15 minutes
Temps de cuisson: Environ 10 minutes
Donne 4 à 6 portions.

Environ 189 calories, 14,7 g de protides, 9,6 g de lipides, 11,4 g de glucides et 2,1 g de fibres par portion.

PORC AUX LÉGUMES

(Recette de Marilyn Grisé, Saskatoon, Saskatchewan)

Colorés et croquants, les légumes sautés sont un délice pour le palais.
De plus, ils conservent tous leurs nutriments cuits de cette façon.

1 lb	filets de porc coupés en lanières	500 g
1/4 t	sauce *teriyaki*	60 ml
1 t	eau	250 ml
1/2 t	abricots secs coupés en deux	125 ml
2-1/2 t	jus d'ananas ou d'orange	625 ml
1-1/4 t	riz blanc	310 ml
1 c/tab	huile végétale	15 ml
1	oignon moyen haché	1
1	poivron rouge moyen, haché	1
1	petit poivron jaune, haché	1
1/4 t	amandes effilées	60 ml

Faire mariner le porc dans la sauce *teriyaki*. Réfrigérer plusieurs heures.

Dans une petite casserole, mettre l'eau et les abricots. Porter à ébullition. Cuire pendant environ 20 minutes ou jusqu'à ce que les abricots soient tendres. Retirer les abricots et réserver le liquide. Incorporer le jus d'ananas au liquide de cuisson et porter à ébullition. Ajouter le riz et cuire pendant environ 15 minutes ou jusqu'à ce que le riz soit tendre et que l'eau soit absorbée.

Dans un grand poêlon, faire chauffer l'huile à feu moyen-vif. Y faire sauter le porc pendant 5 minutes ou jusqu'à ce qu'il soit doré. Ajouter l'oignon et les poivrons et poursuivre la cuisson pendant 5 minutes. Incorporer les abricots et les amandes. Servir sur du riz.

SUGGESTION DE MENU

Ce plat constitue une bonne source de fer et contient des aliments appartenant aux trois groupes alimentaires. Servez-le avec une salade arrosée de *Vinaigrette de framboise au basilic* (p. 153) accompagnée de petits pains de blé entier. Terminez votre repas par une crème anglaise au four, sauce au citron. (Marilyn Grisé, Saskatoon, Saskatchewan.)

Temps de préparation:
20 minutes
Marinade: Plusieurs heures
Temps de cuisson: 20 minutes
Donne 4 à 5 portions.

Environ 471 calories,
26,7 g de protides, 9,8 g de lipides, 68,8 g de glucides et 3,7 g de fibres par portion.

CÔTELETTES D'AGNEAU AU CARI

(Recette de Carol Oldford, Moncton, Nouveau-Brunswick)

Aromatisez vos plats de fines herbes. Elles rehaussent agréablement la saveur de la viande. L'agneau est toujours délicieux avec le romarin, mais préparé au cari, il s'avère un plat tout à fait original.

SUGGESTION DE MENU

Si vous accompagnez ce plat de légumes et d'un dessert léger, non seulement il sera délicieux mais il sera une bonne source de vitamines, de calcium et de fer. Servez-le avec une *Sangria blonde* (p. 238), un *Spaghetti végétarien* (p. 130) et du *Pain à l'aneth* (page 186). Terminez votre repas délicieusement en servant une mousse à la menthe nappée de yogourt à faible teneur en gras. (Elizabeth Farrell, P.Dt., Saint-Jean, N.-B.)

6	côtelettes de filet d'agneau de 1-1/2 po (4 cm) d'épaisseur	6
2 c/tab	vinaigre de vin blanc	30 ml
1 c/thé	sel	5 ml
1/4 c/thé	poivre	1 ml
2 c/thé	huile végétale	10 ml
1 c/thé	poudre de cari	5 ml
1 c/thé	racine de gingembre hachée finement	5 ml
1	gousse d'ail hachée	1
1/4 c/thé	clou de girofle moulu	1 ml
1/4 c/thé	cannelle moulue	1 ml
3/4 t	eau	180 ml
1	oignon moyen haché	1
2 c/tab	farine tout usage	30 ml
2 c/tab	raisins de Corinthe	30 ml
1	kiwi pelé et coupé en rondelles	1
1	orange pelée et coupée en rondelles	1

Mettre les côtelettes dans un plat peu profond. Mélanger le vinaigre, le sel et le poivre et verser sur les côtelettes. Réserver pendant 5 minutes.

Dans un poêlon à fond épais, faire chauffer l'huile. Y cuire le cari, le gingembre, l'ail, le girofle et la cannelle jusqu'à ce que le mélange bouillonne. Ajouter 1/2 tasse (125 ml) d'eau et l'oignon haché. Cuire à feu moyen pendant environ 5 minutes.

Enrober les côtelettes de la farine et les ajouter à l'oignon. Cuire 4 minutes par côté ou jusqu'à ce que la viande ait perdu sa teinte rosée. Incorporer le reste de l'eau et les raisins. Couvrir et cuire à feu doux pendant 30 minutes ou jusqu'à ce que les côtelettes soient tendres. Ajouter le kiwi et l'orange et cuire pendant 3 minutes.

Temps de préparation :
15 minutes
Temps de cuisson : 35 minutes
Donne 6 portions.

Donne environ 217 calories, 24,9 g de protides, 8,0 g de lipides, 10,6 g de glucides et 1,2 g de fibres par portion.

MARINADE AU YOGOURT ET AU GINGEMBRE

1 t	yogourt nature à faible teneur en gras	250 ml
1 c/tab	racine de gingembre hachée	15 ml
2 c/thé	coriandre moulue	10 ml
1 c/thé	zeste d'orange râpé	5 ml
1/4 c/thé	sauce tabasco	1 ml

Donne environ 1 tasse (250 ml).

MARINADE AU SHERRY ET AU CITRON

1/2 t	sherry sec	125 ml
2	gousses d'ail écrasées	2
2 c/tab	sauce soja	30 ml
2 c/tab	jus de citron	30 ml
1 c/tab	estragon séché	15 ml
1 c/thé	zeste de citron râpé	5 ml
	poivre frais, moulu	

Donne environ 1 tasse (250 ml).

MARINADE AU PESTO CITRONNÉ

1/2 t	bouillon de poulet	125 ml
2 c/tab	pesto citronné (p. 177)	30 ml
2 c/tab	vinaigre de vin blanc	30 ml

Donne environ 3/4 tasse (180 ml).

Temps de préparation :
5 minutes
Marinade : 8 heures ou toute la nuit

MARINADES À VIANDE
(Recette de Janine MacLachlan, Toronto, Ontario)

Pourquoi ne pas essayer l'une de ces délicieuses marinades à faible teneur en gras ?

Marinade au yogourt et au gingembre
(pour la volaille ou le porc)
Marinade au sherry et au citron
(pour l'agneau, le poulet, le bœuf ou le porc)
Marinade au pesto citronné
(pour le poulet, le poisson, le veau ou l'agneau)
Marinade au romarin et au jus de pommes
(pour l'agneau ou le porc)
Marinade carbonara à la bière
(pour l'agneau, le bœuf ou le porc)

Chacune de ces recettes permet de faire mariner jusqu'à 3 lb (1,5 kg) de viande.

Préparation : Mélanger les ingrédients de la recette choisie. Mettre la viande dans un sac de plastique ou dans un plat peu profond. Verser la marinade sur la viande. Réfrigérer 8 heures ou pendant toute une nuit. Tourner la viande une ou deux fois. Au moment de faire cuire, égoutter la viande et réserver la marinade. Utiliser la marinade pour badigeonner la viande en cours de cuisson.

MARINADE AU ROMARIN ET AU JUS DE POMMES

3/4 t	jus de pommes sans sucre concentré, décongelé	180 ml
1/2 t	vinaigre de cidre	125 ml
1/4 t	miel	60 ml
1 c/tab	sauce soja	15 ml
1 c/thé	romarin séché	5 ml

Donne environ 1-1/2 tasse (375 ml).

MARINADE CARBONARA À LA BIÈRE

1 t	bière	250 ml
1/2 t	oignon haché	125 ml
2 c/tab	huile végétale	30 ml
2 c/thé	cassonade	10 ml
2 c/thé	moutarde de Dijon	10 ml
	poivre frais, moulu	

Donne environ 1 tasse (250 ml).

FARCE AUX FINES HERBES

(Recette de L'Association canadienne des diététistes,
Toronto, Ontario)

*Voilà une recette de farce originale, simple et délicieuse qui rehaussera la
saveur du poisson et de la volaille. Vous pouvez remplacer le jus de
citron ou de lime par du jus de tomates et un soupçon de sauce tabasco.
Laissez aller votre imagination et créez votre propre recette de farce,
préparez-la avec des carottes rapées, des raisins secs, des tomates
hachées, des ananas, des morceaux de pommes, etc. Aromatisez-la avec
vos fines herbes et vos épices préférées.*

1	branche de céleri hachée finement	1
1/2	oignon moyen haché finement	1/2
1 t	croûtons assaisonnés et écrasés	250 ml
	ou	
1/2 t	chapelure	125 ml
2 c/tab	jus de citron ou de lime	30 ml
1/4 c/thé	poivre	1 ml
	filets de poisson ou poitrines de poulet désossées	

Mélanger le céleri, l'oignon, les croûtons, le jus de citron et
le poivre. Farcir les filets de poisson ou les poitrines de
poulet. Les rouler et les fixer avec des cure-dents. Couvrir
et cuire au four à 425°F (220°C) pour le poisson, ou 350°F
(180°C) pour le poulet. Pour le poisson, cuire 10 minutes
par pouce (2,5 cm) d'épaisseur.

Donne 4 portions.

Environ 53 calories,
1,7 g de protides, 0,6 g de
lipides, 10,5 g de glucides et
0,8 g de fibres par portion.

PLATS VÉGÉTARIENS

Les recettes de ce chapitre sont savoureuses, nutritives et économiques. Une façon intéressante de changer la routine !

I l n'y a pas si longtemps, on entendait souvent dire qu'il fallait manger de la viande à tous les jours pour combler nos besoins en protéines. Un peu plus tard, certains ont prétendu qu'il fallait éliminer toute viande de notre régime alimentaire pour être en santé.

En fait, la réalité est tout autre. Ce dont le corps a besoin, c'est d'une grande quantité d'acides aminés essentiels, constituant important des protéines, que notre organisme ne peut synthétiser (fabriquer). Les protéines animales constituent une excellente source d'acides aminés essentiels, de vitamines et de minéraux. Par contre, l'aliment végétal ne contient pas, à lui seul, certains acides aminés essentiels. Ainsi, afin d'avoir tous les acides aminés essentiels, il faudra le servir avec d'autres aliments végétaux ou animaux. Par exemple, servez des légumineuses avec des produits céréaliers (voir *Sauce à spaghetti aux lentilles* p. 107) ou avec des noix ou des graines (voir *Enchiladas épicées aux légumes* p. 113).

Pour augmenter l'apport d'acides aminés dans votre alimentation, ajoutez des protéines animales aux plats qui contiennent moins d'acides aminés (voir *Pain au fromage cottage et aux légumes* p. 104) comme des œufs ou du fromage ou encore de la viande. Le secret d'une saine alimentation réside dans l'art de varier les plats !

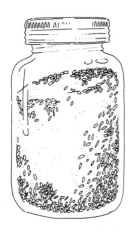

RIZ EN CASSEROLE

(Recette de Donalda Murray, Cornwall, Ontario)

Puisque le temps de cuisson du riz brun est d'environ 45 minutes, préparez-le à l'avance, faites congeler ce qui reste et gardez-le pour un usage ultérieur.

3-3/4 t	eau	930 ml
1 t	riz brun	250 ml
2 c/tab	huile végétale	30 ml
1 t	céleri coupé en tranches	250 ml
1/2 t	oignon haché	125 ml
1	boîte de 19 oz (540 ml) de tomates	1
2/3 t	olives noires hachées	160 ml
2 c/tab	farine tout usage	30 ml
2 c/thé	poudre de chili	10 ml
1 c/thé	sel	5 ml
1/4 c/thé	poudre d'ail	1 ml
1 t	pois verts surgelés	250 ml
2/3 t	cheddar râpé	160 ml

SUGGESTION DE MENU

Servez ce plat à haute teneur en fibres avec des œufs. Ils vous fournissent un apport supplémentaire en protéines. Pour un repas complet, accompagnez-le d'une salade verte, de petits pains de blé entier et d'une salade de fruits frais. (Audrey Shackleton, P.Dt., Bathurst, N.-B.)

Dans une casserole, porter à ébullition 3 tasses d'eau. Mettre le riz, couvrir et cuire pendant 45 minutes ou jusqu'à ce qu'il soit tendre et que l'eau soit complètement absorbée.

Entre-temps, dans une casserole de grandeur moyenne, faire chauffer l'huile à feu vif. Y cuire le céleri et l'oignon pendant 5 minutes ou jusqu'à ce qu'ils soient tendres. Ajouter les tomates et les olives. Porter à ébullition. Mélanger la farine, l'assaisonnement et le reste de l'eau et incorporer au mélange chaud. Poursuivre la cuisson pendant 3 minutes, ou jusqu'à ce que le mélange épaississe. Incorporer les pois.

Verser la moitié du mélange dans une casserole d'une capacité de 8 tasses (2 L). Recouvrir du riz cuit puis du reste du mélange. Saupoudrer du cheddar. Cuire au four à 350°F (180°C) pendant 20 minutes ou jusqu'à ce que le mélange soit complètement chaud.

Temps de préparation :
45 minutes
Temps de cuisson : 25 minutes
Donne 6 portions.

Environ 294 calories,
8,6 g de protides, 11,8 g de lipides, 39,7 g de glucides et 4,6 g de fibres par portion.

CRÊPES FARCIES AU FROMAGE COTTAGE

(Recette de Teresa Feduszczak, Vinemount, Ontario)

FARCE

1 t	fromage cottage crémeux à faible teneur en gras (2 %), égoutté ou fromage cottage en grains	250 ml
1	œuf légèrement battu	1
2 c/tab	sucre	30 ml
1/4 c/thé	extrait de vanille	1 ml
1/2 c/thé	zeste de citron râpé	2 ml
1 c/tab	beurre ou margarine	15 ml

Ces délicieuses crêpes servies avec des fruits frais et du yogourt conviennent parfaitement pour les brunchs. Si vous désirez épaissir la farce, utilisez du fromage cottage en grains.

CRÊPES

1/2 t	farine tout usage	125 ml
1 c/tab	sucre	15 ml
1/2 c/thé	sel	2 ml
2	œufs	2
2/3 t	lait à 2 %	160 ml

Mélanger la farine, le sucre et le sel. Battre les œufs jusqu'à ce qu'ils soient légers et mousseux. Ajouter le lait. Bien mélanger. Incorporer les ingrédients secs au mélange d'œufs et battre jusqu'à consistance lisse. Laisser reposer de 30 à 60 minutes.

Faire chauffer une poêle à crêpes de 8 po (20 cm) de diamètre, à revêtement antiadhésif. Verser environ 1/4 de tasse (60 ml) de pâte dans la poêle. Lorsque le dessous semble doré, retourner la crêpe (ceci sera votre crêpe d'essai). Lorsque la poêle est assez chaude, verser 1/4 de tasse (60 ml) de pâte. Étendre la pâte de manière à couvrir tout le fond de la poêle. Faire cuire la crêpe jusqu'à ce qu'elle soit dorée. Cuire d'un seul côté. Répéter l'opération avec le restant de la pâte.

Dans un bol, mélanger le fromage cottage, l'œuf, le sucre, la vanille et le zeste de citron. Répartir également le mélange sur la partie non cuite de chacune des crêpes. Les rouler et les déposer, rabat en-dessous, dans un plat allant au four à revêtement antiadhésif ou légèrement graissé. Garnir chaque crêpe de noisettes de beurre. Couvrir et cuire au four à 300°F (150°C) pendant 20 minutes.

SUGGESTION DE MENU

Ces crêpes sont riches en protéines et faibles en gras et en calories. Servez-les avec des carottes bien tendres et une salade du jardin. Elles vous fourniront un apport supplémentaire en vitamines et en fibres. Une compote de fruits ou un sorbet aux fruits à faible teneur en gras est le dessert tout indiqué. (Dianne M. Johns, P.Dt., Saskatoon, Saskatchewan).

Temps de préparation : 15 minutes
Temps de cuisson : 10 minutes
Donne 8 crêpes.

Environ 121 calories, 7,1 g de protides, 4,4 g de lipides, 12,8 g de glucides et 0,2 g de fibres par crêpe.

TARTE MEXICAINE
(Recette de Barbara Silvester, Moosomin, Saskatchewan)

Vous pouvez préparer cette tarte à l'avance et la faire congeler. Elle est idéale pour l'après-ski et pour les jours où le temps vous manque pour cuisiner. Si vous aimez les mets bien épicés, ajoutez un peu plus de poudre de chili.

1 c/tab	huile végétale	15 ml
1	oignon moyen haché	1
1	boîte de 19 oz (540 ml) de tomates	1
1	boîte de 14 oz (398 ml) de haricots rouges	1
1	boîte de 12 oz (341 ml) de maïs en grains	1
1 c/tab	poudre de chili	15 ml
3/4 t	semoule de maïs	180 ml
2	œufs	2
1 t	lait à 2 %	250 ml
1-1/2 t	fromage râpé (cheddar fort, fromage suisse ou gruyère, mozzarella ou un mélange des trois)	375 ml

Dans un grand poêlon, faire chauffer l'huile à feu moyen-vif. Y cuire l'oignon jusqu'à ce qu'il soit transparent. Couper les tomates et les ajouter à l'oignon avec les haricots rouges, le maïs et la poudre de chili. Cuire, à découvert, à feu doux pendant 1 heure ou jusqu'à ce que le mélange ait légèrement épaissi. Remuer de temps à autre. Verser la préparation dans un plat de 9 po × 13 po (23 cm x 33 cm) allant au four. Saupoudrer la semoule sur toute la surface.

Dans un bol, battre les œufs avec le lait, verser ce mélange sur la semoule. Saupoudrer du fromage. Cuire au four à 350° F (180° C) de 50 à 55 minutes. Couper en carrés. Servir.

Temps de préparation :
1 heure
Temps de cuisson : 50 minutes
Donne 6 portions.

Environ 350 calories,
17,6 g de protides, 13,8 g de lipides, 41,6 g de glucides et 6,9 g de fibres par portion.

CHILI AUX LÉGUMES
(Recette de Laura M. Hawthorn, Bracebridge, Ontario)

Cette délicieuse recette de chili donne 12 portions. Cela vaut la peine de la préparer et de faire congeler ce qui vous restera.

SUGGESTION DE MENU

Servez ce plat riche en fibres avec du pain de maïs frais, il vous fournira un apport supplémentaire en protéines. Pour augmenter l'apport de vitamines à votre repas, accompagnez le chili d'une salade verte arrosée d'une vinaigrette hypocalorique. Terminez votre repas tout en fraîcheur en servant un sorbet au citron nappé d'une sauce aux bleuets. (Monica Beck, P.Dt., Halifax, Nouvelle-Écosse.)

2	boîtes de tomates (28 oz (796 ml) chacune)	2
2	boîtes de haricots rouges égouttés (14 oz (398 ml) chacune)	2
2 t	céleri haché	500 ml
2 t	carottes hachées	500 ml
1 t	oignons hachés	250 ml
1/2 t	poivron vert haché	125 ml
1/2 t	raisins secs	125 ml
1/4 t	vinaigre de cidre	60 ml
1 c/tab	poudre de chili	15 ml
1 c/tab	flocons de persil séché	15 ml
1 c/thé	sel	5 ml
1-1/2 c/thé	origan séché	7 ml
1 c/thé	piment de Jamaïque moulu	5 ml
1/2 c/thé	basilic moulu	2 ml
1/4 c/thé	sauce tabasco	1 ml
1 t	bière légère	250 ml
1 t	cheddar fort râpé	250 ml
	Garniture : flocons de maïs écrasés	

Temps de préparation :
20 minutes
Temps de cuisson : 1-1/2 heure
Donne 12 portions.

Environ 167 calories,
8,1 g de protides, 3,9 g de lipides, 26,4 g de glucides et 6,9 g de fibres par portion.

Dans une grande casserole, mélanger les tomates, les haricots rouges, le céleri, les carottes, les oignons, le poivron vert, les raisins secs, le vinaigre et l'assaisonnement. Couvrir et cuire pendant environ 30 minutes. Retirer le couvercle et poursuivre la cuisson pendant 30 minutes. Ajouter la bière et laisser mijoter, à découvert, pendant 25 minutes ou jusqu'à ce que le mélange épaississe. Garnir du cheddar et des flocons de maïs écrasés. Servir.

PAIN AU FROMAGE COTTAGE ET AUX LÉGUMES, SAUCE TOMATE ET CITRON

(Recette de Margaret McIntyre, Woodstock, Ontario)

Voilà un pain plutôt inhabituel mais très agréable au goût !
Vous pouvez servir ce délicieux plat végétarien au dîner ou au souper.
Le goût citronné du pain et de la sauce vous charmera.
Essayez cette recette et vous l'adopterez.

SAUCE

2-1/2 t	jus de tomates	625 ml
1	oignon moyen coupé en deux	1
4	brins de persil	4
1	feuille de laurier	1
1	clou de girofle	1
1/2 c/thé	basilic séché	2 ml
1/2 c/thé	sucre	2 ml
1/3 t	beurre ou margarine	80 ml
1/4 t	farine tout usage	60 ml
1/2	citron pressé	1/2

3 c/tab	beurre ou margarine	45 ml
3/4 t	oignons hachés finement	180 ml
3/4 t	céleri haché finement	180 ml
2	carottes moyennes pelées et râpées	2
2 t	fromage cottage	500 ml
2 t	chapelure	500 ml
2	œufs bien battus	2
1/2	citron, jus et zeste	1/2
1 c/thé	sel	5 ml
1/2 c/thé	poivre	2 ml
1/4 c/thé	basilic séché	1 ml

Dans un poêlon, faire fondre le beurre à feu moyen. Y cuire les oignons pendant 5 minutes. Ajouter le céleri et les carottes et poursuivre la cuisson pendant 1 minute.

Dans un grand bol, mélanger le fromage cottage, la chapelure, les œufs, le zeste et le jus du citron ainsi que l'assaisonnement. Ajouter au mélange de légumes. Remuer.

Verser dans un plat de 9 po × 5 po (23 cm x 12 cm) allant au four, légèrement graissé. Cuire au four à 350°F (180°C) de 35 à 40 minutes. Démouler le pain.

Préparation de la sauce : Dans une casserole de grandeur moyenne, mélanger 1-1/2 tasse (375 ml) du jus de tomates, l'oignon, le persil, l'assaisonnement et le sucre. Porter à ébullition. Réduire le feu et laisser mijoter de 15 à 20 minutes. Passer le mélange au tamis. Réserver.

Dans une petite casserole, faire fondre le beurre. Y ajouter la farine en remuant et cuire de 1 à 2 minutes. Incorporer petit à petit le reste du jus de tomates. Cuire en remuant constamment de 4 à 5 minutes. Ajouter le mélange de tomates et le jus de citron.

SUGGESTION DE MENU

Ne mettez pas trop de sauce sur votre pain car elle a une teneur élevée en gras et en calories. Pour augmenter l'apport de fibres à ce plat, accompagnez-le d'un *Potage au brocoli* (p. 59) et de *Muffins au son et aux carottes* (p. 191). Des crêpes de blé entier nappées de sauce aux framboises termineront avec délice ce repas. (Patti Benzer, R.D.N., Kelowna, C.-B.).

Temps de préparation :
30 minutes
Temps de cuisson : 35 à
40 minutes
Donne 6 portions.

Environ 319 calories,
15,1 g de protides, 19,2 g de lipides, 22,8 g de glucides et 1,5 g de fibres par portion.

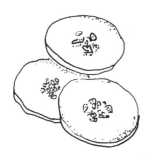

FRITTATA DE COURGETTES

(Recette de Ruth Borthwick, Burlington, Ontario)

Voici une façon originale de déguster les courgettes de votre jardin. Pour varier la recette utilisez des légumes comme des champignons, des poivrons rouges et verts ou du brocoli. Suggestion pratique : si le manche de votre poêlon ne peut pas aller au four, enveloppez-le de papier d'aluminium pour le protéger.

1-1/2 c/thé	huile d'olive	7 ml
1 c/tab	beurre ou margarine	15 ml
2 t	courgettes coupées en tranches	500 ml
1	petit oignon haché	1
6	œufs battus	6
1 c/tab	persil haché	15 ml
1 c/thé	fenouil moulu	5 ml
1/2 c/thé	romarin moulu	2 ml
1/2 c/thé	sel	2 ml
1/4 c/thé	poivre frais, moulu	1 ml
2 c/tab	fromage cheddar râpé (facultatif)	30 ml

Dans un grand poêlon allant au four, faire chauffer l'huile et le beurre à feu moyen-vif. Y cuire les courgettes et l'oignon pendant 5 minutes ou jusqu'à ce qu'ils soient tendres.

Mélanger les œufs et l'assaisonnement et verser sur les légumes. Faire cuire, à feu moyen, sans remuer, jusqu'à ce que le fond du mélange soit pris mais que le dessus soit encore mou. Saupoudrer du cheddar, si désiré. Passer sous le gril pendant 3 minutes ou jusqu'à ce que le fromage soit fondu et que le dessus soit doré.

SUGGESTION DE MENU

Puisque ce plat a une teneur en gras assez élevée, servez-le avec des aliments contenant moins de matières grasses. Pour marier saveurs et couleurs, accompagnez-le de *Tomates grillées à l'italienne* (p. 122), de pain au maïs et de café au lait. Terminez ce délicieux repas par un assortiment de fruits frais servis avec une sauce à l'orange. (Yolanda Jakus, R.P.Dt., London, Ontario.)

Temps de préparation :
10 minutes
Temps de cuisson : Environ
10 minutes
Donne 6 portions.

Environ 126 calories,
7,3 g de protides, 9,4 de lipides,
3,1 g de glucides et 0,6 g de
fibres par portion.

LASAGNE ROULÉE
(Recette de Janet Baillie, North York, Ontario)

Préparez la lasagne à l'avance et réchauffez-la au moment de servir.

1 c/thé	huile d'olive	5 ml
2	grosses gousses d'ail hachées	2
2 t	champignons hachés	500 ml
1/2 t	poivron rouge coupé en dés	125 ml
1 c/thé	thym séché	5 ml
1 c/thé	graines de fenouil	5 ml
1/4 c/thé	sel	1 ml
pincée	poivre noir	pincée
1/4 lb	tofu ferme, égoutté et écrasé	125 g
2 t	sauce aux tomates (p. 176)	500 ml
6	lasagnes cuites	6
1 t	fromage mozzarella à faible teneur en gras, râpé	250 ml

Dans un grand poêlon, faire chauffer l'huile à feu moyen-vif. Y cuire l'ail pendant 2 minutes. Ajouter les champignons, le poivron rouge et l'assaisonnement. Faire cuire à feu vif, en remuant constamment, pendant 5 minutes ou jusqu'à ce que le liquide s'évapore et que les légumes soient tendres. Ajouter le tofu. Réserver.

Verser la moitié de la sauce aux tomates dans un plat carré de 8 po (20 cm) de côté allant au four.

Mettre 1/3 de tasse (80 ml) du mélange de légumes sur chaque lasagne cuite. Répartir le fromage de façon égale sur chaque lasagne. Rouler les lasagnes. Les déposer le plat, rabat en-dessous. Verser le reste de la sauce aux tomates sur les rouleaux. Couvrir et cuire au four à 350°F (180°C) pendant 15 minutes. Retirer le couvercle et poursuivre la cuisson pendant 10 minutes.

SUGGESTION DE MENU

Le tofu, le fromage et les pâtes vous fournissent des protéines de haute qualité. Pour augmenter l'apport en fibres, en vitamines et en minéraux à ce plat, accompagnez-le d'une salade arrosée d'une vinaigrette à faible teneur en gras et d'un petit pain multigrains. Servez comme dessert des bleuets frais avec de la crème pâtissière. (Mary Sue Waisman, R.D., Calgary, Alberta).

Temps de préparation:
30 minutes
Temps de cuisson: Environ
25 minutes
Donne 6 portions.

Environ 226 calories,
12,8 g de protides, 6,8 g de lipides, 29,9 g de glucides et 2,3 g de fibres par portion.

SAUCE À SPAGHETTI AUX LENTILLES
(Recette de Lise Bélisle, Yamaska, Québec)

Servie sur des spaghettis ou des fettucine de blé entier ou aux épinards, cette sauce sera toujours délicieuse. Pour préparer cette recette, nous vous proposons d'utiliser les lentilles rouges plutôt que les brunes.

1 c/tab	huile végétale	15 ml
1	gros oignon haché	1
1	grosse branche de céleri hachée	1
2	gousses d'ail hachées	2
1 t	lentilles rouges lavées	250 ml
2 t	bouillon de bœuf ou eau	500 ml
1	boîte de 5-1/2 oz (156 ml) de pâte de tomate	1
3/4 t	eau	180 ml
1 c/tab	persil frais, haché	15 ml
1/2 c/thé	origan séché	2 ml
1/2 c/thé	sel	2 ml
pincée	poivre de Cayenne	pincée
	Garniture : parmesan râpé	

Dans une grande casserole, faire chauffer l'huile à feu moyen-vif. Y faire cuire l'oignon, le céleri et l'ail pendant environ 5 minutes ou jusqu'à ce qu'ils soient tendres. Ajouter les lentilles et le bouillon de bœuf. Couvrir et cuire à feu doux pendant environ 35 minutes ou jusqu'à ce que les lentilles soient tendres.

Incorporer la pâte de tomate, l'eau et l'assaisonnement. Couvrir et poursuivre la cuisson pendant environ 15 minutes ou jusqu'à ce que les lentilles soient cuites (légèrement pâteuses). Servir sur des pâtes. Saupoudrer de parmesan râpé.

SUGGESTION DE MENU

Pour un repas économique et riche en glucides complexes, en protéines et en fibres, servez cette sauce sur des pâtes. Ajoutez de la couleur à votre plat en l'accompagnant d'une salade verte arrosée d'une vinaigrette à faible teneur en calories et d'un *Pain santé au fromage et aux fines herbes* (p. 199). Puis sucrez-vous le bec avec des *Fruits en paniers au coulis de framboises* (p. 210). (LeeAnne St. Louis, R.P.Dt., Kitchener, Ontario).

Temps de préparation :
15 minutes
Temps de cuisson : 45 à 60 minutes
Donne 4 à 6 portions.

Environ 154 calories, 9,3 g de protides, 2,8 g de lipides, 25,1 g de glucides et 5,1 g de fibres par portion.

La lentille est le fruit d'une petite plante herbacée annuelle originaire de la région méditerranéenne. Il en existe de nombreuses variétés dont la lentille rouge, verte et brune ainsi que la lentille que l'on nomme *dhal*. La lentille remplace souvent la viande ; elle est peu élevée en gras et relativement peu coûteuse.

SUGGESTION DE MENU

Faible en gras et riche en fibres, ce plat est idéal pour les soirs d'hiver. Servez-le avec du pain croûté. Pour un repas riche en vitamine C (la vitamine C aide à absorber le fer des protéines végétales), accompagnez-le d'une salade au chou. Pour couronner le tout, servez un *Sorbet au citron* (p. 224) garni de quartiers d'orange. (Linda Knox, R.P.Dt., Ottawa, Ontario).

RAGOÛT DE LENTILLES
(Recette de Christina Mills, Ottawa, Ontario)

L'arôme qui se dégage de ce plat de lentilles vous donnera l'eau à la bouche. Servez-le avec du pain français ou sur un nid de riz. S'il vous en reste, vous pourrez le congeler.

1 c/tab	huile d'olive	15 ml
3	carottes moyennes coupées en tranches	3
6	branches de céleri coupées en tranches	6
1	poivron vert coupé en dés	1
1	oignon espagnol moyen, coupé en dés	1
3	gousses d'ail hachées	3
2 t	lentilles sèches	500 ml
1	boîte de 19 oz (540 ml) de tomates	1
2 t	jus de légumes	500 ml
1 c/thé	sel	5 ml
1 c/thé	poivre frais, moulu	5 ml
1 c/thé	cumin moulu	5 ml
1 c/thé	graines de céleri	5 ml
1	feuille de laurier	1
1/2 c/thé	origan séché	2 ml
1/4 c/thé	poivre de Cayenne	1 ml
	Garniture : yogourt nature à faible teneur en gras et cheddar à faible teneur en gras, râpé.	

Dans une grande casserole à fond épais, faire chauffer l'huile à feu vif. Y ajouter les carottes, le céleri, le poivron, l'oignon et l'ail. Cuire, en remuant, pendant 10 minutes ou jusqu'à ce que les légumes soient tendres. Verser ce mélange dans un plat en terre cuite ou dans une marmite à fond épais ou encore dans un plat allant au four. Incorporer les lentilles, les tomates, le jus de légumes et

Temps de préparation :
30 minutes
Temps de cuisson : 3 heures
ou plus
Donne 8 à 10 portions.

Environ 184 calories,
11,2 g de protides, 2,1 g de
lipides, 32,8 g de glucides et
6,5 g de fibres par portion.

l'assaisonnement. Couvrir et cuire à feu doux pendant au moins 3 heures ou jusqu'à ce que les lentilles soient tendres (ou faire cuire au four à 250°F (120°C) de 6 à 8 heures.) Ajouter du jus de légumes pour éclaircir, si désiré. Servir avec du yogourt et du fromage cheddar.

Variante : Si vous utilisez des lentilles en conserve, faites-les cuire directement sur le feu. Faites cuire le ragoût jusqu'à ce que les légumes soient tendres et que les lentilles aient bien absorbé la sauce.

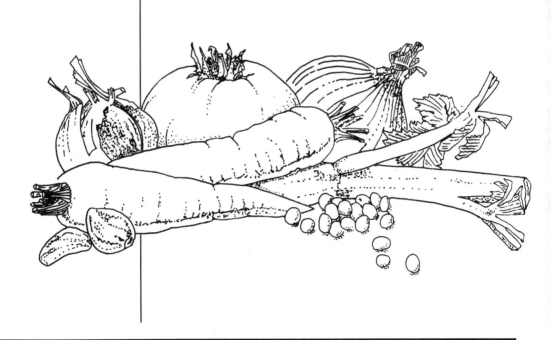

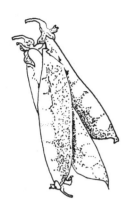

LÉGUMES SAUTÉS AU TOFU
(Recette de Marilyn Peters, Martintown, Ontario)

Préparez ces légumes sautés avec du gingembre frais, il donnera plus de saveur à votre plat que le gingembre moulu. Pour conserver le gingembre frais, enveloppez-le hermétiquement et gardez-le au réfrigérateur de 7 à 10 jours maximum. Les végétariens pourront utiliser du bouillon de légumes à la place du bouillon de poulet ou encore remplacer tout le liquide par du jus de tomates ou de légumes.

Le *tofu* occupe une place importante dans la cuisine asiatique. Il est fait à partir du lait de soja, un peu sur le même principe que le fromage. Il a une saveur fade mais elle peut se modifier à volonté puisque le *tofu* absorbe la saveur des aliments avec lesquels il est préparé. Il constitue une excellente source de protéines et de calcium. Conservez-le au réfrigérateur dans un contenant rempli d'eau. Couvrez. Changez l'eau tous les jours si vous désirez le garder frais pendant une semaine.

2 c/tab	huile végétale	30 ml
1	gros oignon coupé en quartiers	1
3	carottes moyennes tranchées en biais	3
3	branches de céleri tranchées en biais	3
1/4	petit chou tranché finement	1/4
1 t	pois mange-tout parés	250 ml
1 t	champignons coupés en tranches fines	250 ml
1 t	*tofu* ferme coupé en cubes	250 ml
1/2 t	bouillon de poulet	125 ml
1 c/tab	fécule de maïs	15 ml
1 c/thé	racine de gingembre hachée finement ou	5 ml
1/2 c/thé	gingembre moulu	2 ml
1/4 c/thé	poivre	1 ml

Dans un wok ou dans un grand poêlon à fond épais, faire chauffer l'huile à feu vif. Y ajouter l'oignon, les carottes et le céleri, couvrir et cuire à la vapeur pendant 5 minutes. Ajouter le chou, les pois mange-tout, les champignons et le *tofu*. Couvrir et poursuivre la cuisson pendant 5 minutes.

Mélanger le bouillon de poulet, la fécule de maïs, le gingembre et le poivre. Verser ce mélange sur la préparation de légumes. Faire sauter pendant une minute ou jusqu'à ce que la sauce ait épaissi. Servir sur du riz chaud.

Temps de préparation :
15 minutes
Temps de cuisson : 12 minutes
Donne 4 à 6 portions.

Environ 151 calories,
8,9 g de protides, 8,5 g de lipides, 12,2 g de glucides et 3,6 g de fibres par portion.

FALAFEL
(Recette de Margaret Howard, Toronto, Ontario)

Au Moyen-Orient on mange du falafel *comme on mange des hamburgers. Il se prépare à partir de pois chiches moulus et assaisonnés, façonnés en boulettes et frits dans l'huile que l'on enroule dans du pain pita garni de salade au yogourt et au* tahini. *La recette que nous vous suggérons se prépare avec un peu moins d'huile. Façonnez le falafel en galette et augmentez la quantité de chapelure pour qu'il soit plus sec. Assaisonnez au goût.*

SUGGESTION DE MENU

Économique, faible en gras, le *falafel* constitue une excellente source de glucides complexes. Servez-le dans du pain pita de blé entier garni de sauce au yogourt et de légumes et accompagnez-le de *Taboulé* (p. 150). Terminez ce repas typiquement arabe par des fruits frais. Les fruits et le taboulé vous fourniront un apport supplémentaire en fibres. (Sharon Parker, R.P.Dt., Willowdale, Ontario).

SALADE AU YOGOURT ET AU TAHINI

Mélangez le yogourt nature avec des tomates et du concombre hachés, de l'ail et du persil. Ajoutez de la pâte de sésame et du poivre frais, moulu.

Temps de préparation:
15 minutes
Temps de cuisson: 6 minutes
Donne 8 portions.

Environ 253 calories,
8,7 g de protides, 8,4 g de lipides, 37,6 g de glucides et 3,2 g de fibres par portion.

1	boîte de 19 oz (540 ml) de pois chiches, égouttés (réservez le liquide)	1
2	grosses gousses d'ail	2
1	petit oignon coupé en morceaux	1
1/2 t	feuilles de persil bien tassées	125 ml
1/3 t	*tahini* (pâte de sésame)	80 ml
2 c/tab	jus de citron	30 ml
1 c/tab	cumin moulu	15 ml
1 c/thé	coriandre moulue	5 ml
1 c/thé	curcuma moulu	5 ml
1/2 c/thé	sel	2 ml
1/4 c/thé	poivre	1 ml
1/4 t	chapelure sèche	60 ml
1 c/tab	huile végétale	15 ml
4	pains pita de blé entier	4
	Garniture: laitue râpée, tomates hachées, concombre en dés, luzerne, yogourt nature	

Au robot culinaire ou au mélangeur, réduire en purée les pois, 2 cuil. à table (30 ml) du liquide réservé, l'ail, l'oignon, le persil, le *tahini*, le jus de citron et l'assaisonnement. Mélanger jusqu'à consistance lisse. Incorporer la chapelure. Façonner en 8 galettes.

Dans un grand poêlon à revêtement antiadhésif, faire chauffer l'huile à feu moyen-vif. Y faire cuire les galettes de 2 à 3 minutes par côté ou jusqu'à ce qu'elles soient légèrement dorées. Couper les pains pita en deux. Servir le *falafel* dans la pochette de pain pita ainsi formée. Garnir, si désiré.

GARBANZOS EN SAUCE TOMATE
(Recette de Chantal Haddad, St-Laurent, Québec)

Les garbanzos, communément appelés pois chiches, constituent une bonne source de protéines. Ils se vendent en conserve ou séchés. Si vous utilisez les pois chiches séchés, vous devrez les cuire de 2 à 3 heures.

1 c/tab	huile d'olive	15 ml
1	gros oignon coupé en quartiers	1
2	gousses d'ail hachées	2
1	boîte de 28 oz (796 ml) de pois chiches, égouttés	1
1-1/2 t	tomates en conserve coupées en morceaux	375 ml
1/2 c/thé	sel	2 ml
1/2 c/thé	poivre	2 ml
1/2 c/thé	thym séché	2 ml
1/4 c/thé	poivre de Cayenne	1 ml
1	feuille de laurier	1
	Garniture : persil frais, haché	

Dans une grande casserole, faire chauffer l'huile à feu moyen-vif. Y faire cuire l'oignon et l'ail pendant 5 minutes ou jusqu'à ce qu'ils soient tendres. Ajouter les pois chiches et poursuivre la cuisson de 3 à 4 minutes. Incorporer les tomates, le sel, le poivre, le thym, le poivre de Cayenne et la feuille de laurier. Faire cuire à feu doux pendant environ 25 minutes. Garnir de persil haché. Servir.

SUGGESTION DE MENU

Pour un repas riche en protéines et en fibres et faible en gras (20 % des calories proviennent des matières grasses), accompagnez ce plat d'une salade aux épinards arrosée d'une vinaigrette à faible teneur en gras et de pain de seigle. Terminez votre repas par un verre de lait à 2 % et un fruit frais. (Judy Trépanier, R.P.Dt., Cumberland, Ontario.)

Temps de préparation :
10 minutes
Temps de cuisson : 25 minutes
Donne 4 portions.

Environ 306 calories,
11,3 g de protides, 5,8 g de lipides, 54,4 g de glucides et 9,3 g de fibres par portion.

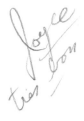

ENCHILADAS ÉPICÉES AUX LÉGUMES
(Recette de Lisa Hamilton, Toronto, Ontario)

Cette recette se prépare aussi bien au four à micro-ondes qu'au four conventionnel. Les enchiladas deviendront un peu plus molles au micro-ondes et plus croustillantes au four conventionnel. Vous pouvez ajouter de la sauce tabasco ou de la salsa mexicaine, si vous le désirez.

SUGGESTION DE MENU

Les légumineuses constituent une source importante de protéines végétales et de fibres. Servies avec des produits céréaliers, ils vous fourniront toutes les protéines dont vous avez besoin. Pour diminuer la teneur en gras des *enchiladas*, préparez-les avec du cheddar au lait écrémé. Pour un repas complet, servez-les avec des crudités et une trempette à la sauce chili, du riz espagnol et une limonade. Terminez votre repas tout en fraîcheur en servant un sorbet à l'ananas et à l'orange. (Tracy Hutchings, R.P.Dt., Burlington, Ontario.)

1	boîte de 14 oz (398 ml) de haricots rouges, égouttés	1
1	boîte de 14 oz (398 ml) de tomates en morceaux	1
1 t	tofu ferme coupé en cubes	250 ml
1/2 t	arachides hachées finement	125 ml
2 c/tab	salsa mexicaine ou sauce tabasco	30 ml
1/2 c/thé	poudre de chili	2 ml
1/2 c/thé	sel	2 ml
6	*tortillas* au maïs ou à la farine	6
1 t	fromage Monterey Jack ou cheddar râpé	250 ml

Dans une casserole mélanger les haricots rouges, les tomates, le tofu, les arachides, la salsa et l'assaisonnement. Faire chauffer le mélange jusqu'à ce qu'il bouillonne. Remuer sans arrêt afin d'éviter qu'il ne colle.

Tartiner les tortillas de cette préparation. Les rouler et les mettre sur une plaque de cuisson, rabat en-dessous. Saupoudrer du fromage. Cuire au four à 350°F (180°C) pendant 5 minutes, ou encore cuire au micro-ondes, à intensité maximum (100 %), pendant 3 minutes ou jusqu'à ce que le fromage soit fondu.

Temps de préparation :
15 minutes
Temps de cuisson : 3 à 5 minutes
Donne 6 *enchiladas*.

Donne environ 377 calories, 21,4 g de protides, 17,3 g de lipides, 38,1 g de glucides et 6,4 g de fibres par *enchilida*.

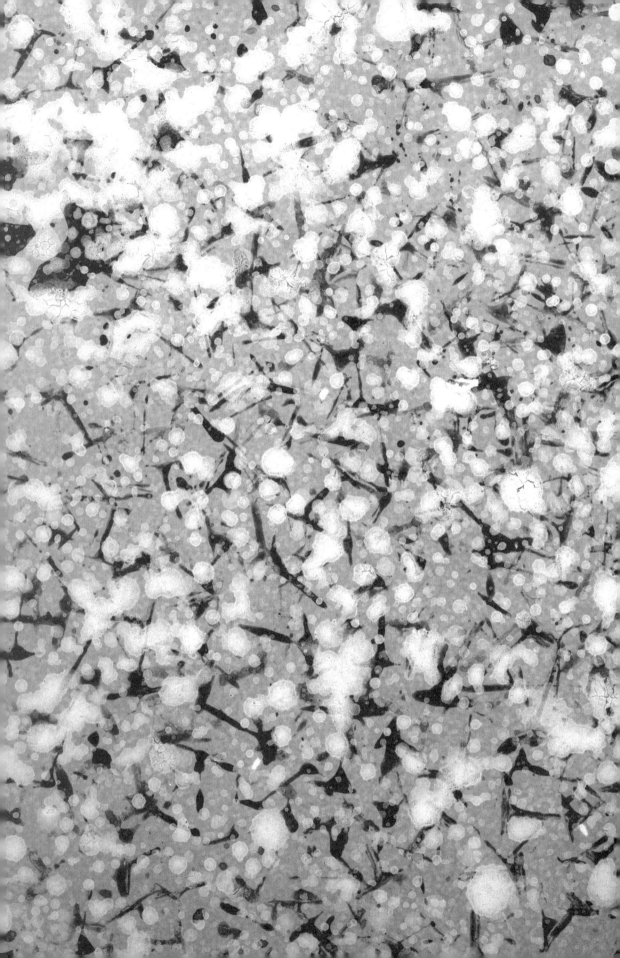

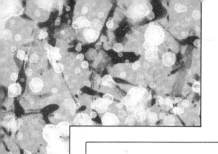

LÉGUMES EXQUIS

*Les légumes connaissent un regain de popularité
et se retrouvent plus souvent dans nos assiettes
qu'auparavant. Aujourd'hui, on en trouve de
toutes les sortes, en très grand nombre et
toute l'année durant, et ce grâce à de
meilleures récoltes et des conditions de
transport améliorées. Ils proviennent
de partout et nous permettent de
préparer de bons petits plats.
Alors, qu'attendez-vous
pour mettre un peu de
couleur à vos plats ?*

LA CUISSON : Les légumes peuvent être cuits de différentes façons. Facile et rapide, la cuisson au micro-ondes a pour avantage de conserver la saveur, la texture, la valeur nutritive et l'apparence des légumes. Puisque ce mode de cuisson requiert peu ou pas d'eau, les légumes gardent leur saveur et leur couleur et restent croustillants. Pour connaître le temps de cuisson des légumes, nous vous conseillons de consulter un livre spécialisé dans la cuisson au micro-ondes.

La cuisson à la vapeur est rapide et permet de conserver la valeur nutritive des légumes qui autrement se perdrait si les légumes étaient bouillis. Pour des légumes cuits à la perfection, il est conseillé de ne pas trop remplir la casserole. Les légumes ne doivent pas toucher à l'eau et la casserole doit être munie d'un couvercle qui ferme hermétiquement. Les légumes qui cuisent le plus vite sont ceux qui contiennent beaucoup d'eau.

La cuisson à la poêle et au four sont toujours populaires. Nous vous suggérons ici quelques recettes qui vous plairont sûrement comme le *Navet en casserole* (p. 133), la *Courge farcie aux pommes* (p. 132) et les *Légumes sautés* (p. 120).

Les vitamines :
Vitamines et légumes vont de pair. On trouve la vitamine C dans le brocoli, les choux de Bruxelles, le chou, le chou-fleur, la poirée (ou bette à carde), les poivrons rouges et verts, les épinards, les tomates, le navet et le cresson. On trouve la vitamine A dans les avocats, le brocoli, les carottes, la poirée (ou bette à carde), la citrouille, les épinards, les courges, les patates douces et le cresson.

Conseils pour l'achat des légumes :
Il est préférable d'acheter les légumes en saison. Les légumes qui sont frais (c'est-à-dire ni flétris, ni désséchés) gardent toute leur valeur nutritive. Les produits locaux sont probablement le meilleur achat que vous pourrez faire.

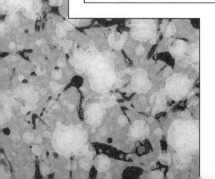

Saisons des légumes frais

LÉGUME	SAISON
Asperge	fin avril à juin
Aubergine	août à novembre
Betterave	fin juillet à avril (en entreposage)
Brocoli	début juillet à la fin octobre
Carotte	fin juillet à mai (en entreposage)
Céleri	juin à novembre
Champignon	toute l'année
Chou	début juin à avril (en entreposage)
Chou-fleur	début juin à novembre
Chou de Bruxelles	août à décembre
Courge	mi-août à la mi-mars (un peu en entreposage)
Courgette	mi-août au premier gel (un peu en entreposage)
Épinard	mai à octobre
Haricot	fin juin au premier gel
Maïs sucré	mi-juillet à octobre
Oignon	toute l'année
Panet	septembre à avril (en entreposage)
Poireau	août à février (un peu en entreposage)
Pois vert	mi-juin à août
Poivron	août à octobre
Pomme de terre	toute l'année
Rutabaga (navet)	août à mai (en entreposage)
Tomate	début avril à la mi-décembre

CONTENU EN VITAMINE A PAR PORTION (1/2 tasse (125 ml)

plus de 400 ER*	200 à 400 ER*	moins de 200 ER*
brocoli cru	brocoli cuit	tomate
carotte crue ou cuite	feuilles de betterave en conserve	
courge cuite		
épinard cuit		
patate douce cuite		

* Équivalent rétinol

CONTENU EN VITAMINE C PAR PORTION (1/2 tasse (125 ml)

plus de 40 mg	20 à 40 mg	moins de 20 mg
brocoli	chou cru ou cuit	asperge
chou de Bruxelles	chou-fleur	choucroute
poivron vert et rouge	jus de tomates	courge et courgette
	patate douce crue	feuilles de betterave
	pomme de terre au four ou bouillie	patate douce en conserve
	rutabaga cuit	pomme de terre en purée
	tomate fraîche ou en conserve	

Santé et Bien-Être social Canada

SAUCE AUX ARACHIDES

1/2 t	lait de noix de coco non sucré*	125 ml
1/3 t	beurre d'arachides croquant	80 ml
2 c/tab	sauce soja	30 ml
1	gousse d'ail hachée	1
2 c/tab	jus de citron	30 ml
1 c/thé	zeste de citron râpé	5 ml

* En vente dans les supermarchés ou les épiceries fines.

Temps de préparation : 45 minutes
Temps de cuisson : environ 5 minutes
Donne 8 crêpes ou 4 portions de 2 crêpes.

Environ 356 calories, 17,7 g de protides, 20,4 g de lipides, 31,8 g de glucides et 7,4 g de fibres par portion.

CRÊPES AUX LÉGUMES FRAIS, SAUCE AUX ARACHIDES
(Recette de Rose Soneff, Penticton, C.-B.)

Cette recette typiquement thaïlandaise est tout simplement délicieuse. Pour un plat prêt en quelques minutes, préparez la sauce et les crêpes à l'avance.

Crêpes : Utilisez la recette de *Crêpes farcies au fromage cottage* (p. 101), en omettant le sucre.

FARCE AUX LÉGUMES

2 t	petits bouquets de brocoli	500 ml
1-1/2 t	haricots verts hachés	375 ml
1 t	chou de Savoie râpé	250 ml
1/2 t	carottes coupées en lanières	125 ml
1 t	germes de soja frais	250 ml
1 c/tab	coriandre fraîche, hachée	15 ml
	Garniture : coriandre fraîche, zeste de citron râpé ou moitiés d'arachides	

Préparer 8 crêpes. Réserver.

Dans une casserole, mélanger le lait de noix de coco, le beurre d'arachides, la sauce soja et l'ail. Cuire à feu moyen, en remuant sans arrêt, jusqu'à ce que le mélange soit onctueux et chaud. Ajouter le jus et le zeste de citron. Réserver. Garder au chaud.

Dans une grande casserole d'eau bouillante, faire blanchir le brocoli, les haricots, le chou et les carottes pendant 2 minutes. Rincer à l'eau froide. Bien égoutter.

Dans un grand bol, mélanger les germes de soja, les légumes blanchis et la coriandre. Déposer environ 1/3 de tasse (80 ml) du mélange de légumes sur la partie non cuite de chacune des crêpes et les rouler. Couvrir et cuire au four à 350°F (180°C) 10 minutes, ou cuire au micro-ondes, à intensité maximum (100 %), de 2 à 3 minutes.

Verser 1 cuil. à table (15 ml) de sauce sur chaque crêpe. Garnir er servir.

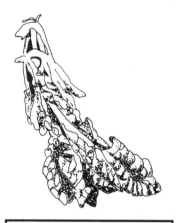

ÉPINARDS FANTAISIE
(Recette de Martine Lortie, Ste-Foy, Québec)

Préparez ce savoureux plat d'épinards et vous en raffolerez.

1	sac d'épinards frais de 10 oz (284 g)	1
1 c/tab	beurre ou margarine	15 ml
3 c/tab	raisins secs	45 ml
pincée	menthe séchée	pincée
pincée	fenouil moulu	pincée
pincée	origan séché	pincée
2 c/tab	eau	30 ml
1 c/thé	jus de citron	5 ml
1/2 c/thé	sel	2 ml
pincée	poivre	pincée
	Garniture : tranches de citron	

Laver les épinards et bien les égoutter. Enlever les tiges. Hacher les feuilles.

Dans un grand poêlon, faire fondre le beurre à feu moyen. Y cuire les raisins secs, la menthe, le fenouil et l'origan. Ajouter les épinards et l'eau. Couvrir et faire cuire à la vapeur de 2 à 3 minutes ou jusqu'à ce que les épinards aient ramolli. Égoutter. Arroser du jus de citron et saupoudrer du sel et du poivre. Bien mélanger. Garnir de tranches de citron. Servir.

SUGGESTION DE MENU
Les légumes à feuilles d'un vert foncé tels les épinards sont une source importante de vitamines A, de folacine et de fer. Ce plat original sera délicieux servi avec du poisson, des croûtons aux fines herbes, des quartiers de tomates et des frites cuites au four (gardez la pelure, elle est riche en fibres). Pour augmenter l'apport en fibres de ce repas, servez des *Biscuits aux graines de tournesol* (p. 195) comme dessert. (Elaine Power, R.Dt., Port-aux-Basques, Terre-Neuve).

Temps de préparation :
10 minutes
Temps de cuisson : 4 à
5 minutes
Donne 4 à 5 portions.

Environ 50 calories, 1,8 g de protides, 2,4 g de lipides, 6,7 g de glucides et 1,5 g de fibres par portion.

Les betteraves fraîches sont délicieuses lorsqu'on les cuit à la vapeur ou encore servies froides en salade. Pour conserver leur saveur et leur valeur nutritive, coupez les tiges en laissant au moins un pouce. N'enlevez pas la racine ; ceci évitera une perte de couleur et de vitamines dans l'eau de cuisson. Lorsqu'elles sont cuites, rincez-les sous l'eau froide. Utilisez des gants de caoutchouc pour retirer la pelure.

SUGGESTION DE MENU

Servez ces légumes avec des ailes de poulet braisées (ou des poitrines, elles ont une teneur en gras moins élevée) et du riz cuit à la vapeur. Comme dessert, un pouding aux dattes nappé de sauce à l'orange sera délicieux. Voilà un repas appétissant riche en vitamines et en minéraux, particulièrement en potassium, en niacine et en vitamine C. (Elizabeth Farrell, P.Dt., St. Jean, N.-B.)

Temps de préparation :
20 minutes
Temps de cuisson : 15 minutes
Donne 6 portions.

Environ 53 calories,
2,5 g de protides, 2,6 g de lipides, 6,1 g de glucides et 2,0 g de fibres par portion.

LÉGUMES SAUTÉS
(Recette de Jeanette Snowden, Milton, Ontario)

Vous serez tout simplement enchantés par ce plat de légumes. Les betteraves lui donnent une belle teinte rosée qui en font un plat tout à fait original. Servez-le sur du riz, si vous le désirez.

1 c/tab	huile d'olive	15 ml
1/4 t	oignon coupé en tranches	60 ml
1 t	bouquets de brocoli	250 ml
1 t	bouquets de chou-fleur	250 ml
1 t	courgettes coupées en cubes	250 ml
1/2 t	betteraves crues, hachées	125 ml
1 t	bouillon de poulet	250 ml
1 t	épinards hachés ou poirée (bette à carde) (facultatif)	250 ml
1 t	tomates hachées	250 ml
2 c/tab	eau	30 ml
2 c/thé	fécule de maïs	10 ml
	sel et poivre	

Dans un grand poêlon, faire chauffer l'huile à feu moyen-vif. Y cuire l'oignon pendant 5 minutes. Ajouter le brocoli, le chou-fleur, les courgettes, les betteraves et le bouillon de poulet. Couvrir et poursuivre la cuisson pendant environ 3 minutes ou jusqu'à ce que les légumes soient tendres mais croquants.

Ajouter les épinards (si désiré) et les tomates. Mélanger l'eau avec la fécule de maïs. Saler et poivrer. Incorporer au mélange de légumes. Faire cuire pendant 2 minutes ou jusqu'à ce que la préparation épaississe.

Essayez les sauces à salade à faible teneur en calories sur vos légumes chauds, elles remplacent agréablement le beurre ou la margarine.

LÉGUMES SAUTÉS ET GLACÉS
(Recette de Doris Pennell, Corner Brook, Terre-Neuve)

Voici une recette de légumes sautés qui se prépare sans sauce soja et avec très peu d'huile. En effet, nous avons remplacé l'huile, normalement utilisée dans ce genre de plat, par du bouillon de poulet. Empressez-vous de l'essayer, vous l'adorerez.

2 c/tab	huile d'arachide	30 ml
2 t	bouquets de chou-fleur	500 ml
2 t	bouquets de brocoli	500 ml
1 t	carottes coupées en biais	250 ml
1 t	céleri coupé en biais	250 ml
3	échalotes coupées	3
1	petit poivron rouge coupé en tranches fines	1
1	petit poivron vert coupé en tranches fines	1
2	cubes de bouillon de poulet	2
1 t	eau bouillante	250 ml
1/4 c/thé	poivre blanc	1 ml
2 c/thé	poudre d'ail	10 ml
1 c/thé	poudre d'oignon	5 ml
1 c/tab	fécule de maïs	15 ml

SUGGESTION DE MENU
Ce plat savoureux ajoutera de la couleur à vos plats. Servez-le avec des filets de poisson, sauce aux noix et au basilic, et des pommes de terre persillées. Vous aurez alors un repas à faible teneur en gras et riche en fibres et en vitamines. Terminez votre repas tout en fraîcheur avec une mousse aux fraises. (Elaine Power, R.Dt., Port-aux-Basques, Terre-Neuve.)

Faire chauffer le wok jusqu'à ce qu'il soit très chaud. (Pour vérifier si le wok est assez chaud, laissez tomber une goutte d'eau. Elle devrait grésiller et s'évaporer instantanément.) Ajouter l'huile et attendre qu'elle soit bien chaude. Y faire sauter le chou-fleur, le brocoli, les carottes, le céleri et les échalotes de 2 à 3 minutes. Ajouter les poivrons et poursuivre la cuisson pendant 2 minutes.

Dissoudre les cubes de bouillon dans l'eau bouillante et y ajouter le poivre, les poudres d'ail et d'oignon. Verser dans le wok. Couvrir et faire cuire à la vapeur pendant 2 minutes ou jusqu'à ce que les légumes soient tendres mais croquants.

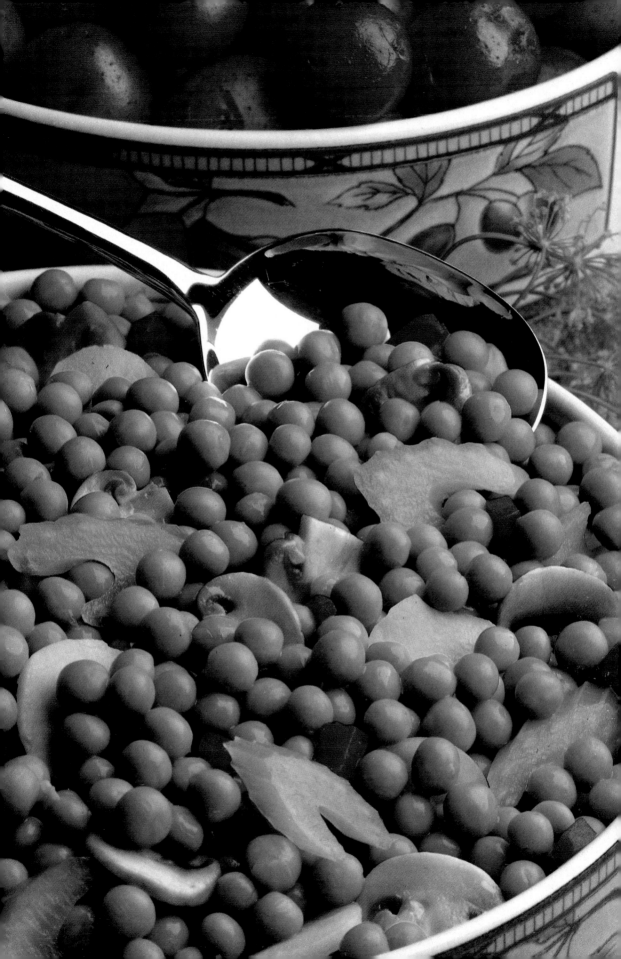

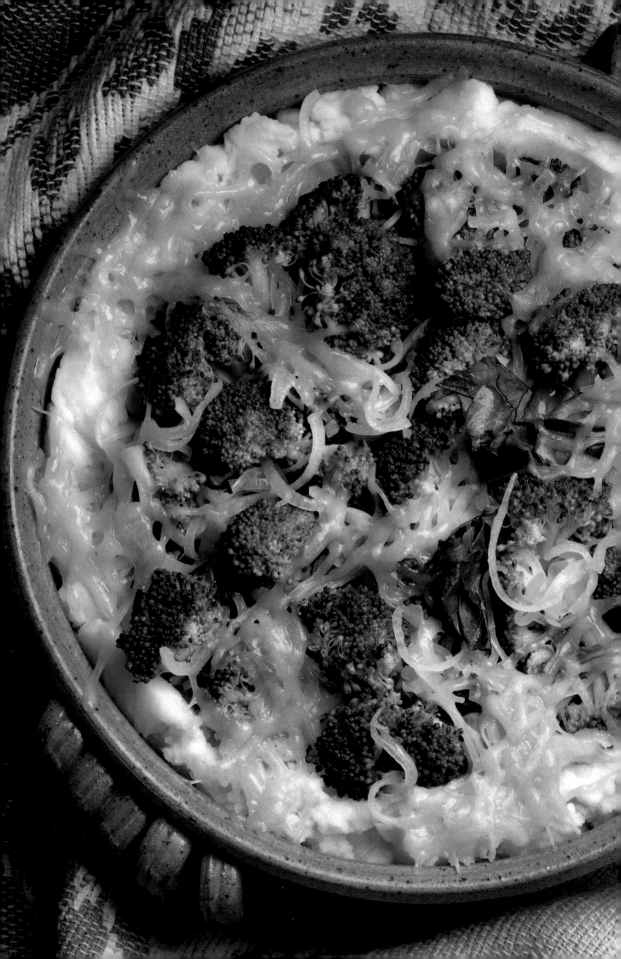

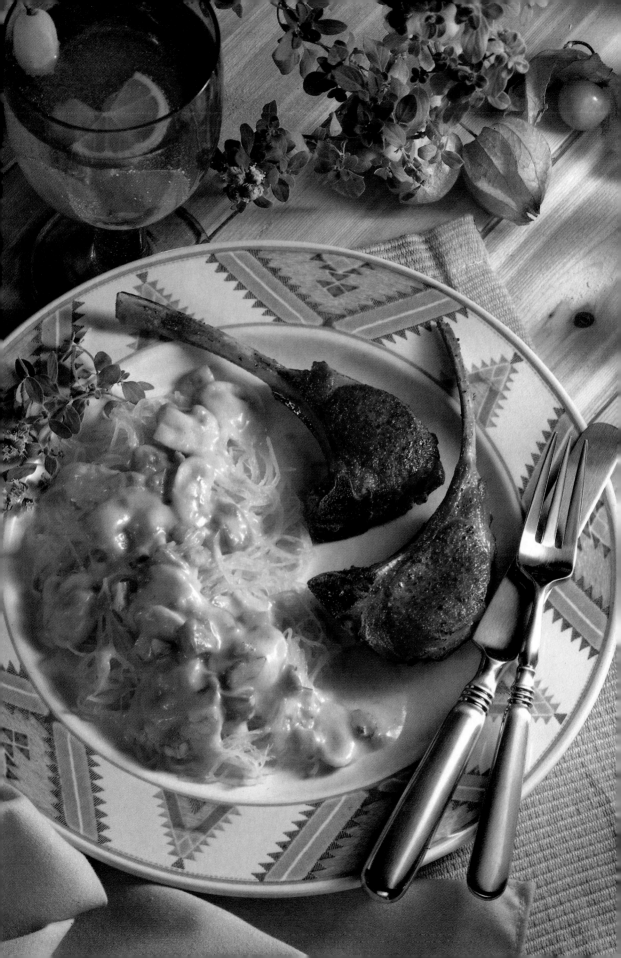

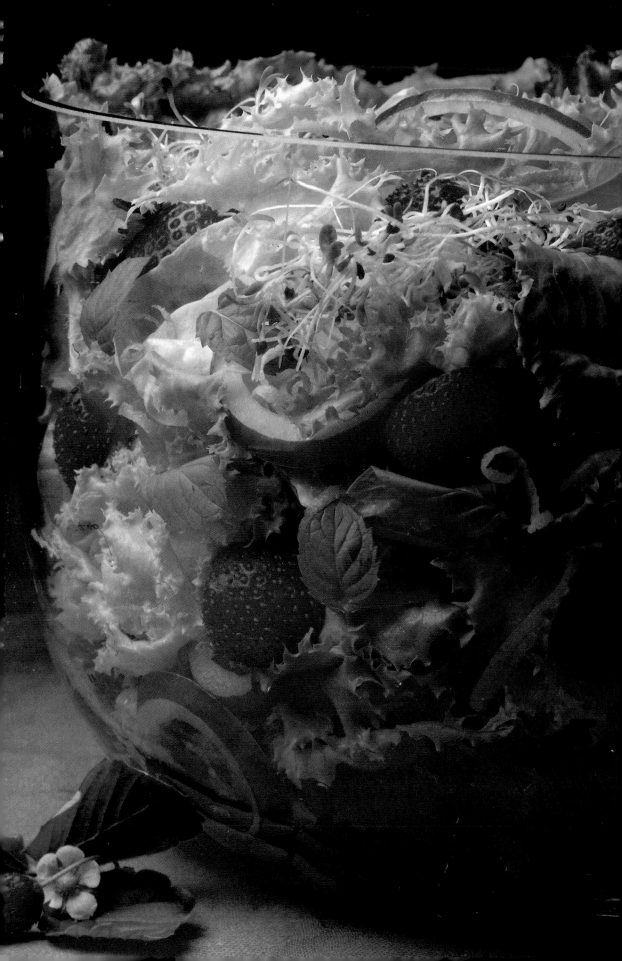

Temps de préparation :
25 minutes
Temps de cuisson : 10 minutes
Donne 6 portions.

Environ 91 calories, 3,3 g de
protides, 4,7 g de lipides, 11,1 g
de glucides et 3,5 g de fibres par
portion.

Qu'entendons-nous par des
légumes crucifères ? Ce sont
des légumes de la famille des
cruciféracées (moutarde). Cette
famille de plantes comprend
des herbes annuelles dont les
fleurs ont quatre pétales
disposées en croix. Parmi les
crucifères, on retrouve le
brocoli, les choux de Bruxelles,
le chou, le chou-fleur, le chou-
rave, le chou frisé ou vert et les
rutabagas. Faites-les cuire sans
les couvrir pendant quelques
minutes, puis couvrez la
casserole. Il y aura ainsi très
peu de perte de valeur nutritive
et vous conserverez toute la
saveur et la couleur de vos
légumes.

Mélanger la fécule de maïs avec 2 cuil. à table (30 ml)
d'eau. Incorporer lentement aux légumes. Remuer souvent
pour bien enrober les légumes de sauce.

Variante : Mary Ellen Langlois de Sudbury en Ontario
nous a proposé d'ajouter à cette recette, des oignons
jaunes, des germes de soja, des épis de maïs miniatures et
des pois mange-tout.

Pansy Jacobs de St. Anthony à Terre-Neuve nous a
suggéré de préparer cette recette avec d'autres légumes
comme du céleri, du chou, des champignons, etc.

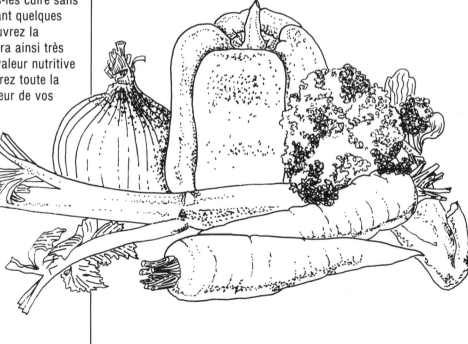

La tomate, est-elle un fruit ou un légume? Le débat est ouvert. En 1893, la Cour Suprême des États-Unis la déclarait légalement un légume. Quelle que soit votre opinion, rappelez-vous que la tomate doit être traitée avec soin. Entreposez-la, alors qu'elle n'est pas encore mûre, sans la laver, à la température ambiante, loin de la lumière du soleil, jusqu'à ce qu'elle soit légèrement molle. La tomate que l'on conserve ainsi est plus savoureuse que celle gardée au réfrigérateur.

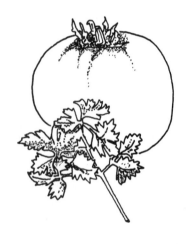

Temps de préparation:
10 minutes
Sous le gril: 4 minutes.
Donne 4 portions.

Environ 30 calories, 1,6 g de protides, 1,0 g de lipides, 4,4 de glucides et 1,2 g de fibres par portion.

TOMATES GRILLÉES À L'ITALIENNE
(Recette de Helen Haresign, Toronto, Ontario)

Ces tomates grillées accompagneront délicieusement la viande grillée ou cuite sur le barbecue. Préparez-les avec des tomates fraîches.

2	grosses tomates	2
pincée	poudre d'ail	pincée
1 c/tab	persil haché	15 ml
1 c/thé	basilic séché	5 ml
1/2 c/thé	origan séché	2 ml
	poivre frais, moulu	
2 c/tab	chapelure	30 ml

Couper les tomates en deux, horizontalement. Déposer les tomates, partie coupée sur le dessus, sur la grille d'un plat peu profond allant au four. Saupoudrer légèrement de la poudre d'ail. Mélanger le persil, le basilic, l'origan, le poivre et la chapelure. Répartir également ce mélange sur les demi-tomates.

Placer le plat à environ 6 po (15 cm) du gril. Faire griller de 3 à 4 minutes ou jusqu'à ce que les tomates soient chaudes, ou faire cuire sur le barbecue avec la viande.

Le chou rouge donne de la couleur à vos salades, par contre il tend à perdre sa teinte lorsqu'on le cuit. Les Allemands ont l'habitude de cuire le chou rouge avec des pommes et du vinaigre et ce n'est pas par simple fantaisie. En effet, l'addition d'un aliment acide permet au chou de garder toute sa couleur. Il est recommandé d'utiliser un couteau en acier inoxydable, pour couper le chou rouge si on veut éviter un changement de couleur.

SUGGESTION DE MENU

Les pommes et le chou sont riches en fibres alimentaires mais la quantité de beurre utilisé dans cette recette augmente la teneur en gras de ce plat. Ainsi, pour équilibrer la teneur en gras de votre repas, servez-le avec un rôti de porc maigre, des pommes de terre au four, des petits pois et un petit pain de blé entier. (Katherine Linkletter, P.Dt., Miscouche, Î.-P.-É.)

Temps de préparation :
15 minutes
Temps de cuisson : 1 heure
Donne 6 portions.

Environ 185 calories,
1,5 g de protides, 7,9 g de lipides, 30,2 g de glucides et 3,8 g de fibres par portion.

CHOU ROUGE AIGRE-DOUX
(Recette de Cathy Collard, Sherwood, Î.-P.-É.)

Le chou rouge aigre-doux est un plat très populaire en Allemagne, en Russie et en Pologne. Comme il prend plus de temps à cuire que le chou vert, vous devrez le hacher ou le trancher pour accélérer le temps de cuisson.

1/4 t	beurre ou margarine	60 ml
1/2 t	oignon haché	125 ml
8 t	chou rouge haché (environ 1 chou moyen)	2 L
4	clous de girofle entiers	4
1 t	vin rouge	250 ml
2	feuilles de laurier	2
4	pommes moyennes, pelées et tranchées	4
1/3 t	cassonade	80 ml
2 c/tab	vinaigre	30 ml

Dans une grande casserole, faire fondre le beurre à feu moyen-vif. Y cuire l'oignon jusqu'à ce qu'il soit légèrement ramolli. Ajouter le chou, les clous de girofle, le vin et les feuilles de laurier. Couvrir et poursuivre la cuisson pendant environ 6 minutes ou jusqu'à ce que le chou soit ramolli.

Dans une grande casserole ou dans une cocotte, faire une couche avec un tiers du mélange de chou et un tiers des pommes. Saupoudrer de cassonade. Répéter l'opération deux fois. Verser le vinaigre sur le mélange. Cuire au four à 325°F (160°C) pendant une heure ou jusqu'à ce que le mélange soit tendre. Remuer de temps à autre. Retirer les feuilles de laurier et les clous de girofle. Servir.

CHOU BRAISÉ
(Recette de Alma R. Price, Toronto, Ontario)

Laissez-vous tenter par ce chou braisé au bacon.
Nous vous suggérons d'utiliser le bacon de dos plutôt que le bacon en
tranches, car il est moins gras.

3	tranches de bacon de dos, coupées en dés	3
1	petit oignon coupé	1
1/4 t	carottes coupées en dés fins	60 ml
4 t	chou râpé	1 L
1	feuille de laurier	1
pincée	thym séché	pincée
1/4 t	bouillon de poulet	60 ml
	poivre frais, moulu	

Dans un grand poêlon, faire cuire le bacon et l'oignon pendant 5 minutes. Remuer souvent. Ajouter les carottes. Couvrir et poursuivre la cuisson pendant 1 minute. Incorporer le chou, la feuille de laurier, le thym et le bouillon de poulet. Couvrir et cuire à feu doux pendant 10 minutes ou jusqu'à ce que les légumes soient tendres mais croquants. Remuer de temps à autre. Poivrer. Retirer la feuille de laurier. Servir

Temps de préparation :
10 minutes
Temps de cuisson : 15 minutes
Donne 4 portions.

Environ 71 calories,
3,5 g de protides, 3,2 g de
lipides, 8,4 g de glucides et
3,2 g de fibres par portion.

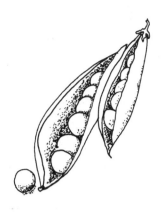

PETITS POIS DE LUXE
(Recette de Donna E. Cronmiller, Winnipeg, Manitoba)

Préparés avec des champignons, du céleri et des châtaignes d'eau, ces petits pois ont de la classe.

1 c/tab	beurre ou margarine	15 ml
1 c/thé	bouillon de poulet en poudre	5 ml
2 c/tab	eau	30 ml
1-1/2 t	champignons coupés en tranches	375 ml
1 t	céleri coupé en biais	250 ml
1/2 c/thé	aneth séché	2 ml
1/4 c/thé	poudre de cari	1 ml
1	paquet de 350 g de petits pois verts surgelés	1
3/4 t	châtaignes d'eau coupées	180 ml
2 c/tab	piment ou poivron rouge haché (facultatif)	30 ml

Dans un grand poêlon, faire fondre le beurre à feu moyen. Y ajouter le bouillon de poulet, l'eau, les champignons, le céleri, l'aneth et la poudre de cari. Cuire pendant environ 6 minutes ou jusqu'à ce que les légumes soient presque tendres. Incorporer les pois. Couvrir et poursuivre la cuisson pendant 2 minutes. Ajouter les châtaignes d'eau et le piment. Cuire pendant environ
1 minute ou jusqu'à ce que le mélange soit bien chaud. Remuer de temps à autre.

SUGGESTION DE MENU

Servez ces petits pois avec une soupe froide aux concombres, des poitrines de poulet au citron et aux fines herbes cuites sur le barbecue et du riz sauvage. Vous aurez ainsi un repas riche en fibres alimentaires. Servez un *Sorbet aux fraises* (p. 223) et des fraises fraîches comme dessert. (Yolanda Jakus, R.P.Dt., London, Ontario)

Temps de préparation :
15 minutes
Temps de cuisson : environ
10 minutes
Donne 6 portions.

Environ 83 calories, 3,5 g de protides, 2,2 g de lipides, 12,9 g de glucides et 3,0 g de fibres par portion.

ROULÉS AUX CAROTTES
(Recette de Laura M. Hawthorn, Bracebridge, Ontario)

Voici une façon originale de servir ce légume de tous les jours. Pour varier la recette, utilisez des pommes de terre en purée à la place des carottes. Ces rouleaux se conservent très bien au congélateur.

SUGGESTION DE MENU

Voici une façon délicieuse de servir un légume riche en vitamine A. Puisque ce plat contient un peu plus de 6 g de matières grasses par portion, il faudra le servir avec des aliments à faible teneur en gras comme des filets d'aiglefin arrosés de jus de citron et garnis d'amandes grillées, du brocoli et des pommes de terre au four. Servez une salade de fruits frais comme dessert. Vous aurez ainsi un repas bien équilibré, riche en protéines, en fibres et en vitamines. (Lynn Burdock, R.Dt., Halifax, Nouvelle-Écosse.)

8 t	carottes coupées en rondelles	2 L
3 t	mie de pain	750 ml
2 t	cheddar râpé	500 ml
	sel, poivre et muscade	
2	blancs d'œufs	2
1 t	flocons de maïs écrasés (environ 3 tasses / 750 ml)	250 ml
	Garniture : brins de persil	

Faire cuire les carottes à la vapeur pendant environ 10 minutes ou jusqu'à ce qu'elles soient tendres. Égoutter et réduire en purée. Mettre les carottes, la mie de pain et le cheddar dans un grand bol. Saupoudrer de sel, de poivre et de la muscade.

Battre les blancs d'œufs jusqu'à ce qu'ils forment des pics fermes. Incorporer au mélange de carottes en soulevant délicatement la masse. Façonner le mélange en 24 rouleaux de 2 po (5 cm) de long. Rouler dans les flocons de maïs. Déposer les rouleaux sur une plaque de cuisson à revêtement antiadhésif ou légèrement graissée. Faire cuire au four à 350°F (180°C) pendant environ 20 minutes ou jusqu'à ce qu'ils soient dorés. Garnir de persil.

Temps de préparation :
30 minutes
Temps de cuisson : 20 minutes
Donne 24 rouleaux ou
12 portions.

Environ 159 calories,
7,3 g de protides, 6,7 g de lipides, 17,9 g de glucides et 2,5 g de fibres par portion.

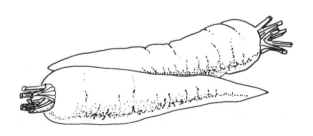

Les consommateurs se demandent souvent pourquoi les pommes de terre verdissent. Bien qu'indésirable, ce changement de couleur est tout à fait normal, si la pomme de terre est exposée à la lumière. Cette couleur provient d'une substance appelée solanine. Il n'est pas conseillé de manger ces pommes de terre vertes; le goût est amer et consommées en grande quantité, elles pourraient vous rendre malade. Pour éviter ce changement de couleur, conservez les pommes de terre dans un endroit sombre.

SUGGESTION DE MENU

Ce plat coloré est économique et facile à préparer. Pour diminuer la teneur en gras de ce plat, préparez-le avec du fromage à faible teneur en gras. Pour un repas complet, riche en protéines, en fer et en vitamine C, servez-le avec une *Soupe au bœuf et à l'orge* (p. 71), des pointes d'asperges nappées de sauce blanche et des quartiers de tomates. Terminez ce gueuleton par un *Gâteau renversé aux pêches* (p. 208). (Elizabeth Farrell, P.Dt., St. Jean, N.-B.)

Temps de préparation:
20 minutes
Temps de cuisson: 40 minutes
Donne 6 portions.

Environ 233 calories, 10,7 g de protides, 10,9 g de lipides, 23,8 g de glucides et 2,6 g de fibres par portion.

DÉLICE AUX TOMATES ET AUX POMMES DE TERRE
(Recette de Rose Telfer, Hamilton, Ontario)

Ce délice aux tomates et aux pommes de terre fera fureur auprès de vos invités. Il est idéal pour les buffets ou les barbecues.

4	tranches de bacon coupées en dés	4
2	gros oignons hachés finement	2
1/2	poivron vert haché finement	1/2
1	branche de céleri hachée finement	1
3	grosses pommes de terre, pelées et hachées	3
2	tomates hachées	2
1 t	cheddar fort, râpé	250 ml
2	œufs (blancs et jaunes séparés)	2
1 c/tab	lait à 2 %	15 ml
1/4 c/thé	sel	1 ml
1/4 c/thé	poivre	1 ml

Faire cuire le bacon dans un poêlon jusqu'à ce qu'il soit croustillant. Retirer et égoutter sur un essuie-tout. Mettre les oignons, le poivron et le céleri dans le poêlon. Cuire à feu moyen-vif pendant 5 minutes. Dégraisser.

Dans une casserole d'eau bouillante, cuire partiellement les pommes de terre pendant 10 minutes. Égoutter. Dans un plat carré de 8 po (20 cm) de côté allant au four, à revêtement antiadhésif ou légèrement graissé, disposer en couches la moitié des pommes de terre, des tomates, du bacon, du mélange de légumes et du cheddar. Répéter l'opération avec le reste des ingrédients.

Fouetter les blancs d'œufs avec le sel et le poivre jusqu'à ce qu'ils soient mousseux. Battre les jaunes d'œufs avec le lait. Incorporer les blancs d'œufs aux jaunes d'œufs. Verser ce mélange sur les légumes. Cuire au four à 350°F (180°C) pendant 40 minutes ou jusqu'à ce que le mélange soit pris.

POMMES DE TERRE ET BROCOLI EN CASSEROLE

(Recette de Mary Jo Ennett, Wallaceburg, Ontario)

Ce plat est tout simplement exquis !

6	pommes de terre moyennes coupées en cubes	6
1/4 t	lait à 2 %	60 ml
1 c/thé	beurre ou margarine	5 ml
1/2 c/thé	poivre blanc	2 ml
1/2 c/thé	persil séché	2 ml
2 t	bouquets de brocoli	500 ml
1	petit oignon haché	1
1 t	cheddar fort, râpé	250 ml

Dans une grande casserole d'eau bouillante, cuire les pommes de terre jusqu'à ce qu'elles soient tendres. Bien égoutter. Ajouter le lait, le beurre, le poivre et le persil. Réduire en purée.

Entre-temps, cuire le brocoli et l'oignon à la vapeur jusqu'à ce qu'ils soient tendres mais croquants, ou cuire au micro-ondes, à intensité maximum (100 %), de 5 à 8 minutes.

Déposer la purée de pommes de terre dans un plat d'une capacité de 8 tasses (2 L) allant au four légèrement graissé. Recouvrir du brocoli, de l'oignon et du cheddar. Couvrir et cuire au four à 350°F (180°C) pendant 10 minutes. Enlever le couvercle et poursuivre la cuisson pendant 5 minutes ou jusqu'à ce que le cheddar soit fondu. Au micro-ondes : couvrir et cuire, à intensité maximum (100 %), pendant 8 minutes.

SUGGESTION DE MENU

Servez ce plat riche en fibres, avec des poitrines de poulet enrobées de graines de sésame, des tomates cerises et du pain de seigle. Pour dessert, servez des framboises et des bleuets. Vous aurez ainsi un repas facile à préparer et à faible teneur en calories et en gras. (Christine Williams, R.P. Dt., Belleville, Ontario.)

Temps de préparation :
20 minutes
Temps de cuisson : 15 minutes
Donne 6 portions.

Environ 223 calories, 9,2 g de protides, 7,4 g de lipides, 31,8 g de glucides et 3,8 g de fibres par portion.

PANAIS EN CASSEROLE
(Recette de Irene Ferguson, Winnipeg, Manitoba)

Un plat des plus savoureux qui se sert tous les jours.
L'addition d'un peu de sucre rehaussera la saveur sucrée
naturelle des panais et des carottes.

1-1/2 lb	panais coupés en rondelles ou un mélange de panais et de carottes coupés	750 g
3 c/tab	beurre ou margarine	45 ml
1/4 t	oignon haché	60 ml
3 c/tab	farine tout usage	45 ml
1 c/thé	sucre	5 ml
1/2 c/thé	basilic séché	2 ml
1/2 c/thé	sel	2 ml
pincée	poivre	pincée
2 t	jus de tomates	500 ml
1 c/tab	beurre ou margarine fondu	15 ml
1/2 t	chapelure	125 ml

Dans une casserole d'eau bouillante, faire cuire les panais de 5 à 10 minutes ou jusqu'à ce qu'ils soient tendres (il ne faut pas trop les cuire car ils pourraient se défaire en bouillie). Bien égoutter.

Dans un poêlon, faire fondre le beurre à feu moyen-vif. Y faire cuire l'oignon pendant environ 5 minutes. Ajouter la farine, le sucre, le basilic, le sel et le poivre. Incorporer petit à petit le jus de tomates. Cuire, en remuant sans arrêt, pendant 5 minutes ou jusqu'à ce que la sauce épaississe.

Dans un plat allant au four, légèrement graissé, mélanger la sauce tomate et les panais. Mêler le beurre et la chapelure. Saupoudrer sur les panais. Cuire au four à 375° F (190° C) pendant 15 minutes ou jusqu'à ce que la préparation soit dorée.

SUGGESTION DE MENU

Puisque la sauce contient beaucoup de matières grasses, servez ce plat avec du poisson blanc cuit au four (il constitue une bonne source de protéines), du riz brun et des petits pois (ils sont très riches en fibres). Pour le dessert, servez des tranches de kiwi et d'orange nappées de yogourt à faible teneur en gras. (Heather More, R.D., Winnipeg, Manitoba.)

Temps de préparation :
15 minutes
Temps de cuisson : 15 minutes
Donne 6 portions.

Environ 225 calories,
3,7 g de protides, 8,2 g de lipides, 36,6 g de glucides et 4,7 g de fibres par portion.

On reconnaît facilement la courge spaghetti à sa forme allongée et à sa peau jaune pâle et brillante. On peut la faire cuire facilement au four conventionnel et au four à micro-ondes. Sa chair cuite ressemble étrangement à de fines pâtes dorées. On peut l'accompagner de différentes sauces. Pourquoi ne pas remplacer les pâtes par de la courge et la servir avec votre sauce à spaghetti favorite?

SUGGESTION DE MENU

Puisque la sauce contient beaucoup de matières grasses il est préférable de la servir en quantité raisonnable. La courge spaghetti et champignons sera délicieuse servi avec des côtelettes d'agneau au cari, du *Pain à l'aneth* (p. 186) et une *Sangria blonde* (p. 238). Terminez ce délicieux repas par une mousse à la menthe et du yogourt à faible teneur en gras. (Elizabeth Farrell, P.Dt., St. Jean, N.-B.)

La courge spaghetti est disponible à partir du mois d'août jusqu'au mois de septembre.

COURGE SPAGHETTI ET CHAMPIGNONS

(Recette de Marlyn Ambrose-Chase,
Moose Jaw, Saskatchewan)

Une fois cuite la courge spaghetti se défait en filaments qui ressemblent à s'y méprendre au spaghetti. Servez ce succulent légume avec votre sauce à spaghetti préférée ou une sauce à spaghetti aux lentilles (p. 107).

1	courge spaghetti (environ 3-1/2 lb / 1,5 kg)	1
2 c/tab	beurre ou margarine	30 ml
2 t	champignons coupés en tranches	500 ml
1	échalote hachée	1
1	petite branche de céleri hachée	1
2 t	tomates moyennes hachées	500 ml
2 c/tab	farine tout usage	30 ml
1 t	lait à 2 %	250 ml
1/2 t	cheddar râpé	125 ml
1 c/thé	origan séché	5 ml
1/2 c/thé	poudre d'ail	2 ml
1/2 c/thé	sel	2 ml
1/4 c/thé	poivre frais, moulu	1 ml
	Garniture: parmesan râpé	

Au micro-ondes: percer la courge sur toute sa surface. La placer sur une double épaisseur de papier essuie-tout. Cuire à intensité maximum (100 %) pendant 10 minutes. Tourner la courge à mi-cuisson. Couper la courge en deux dans le sens de la longueur. Épépiner. Couvrir les moitiés de courge d'une pellicule de plastique en relevant un des coins. Poursuivre la cuisson à intensité maximum de 10 à 15 minutes ou jusqu'à ce qu'elles soient tendres. Tourner deux fois pendant la cuisson. Laisser reposer 5 minutes. À l'aide d'une fourchette, retirer les spaghettis. Les mettre dans un bol et assaisonner. Couvrir et garder au chaud.

Préparation de la sauce: dans un plat d'une capacité de 4 tasses (1 L), faire fondre le beurre à intensité maximum

Temps de préparation :
15 minutes
Temps de cuisson : environ
35 minutes
Donne 6 portions.

Environ 163 calories,
6,1 g de protides, 8,2 g de
lipides, 18,0 g de glucides et
3,6 g de fibres par portion.

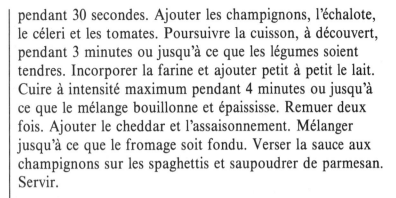

pendant 30 secondes. Ajouter les champignons, l'échalote, le céleri et les tomates. Poursuivre la cuisson, à découvert, pendant 3 minutes ou jusqu'à ce que les légumes soient tendres. Incorporer la farine et ajouter petit à petit le lait. Cuire à intensité maximum pendant 4 minutes ou jusqu'à ce que le mélange bouillonne et épaississe. Remuer deux fois. Ajouter le cheddar et l'assaisonnement. Mélanger jusqu'à ce que le fromage soit fondu. Verser la sauce aux champignons sur les spaghettis et saupoudrer de parmesan. Servir.

Au four conventionnel : couper la courge en deux. Placer les moitiés de courge sur une plaque de cuisson. Cuire au four à 350°F (180°C) de 25 à 30 minutes (côté coupé sur le dessous) ou faire bouillir pendant 20 minutes dans 2 po (5 cm) d'eau (côté coupé sur le dessous).

Préparation de la sauce : dans un poêlon, faire fondre le beurre à feu moyen-vif. Y cuire les champignons, l'échalote, le céleri et les tomates pendant 5 minutes ou jusqu'à ce qu'ils soient tendres. Incorporer la farine et ajouter le lait petit à petit. Cuire en remuant constamment jusqu'à ce que la sauce épaississe. Ajouter le cheddar et l'assaisonnement et mélanger jusqu'à ce qu'il soit fondu. Verser la sauce sur les spaghettis et saupoudrer de parmesan.

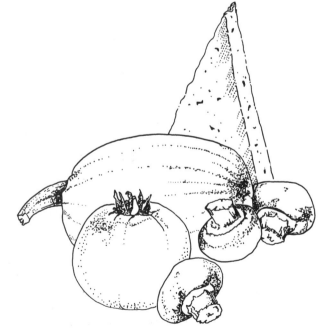

Avez-vous déjà eu de la difficulté à couper une grosse courge à pelure dure? Suivez cette méthode facile: faites une fente dans la tige et avec un couteau bien affûté, percez la pelure à l'endroit où vous voulez la couper. Insérez le couteau et frappez plusieurs fois avec un marteau ou un maillet de bois. La courge devrait s'ouvrir d'elle-même.

SUGGESTION DE MENU

Dans ce plat ce sont les noix qui constituent la principale source de matières grasses. Servi avec un rôti de porc, une *Salade aux épinards, sauce crémeuse à l'ail* (p. 136) et un riz brun, il sera tout à fait délicieux. Vous aurez ainsi un repas riche en fibres, en thiamine et en fer. Terminez agréablement votre repas avec des pêches melba, elles fournissent aussi du calcium. (Yolanda Jakus, R.P.Dt., London, Ontario.)

Temps de préparation:
10 minutes
Temps de cuisson: environ
50 minutes
Donne 4 portions.

Environ 323 calories,
3,6 g de protides, 7,7 g de lipides, 67,7 g de glucides et 6,1 g de fibres par portion.

COURGE FARCIE AUX POMMES
(Recette de Irene Mofina, Shannonville, Ontario)

Les courges évidées font de jolis plats pour servir du riz, de la viande et même des fruits.

2	courges à la moelle	2
2 t	sauce aux pommes non sucrée	500 ml
1/2 t	raisins secs	125 ml
1/4 t	miel ou mélasse	60 ml
1/4 t	noix hachées	60 ml
1 c/tab	beurre ou margarine	15 ml
1 c/tab	zeste de citron	15 ml
1/4 c/thé	cannelle moulue	1 ml
2 c/thé	jus de citron	10 ml

Couper les courges en deux. Épépiner. Mélanger la sauce aux pommes, les raisins secs, le miel et les noix. Remplir les courges de ce mélange. Déposer des noisettes de beurre sur chaque courge. Saupoudrer du zeste de citron et de la cannelle. Arroser du jus de citron.

Mettre les courges dans un plat peu profond allant au four. Ajouter suffisamment d'eau bouillante de manière à couvrir toute la surface du plat (1/4 de po (1 cm)). Couvrir et cuire au four à 375°F (190°C) pendant 30 minutes. Enlever le couvercle et poursuivre la cuisson pendant 20 minutes ou jusqu'à ce que les courges soient tendres.

NAVET EN CASSEROLE
(Recette de Nadia Martin, Eden Mills, Ontario)

Ce plat doux et délicat fera un malheur à votre table.

1 c/tab	beurre ou margarine fondu	15 ml
1/2 t	oignon haché	125 ml
3 t	navets cuits en purée	750 ml
2	œufs (blancs et jaunes séparés)	2
1/4 t	lait écrémé	60 ml
3 c/tab	farine tout usage	45 ml
1 c/tab	poudre à pâte	15 ml
1/2 c/thé	sel	2 ml
1/4 c/thé	muscade moulue	1 ml
pincée	poivre frais, moulu	pincée
1/2 t	chapelure de blé entier	125 ml

Dans un poêlon à revêtement antiadhésif, cuire l'oignon dans 1 cuil. à thé (5 ml) de beurre jusqu'à ce qu'il soit tendre. L'ajouter à la purée de navet.

Battre les blancs d'œufs jusqu'à ce qu'ils forment des pics fermes. Réserver. Fouetter les jaunes d'œufs avec le lait. Y incorporer la farine, la poudre à pâte et l'assaisonnement. Ajouter, en remuant, le mélange de jaunes d'œufs à la purée de navet. Y incorporer les blancs d'œufs battus en soulevant délicatement la masse. Graisser un plat allant au four d'une capacité de 6 tasses (1,5 L) et y verser la préparation. Mélanger la chapelure et le reste du beurre fondu. Saupoudrer sur les navets. Cuire au four à 375°F (190°C) pendant 30 minutes.

Temps de préparation:
20 minutes
Temps de cuisson: environ
30 minutes
Donne 6 portions.

Environ 119 calories,
4,7 g de protides, 4,3 g de
lipides, 16,6 g de glucides et
2,9 g de fibres par portion.

SALADES FRAÎCHES ET NUTRITIVES

*Les salades sont toujours appréciées
en été et ensoleillent vos
journées d'hiver.*

Autrefois, on trouvait sur le marché trois sortes de laitue : la Iceberg, la romaine et la Boston. Aujourd'hui, le choix est beaucoup plus varié. On n'a qu'à penser aux laitues de fantaisie comme la laitue *Bibb*, le *radicchio*, le cresson, la laitue à feuilles rouges, sans oublier les pois mange-tout, les endives et les fines herbes fraîches. En rehaussant vos salades avec des agrumes, des poires, des pommes, des kiwis et des fraises, elles seront encore plus délicieuses. Originaire d'Italie, le *radicchio* (de la même famille que la chicorée) est un vrai délice. Utilisez-en une ou deux feuilles comme garniture ou encore dans une salade verte. Il donnera du goût à toutes vos salades.

L'*arugula*, aux feuilles vert foncé, est petite, tendre et légèrement âcre. Elle relèvera la saveur de toutes vos salades, des plus douces aux plus amères.

L'endive est d'un vert pâle presque blanc, aux feuilles serrées en forme de pointe. Elle est toujours croustillante et savoureuse en salade ou en trempette. Il faut toujours choisir ses laitues en fonction de la saison. Les laitues fraîches du printemps et de l'été sont les plus savoureuses. Ainsi la *Salade de légumes d'hiver* (p. 144) ou la *Salade de carottes et d'orange au yogourt* (p. 138) sont plus économiques à préparer en hiver que les salades de laitue. Les salades d'épinards sont également plus économiques et tout aussi délicieuses.

Les salades doivent être un plaisir pour les yeux. Alors, donnez-leur fière allure en les présentant joliment. Par exemple, disposez des morceaux d'orange et des pois mange-tout sur une feuille de laitue. Puis nappez-les d'une sauce au yogourt (voir *Salade de broccoli et de carottes* (p. 143) et garnissez le tout de graines de tournesol et de quelques raisins secs. Vous aurez ainsi une salade nutritive qui fera le plaisir de tous les fins gourmets.

COMMENT FAIRE POUSSER LES FINES HERBES

Été comme hiver, les fines herbes fraîches sont délicieuses. Alors, pour toujours en avoir sous la main, pourquoi ne pas en faire pousser chez vous?

L'orientation sud sera le meilleur choix. Cependant les herbes pousseront quand même si elles sont placées à l'est ou à l'ouest. L'origan, le *cilantro*, le laurier, le thym, le romarin, la marjolaine et l'estragon poussent facilement. Le persil, l'aneth, la ciboulette et le basilic ne valent pas la peine d'être cultivés car on peut se les procurer facilement. Il est important d'acheter de la bonne terre, des pots en terre cuite avec une assiette (ils absorbent et libèrent l'humidité) et un bon fertilisant. Les fines herbes ne doivent pas être trop arrosées, car elles pourraient mourir.

Pour conserver vos fines herbes, rincez-les à l'eau froide. Choisissez les meilleures feuilles et enlevez les tiges. Essorez-les et laissez-les sécher dans un linge. Vous pouvez les conserver au réfrigérateur jusqu'à une semaine, enroulées dans un essuie-tout placé dans un sac de plastique fermé hermétiquement. Lorsque vous ne pouvez pas vous procurer de fines herbes fraîches, utilisez des herbes séchées: 1 cuil. à thé (5 ml) d'herbes séchées remplace 1 cuil. à table (15 ml) d'herbes fraîches.

Pour garnir vos salades, vous pouvez utiliser des feuilles de menthe, de basilic, d'estragon ou d'aneth. Les feuilles de céleri et de carottes enjoliveront également vos plats.

LES SALADES COMME PLATS DE RÉSISTANCE

Les salades de pâtes, de riz ou de pommes de terre peuvent être servies comme plats principaux, il suffit d'y ajouter des protéines. Mettez-y du saumon, du thon, du jambon, du poulet, du rôti de bœuf ou de porc froid, des œufs et du fromage. Servez-les avec de la laitue en feuilles, des tomates tranchées ou des concombres marinés parfumés aux fines herbes. Du pain et un verre de lait compléteront bien ce repas léger et nourrissant.

VINAIGRES AUX FINES HERBES

Les vinaigres relèvent agréablement le goût des salades et permettent ainsi de réduire la quantité d'huile utilisée dans la préparation des vinaigrettes.

Pour préparer vos vinaigres maison aux fines herbes utilisez les proportions suivantes: 2/3 de tasse (160 ml) d'herbes fraîches bien tassées pour 1 tasse (250 ml) de vinaigre. Cueillez les herbes avant la floraison, écrasez-les légèrement pour en extraire leur saveur. Déposez-les dans des pots propres, stérilisés. Remplissez de vinaigre rouge, blanc ou de vinaigre de riz (achetez toujours un vinaigre de qualité). Laissez reposer environ deux semaines dans un endroit chaud et sombre, secouez le pot de temps à autre. Égouttez, embouteillez et fermez hermétiquement. Conservez dans un endroit frais.

LES HUILES

Les huiles rehaussent délicieusement la saveur des aliments. L'huile d'olive, par exemple, donnera un petit goût particulier à vos plats de légumes sautés.

L'huile de sésame, de noix et d'arachide ont une saveur unique. Utilisées en petites quantités, elles relèveront le goût de toutes vos vinaigrettes. Bien qu'elles soient un peu plus chères que les autres huiles, elles valent la peine d'être essayées. Par contre, elles perdent un peu de leur saveur dans les plats plus épicés.

SALADE AUX ÉPINARDS, SAUCE CRÉMEUSE À L'AIL

(Recette de Gail P. Foster, St-Lazare, Québec)

Servez cette délicieuse salade aux épinards
avec des croûtons de blé entier.

SAUCE CRÉMEUSE À L'AIL

1/2 t	yogourt nature à faible teneur en gras	125 ml
1/4 t	persil frais, haché	60 ml
2 c/tab	mayonnaise légère	30 ml
1	grosse gousse d'ail hachée	1
pincée	sel et poivre	pincée

1	tranche de pain de blé entier	1
10 t	feuilles d'épinards	2,5 L
1-1/2 t	champignons coupés en tranches	375 ml
1/4 t	luzerne	60 ml
2 c/tab	parmesan râpé	30 ml

Couper le pain en cubes. Faire griller au four à 350°F (180°C) pendant 5 minutes ou jusqu'à ce qu'ils soient dorés et croustillants.

Défaire les épinards en petits morceaux. Dans un grand bol à salade, mélanger les croûtons, les épinards, les champignons, la luzerne et le parmesan.

Mélanger le yogourt, le persil, la mayonnaise, l'ail, le sel et le poivre. Verser cette sauce sur les légumes. Remuer pour bien enrober.

Variante : ajoutez 1/2 tasse (125 ml) de l'un des ingrédients suivants : pommes hachées, mandarines, poivrons rouges ou verts, tomates ou oignons rouges.

SUGGESTION DE MENU

Cette salade aromatisée à l'ail est faible en calories et en gras. Servez-la avec un filet de porc parfumé aux fines herbes, des pommes de terre au persil rôties au four et un *Pain brun à la vapeur* (p. 203). Terminez ce festin tout en fraîcheur par un sorbet aux melons et à la menthe. (Barbara Winder, R.P.Dt., Hamilton, Ontario).

Temps de préparation :
15 minutes
Temps de cuisson : 5 minutes
Donne 6 portions.

Environ 74 calories, 5,3 g de protides, 2,9 g de lipides, 8,6 g de glucides et 3,3 g de fibres par portion.

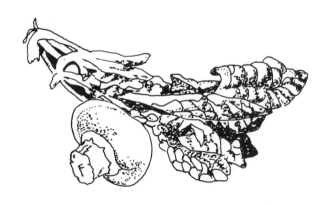

La laitue Iceberg se conservera mieux si vous l'entreposez correctement. Enlevez le cœur et lavez bien la laitue. Entreposez-la loin des fruits comme les melons et les pommes. Ces derniers dégagent de l'éthylène, gaz incolore qui peut faire rouiller les feuilles.

SALADE DU JARDIN AU FROMAGE COTTAGE
(Recette de Susan Close, Kitchener, Ontario)

La moutarde de Dijon relève délicieusement la saveur de cette salade.

1-1/2 t	fromage cottage à faible teneur en gras (2 %)	375 ml
3/4 t	concombre anglais coupé en dés	180 ml
1/2 t	carottes râpées	125 ml
1/2 t	courgettes râpées	125 ml
1	échalote hachée	1
2 c/thé	moutarde de Dijon	10 ml
1/4 c/thé	sauce Worcestershire	1 ml
	feuilles de laitue ou pains pita de blé entier	

Dans un bol, mélanger le fromage cottage, le concombre, les carottes, les courgettes, l'échalote, la moutarde et la sauce Worcestershire. Couvrir et laisser refroidir pour bien mélanger les saveurs.

Servir sur des feuilles de laitue comme plat principal, ou dans des pains pita en sandwich. Cette salade peut être également utilisée pour farcir des tomates.

Variante: pour de délicieux hors-d'œuvre, farcir des tomates-cerises ou des morceaux de concombres épépinés de cette salade.

Temps de préparation:
15 minutes
Temps de refroidissement:
1 heure ou plus
Donne 4 portions.

Environ 88 calories,
11,9 g de protides, 1,8 g de lipides, 6,0 g de glucides et 0,8 g de fibres par portion.

SALADE DE CAROTTES ET D'ORANGE AU YOGOURT

(Recette de Judy Koster, Bridgewater, Nouvelle-Écosse)

Rapide et facile à préparer, cette salade accompagne aussi bien les viandes froides que les viandes grillées au barbecue. Vous pouvez remplacer le yogourt aux pêches par d'autres yogourts parfumés aux fruits.

1-1/2 t	carottes râpées	375 ml
1/2 t	quartiers d'orange	125 ml
1/2 t	raisins secs	125 ml
1/3 t	noix hachées	80 ml
1/4 t	yogourt aux pêches à faible teneur en gras	60 ml
1 c/thé	jus de citron	5 ml
1 c/thé	sucre	5 ml
1/4 c/thé	sel	1 ml
	feuilles de laitue	

Dans un bol de grandeur moyenne, mélanger les carottes et les quartiers d'orange. Verser suffisamment d'eau bouillante sur les raisins secs pour les recouvrir. Laisser reposer pendant 5 minutes. Bien égoutter. Ajouter au mélange de carottes. Incorporer les noix, le yogourt, le jus de citron, le sucre et le sel. Servir sur des feuilles de laitue.

SUGGESTION DE MENU

Cette salade délicieuse fournit des fibres et de la vitamine A. De plus, la sauce au yogourt ne contient pas beaucoup de matières grasses. Servez-la avec un *Ingeleoge vis* (p. 47), un *Riz californien en casserole* (p. 165) et des têtes de violon au citron. Vous aurez ainsi un repas riche en protéines. Pour terminer ce repas en beauté, servez une *Croustade d'hiver aux fruits* (p. 222). (Kathleen Hodgins, R.D., Thompson, Manitoba.)

Temps de préparation:
10 minutes
Temps de refroidissement:
30 minutes ou plus
Donne 4 à 6 portions.

Environ 106 calories,
2,1 g de protides, 3,5 g de lipides, 18,7 g de glucides et 2,2 g de fibres par portion.

SAUCE À SALADE
AUX AGRUMES

1/4 t	jus d'orange frais	60 ml
1 c/tab	jus de citron frais	15 ml
1 c/tab	menthe fraîche, hachée	15 ml
1 c/thé	sucre	5 ml
1/2 c/thé	zeste d'orange râpé	2 ml
1/4 c/thé	zeste de citron râpé	1 ml
1 t	fraises coupées en tranches	250 ml

La luzerne et les germes de soja ne sont plus le lot exclusif des végétariens purs et durs. Ils sont fort recherchés aujourd'hui. Les producteurs cultivent même des pousses de radis et de graines de moutarde, ils ont une saveur plus relevée. Lisez bien les étiquettes et essayez ces pousses dans vos salades ou comme garniture dans vos hamburgers ou dans vos hot-dogs.

Temps de préparation :
15 minutes
Temps de refroidissement :
environ 30 minutes
Donne 6 portions.

Environ 23 calories, 0,7 g de protides, 0,2 g de lipides, 5,2 g de glucides et 1,1 g de fibres par portion.

LAITUES MÉLANGÉES
AUX FRAISES FRAÎCHES
(Recette de Janice McDowell, Penticton, C.-B.)

Comment ne pas être inventif dans la préparation des salades alors que l'on trouve sur le marché une si grande variété de laitues ! Essayez donc la laitue à feuilles rouges, l'arugula ou le cresson, elles sont toutes aussi savoureuses que la laitue Iceberg ou Bibb. Même arrosée de Vinaigrette de franboise au basilic *(p. 153), cette salade rafraîchissante ne contient pas plus qu'un gramme de matières grasses par portion.*

4 t	laitues variées déchiquetées	1 L
1/2 t	oignon rouge coupé en tranches	125 ml
1/2 t	luzerne	125 ml

Dans un grand bol à salade, mélanger les laitues, l'oignon et la luzerne. Couvrir et réfrigérer.

Mélanger les jus d'orange et de citron, la menthe, le sucre et les zestes. Verser sur les fraises. Couvrir et réfrigérer.

Au moment de servir, verser le mélange de fraises sur les laitues. Brasser délicatement.

Variante : Vous pouvez remplacer les fraises par des mandarines en conserve égouttées.

SALADE HAWAÏENNE AUX CANNEBERGES
(Recette de Carol Sage, Scarborough, Ontario)

Cette salade accompagne délicieusement la volaille. Vous pouvez doubler la recette si vous recevez un grand nombre d'invités.

1 t	eau bouillante	250 ml
1	paquet de 85 g de gélatine à l'orange	1
1	boîte de 6,5 oz (184 ml) de sauce aux canneberges entières	1
1 t	ananas écrasés avec le jus	250 ml
1/2 t	céleri haché	125 ml
	Garniture : tranches d'orange, persil, feuilles de laitue	

Dans un petit bol, verser l'eau bouillante sur la gélatine. Mélanger jusqu'à ce qu'elle soit dissoute. Incorporer la sauce aux canneberges, l'ananas et le céleri. Rincer un moule d'une capacité de 4 tasses (1 L). Y verser le mélange de canneberges. Couvrir et réfrigérer pendant environ 3 heures.

Démouler sur un plat de service. Garnir de tranches d'orange, de persil ou de laitue. Servir.

Temps de préparation :
15 minutes
Temps de refroidissement :
environ 3 heures
Donne 6 portions.

Environ 132 calories,
1,6 g de protides, 0,1 g de lipides, 33,0 g de glucides et 0,6 g de fibres par portion.

SALADE DE CHOU ET DE FRUITS ÉPICÉE

(Recette de Marlyn Ambrose-Chase, Moose Jaw,
Saskatchewan)

*Cette salade de chou peu ordinaire fera le bonheur
de tous les amateurs de cari.*

1	petit chou vert	1
3 c/tab	beurre ou margarine	45 ml
1/3 t	échalotes hachées finement	80 ml
1/4 t	céleri haché finement	60 ml
1 à 2 c/thé	poudre de cari	5 à 10 ml
1 c/thé	fécule de maïs	5 ml
1 c/thé	sel	1 ml
pincée	poivre frais, moulu	pincée
1 t	jus d'orange	250 ml
1	carotte coupée en tranches fines	1
1	pomme rouge à cuire coupée en quartiers	1
2	oranges pelées en quartiers	2
1/4 t	chutney	60 ml

Enlever 4 à 6 feuilles du chou. Dans une casserole d'eau bouillante, blanchir les feuilles de chou pendant environ 15 secondes ou jusqu'à ce qu'elles soient presque tendres. Rincer à l'eau froide. Bien égoutter et réserver.

Trancher le reste du chou en lanières très fines.

Dans un grand poêlon, faire fondre le beurre à feu moyen-vif. Y cuire les échalotes et le céleri pendant 3 minutes. Incorporer la poudre de cari, la fécule de maïs, le sel et le poivre. Poursuivre la cuisson pendant 5 minutes. Remuer souvent.

Ajouter le jus d'orange, le chou tranché et la carotte. Couvrir et porter à ébullition. Réduire le feu et cuire pendant 10 minutes. Incorporer la pomme et poursuivre la cuisson pendant 2 minutes. Ajouter, en remuant, les oranges et le chutney. Chauffer pendant environ 4 minutes. Servir dans un grand bol foncé des feuilles de chou blanchies.

SUGGESTION DE MENU

Cette délicieuse salade de chou constitue une source de fibres et de vitamines A et C. Pour un repas conforme au *Guide alimentaire canadien*, servez cette salade avec du poulet tandoori, des pommes de terre parfumées aux fines herbes et du pain pita au blé entier. Un yogourt glacé aux baies clôturera ce repas en beauté. (Kelly McQuillen, Whitehorse, Yukon).

Temps de préparation : 25 minutes
Temps de cuisson : environ 15 minutes
Donne 6 portions.

Environ 161 calories, 2,3 g de protides, 6,1 g de lipides, 27,3 g de glucides et 4,8 g de fibres par portion.

SALADE DE POMMES DE TERRE, VINAIGRETTE À L'ESTRAGON

(Recette de Donna Nadolny, Brampton, Ontario)

Cette vinaigrette parfumée à l'estragon fait de cette salade un plat tout à fait original.

Puisque le vinaigre décolore la peau du radis, il est préférable d'ajouter les radis au moment de servir.

Achetez du vinaigre de vin de qualité, il relèvera davantage la saveur de votre salade.

SUGGESTION DE MENU

Cette salade arrosée de cette délicieuse vinaigrette à l'estragon a une plus faible teneur en gras que la salade de pommes de terre classique. Les pommes de terre fournissent des fibres et des glucides complexes. Servez-la avec des tranches de saumon garnies de citron et des *Légumes sautés et glacés* (p. 120). Terminez ce délicieux repas par des fruits frais nappés de yogourt. (Ellen Vogel, R.D., Winnipeg, Manitoba).

2 c/tab	vinaigre de vin rouge	30 ml
1 c/tab	huile végétale	15 ml
2 c/thé	estragon séché	10 ml
1 c/thé	moutarde à gros grains	5 ml
1/2 c/thé	raifort	2 ml
1	petite gousse d'ail hachée	1
1/4 c/thé	sel	1 ml
1/4 c/thé	poivre frais, moulu	1 ml
3	grosses pommes de terre non pelées	3
1/2 t	céleri coupé en tranches	125 ml
1/4 t	échalotes hachées	60 ml
1/4 t	poivron jaune haché	60 ml
1/2 t	radis coupés en fines tranches	125 ml
	Garniture : feuilles de céleri	

Préparation de la vinaigrette : battre le vinaigre avec l'huile, l'estragon, la moutarde, le raifort, l'ail, le sel et le poivre. Dans une casserole d'eau bouillante, faire cuire les pommes de terre jusqu'à ce qu'elles soient tendres. Bien égoutter et laisser refroidir. Couper les pommes de terre en cubes. Arroser de vinaigrette les pommes de terre tièdes. Couvrir et réfrigérer.

Ajouter le céleri, les échalotes et le poivron jaune au mélange de pommes de terre. Couvrir et réfrigérer pendant au moins 1 heure. Ajouter les radis. Garnir de feuilles de céleri. Servir.

Temps de préparation :
20 minutes
Temps de refroidissement :
1 heure ou plus
Donne 6 portions.

Environ 107 calories,
2,3 g de protides, 2,5 g de lipides, 20,0 g de glucides et 2,3 g de fibres par portion.

SALADE DE BROCOLI ET DE CAROTTES

(Recette de Betty Dent, Belleville, Ontario)

Hiver comme été, cette salade haute en couleurs vous enchantera.
Préparez-la la veille et réfrigérez-la, elle n'en sera que plus savoureuse.

1	petit pied de brocoli, haché (environ 2 tasses (500 ml))	1
1 t	carottes râpées	250 ml
1 t	graines de tournesol	250 ml
1 t	raisins secs	250 ml
2	échalotes hachées	2

Dans un grand bol, mélanger le brocoli, les carottes, les graines de tournesol, les raisins et les échalotes.

Mélanger le yogourt, le miel et le jus de citron. Verser cette sauce sur les légumes. Remuer pour bien enrober. Couvrir et réfrigérer de 1 à 2 heures.

SAUCE À SALADE AU YOGOURT ET AU MIEL

1 t	yogourt nature à faible teneur en gras	250 ml
1/4 t	miel	60 ml
3 c/tab	jus de citron	45 ml

SUGGESTION DE MENU

Les graines de tournesol sont nutritives mais élevées en gras. Il est donc préférable de servir cette salade avec des plats à faible teneur en gras. Servez-la avec un saumon poché au vin blanc et aux fines herbes, du riz et des haricots verts à la muscade, cuits à la vapeur. Un sorbet à l'orange est le dessert tout indiqué pour ce genre de repas. (Louise Poole, Yellowknife, Territoires du Nord-Ouest)

Temps de préparation :
15 minutes
Temps de refroidissement :
1 à 2 heures
Donne 6 portions.

Environ 303 calories,
10,1 g de protides, 12,4 g de lipides, 44,8 g de glucides et 5,2 g de fibres par portion.

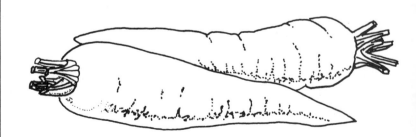

SALADE DE LÉGUMES D'HIVER

(Recette de Betty Jane Humphrey, Owen Sound, Ontario)

Cette salade savoureuse est idéale pour la saison froide, alors que les légumes frais sont plus coûteux.

SAUCE À SALADE AU RAIFORT

1/4 t	yogourt nature à faible teneur en gras	60 ml
1 c/tab	vinaigre de cidre	15 ml
1 c/tab	sauce chili	15 ml
1 c/thé	raifort	5 ml
pincée	sel	pincée

1/2 lb	panais coupés en morceaux de 1/2 po (2 cm)	225 g
1/2 lb	carottes coupées en morceaux de 1/2 po (2 cm)	225 g
2	branches de céleri coupées en tranches	2
1/2	petit oignon rouge, haché	1/2
1/2 t	raisins secs	125 ml

Faire cuire les panais et les carottes à la vapeur jusqu'à ce qu'ils soient tendres mais croquants. Les passer sous l'eau froide. Bien égoutter. Dans un bol de grandeur moyenne, mélanger les panais, les carottes, le céleri, l'oignon et les raisins secs.

Mélanger le yogourt, le vinaigre de cidre, la sauce chili, le raifort et le sel. Verser cette sauce sur les légumes. Remuer pour bien enrober. Couvrir et réfrigérer pendant au moins 1 heure.

Temps de préparation : 15 minutes
Temps de cuisson : 10 à 15 minutes
Temps de refroidissement : 1 heure
Donne 4 à 6 portions.

Environ 106 calories, 2,2 g de protides, 0,5 g de lipides, 25,3 g de glucides et 3,7 g de fibres par portion.

SALADE À L'ORANGE ET AU RIZ BRUN

(Recette de Fran J. Maki, Surrey, C.-B.)

Cette délicieuse salade a gagné une mention d'honneur lors de la dernière épreuve du concours de recettes « Recette-santé ».

SAUCE À SALADE

1/4 t	mayonnaise légère	60 ml
3 c/tab	jus d'orange concentré	45 ml
3 c/tab	huile végétale	45 ml
1 c/tab	jus de citron	15 ml
1 c/tab	miel	15 ml
1/4 c/thé	moutarde sèche	1 ml
1/8 c/thé	sauce tabasco	0,5 ml

2 t	eau bouillante	500 ml
3/4 t	riz brun	180 ml
3/4 t	céleri haché	180 ml
1	boîte de 10 oz (284 ml) de mandarines, égouttées	1
1/2 t	morceaux d'ananas	125 ml
12	olives noires, dénoyautées et coupées en tranches	12
2 c/tab	graines de tournesol	30 ml
	Garniture : laitue, fraises entières, graines de tournesol	

Dans une casserole d'eau bouillante, cuire le riz pendant 45 minutes ou jusqu'à ce qu'il soit tendre et que l'eau soit complètement absorbée. Laisser refroidir.

Dans un bol de grandeur moyenne, mélanger le riz, le céleri, les mandarines, l'ananas, les olives noires et les graines de tournesol.

Mélanger la mayonnaise, le jus d'orange, l'huile, le jus de citron, le miel, la moutarde sèche et la sauce tabasco. Verser ce mélange sur la salade et brasser délicatement. Couvrir et réfrigérer pendant une heure.

Foncer 6 assiettes de feuilles de laitue. Déposer le mélange de riz au centre. Garnir de fraises et de graines de tournesol.

SUGGESTION DE MENU

Cette salade haute en couleurs fournit des fibres et des vitamines C et B. Puisque certains ingrédients sont élevés en gras, il sera préférable de la servir avec des plats à faible teneur en gras. Accompagnez-la de poulet barbecue froid, sans peau, de petits pains de blé entier et de *Légumes marinés* (p. 48). Puis, servez des baies fraîches comme dessert. (Patti Benzer, R.D.N., Kelowna, C.-B.)

Temps de préparation : 10 minutes
Temps de cuisson : 40 à 45 minutes
Temps de refroidissement : 1 heure
Donne 6 portions.

Environ 289 calories, 3,6 g de protides, 13,0 g de lipides, 41,7 g de glucides et 2,5 g de fibres par portion.

VINAIGRETTE AU PERSIL ET AU CITRON

1/2 t	vinaigre	125 ml
1/2 t	sucre	125 ml
2 c/thé	jus de citron	10 ml
1 c/thé	persil frais, haché	5 ml
1 c/thé	moutarde sèche	5 ml
pincée	paprika, poivre de Cayenne, poudre d'ail, sel, poivre	pincée
1 t	huile d'olive	250 ml

SUGGESTION DE MENU

Servez cette salade avec des côtelettes d'agneau au citron et aux fines herbes, des carottes en julienne et des Biscuits à thé de blé entier (p. 190). Faites griller vos côtelettes, et faites cuire vos carottes à la vapeur. Ne mettez pas trop de beurre sur vos biscuits, vous aurez ainsi un repas à faible teneur en gras. Terminez votre repas tout en fraîcheur par un Sorbet aux fraises (p. 223). (Christine Williams, R.P.Dt., Belleville, Ontario).

Temps de préparation : 10 minutes
Temps de cuisson : 20 à 25 minutes
Donne 1-1/2 tasse (375 ml) vinaigrette, 6 portions de salade.

Environ 257 calories, 3,3 g de protides, 14,7 g de lipides, 29,1 g de glucides et 1,2 g de fibres par portion.

SALADE DE RIZ AUX ÉPINARDS
(Recette de Gertrude Boudreau, Rockland, Ontario)

Découvrez un plat délicieux en préparant cette savoureuse salade.

2 t	eau bouillante	500 ml
3/4 t	riz blanc à grain long	180 ml
1/4 t	huile d'olive	60 ml
2 c/tab	sauce soja	30 ml
1 t	germes de soja	250 ml
1 t	feuilles d'épinards coupées en morceaux	250 ml
1/2 t	poivron vert haché	125 ml
1/4 t	raisins secs	60 ml
2 c/tab	persil frais, haché	30 ml
2 c/tab	échalotes hachées	30 ml

Dans une casserole d'eau bouillante, cuire le riz pendant 20 minutes ou jusqu'à ce qu'il soit tendre et que l'eau soit absorbée. Ajouter l'huile et la sauce soja. Laisser refroidir.

Dans un grand bol, mélanger les germes de soja, les épinards, le poivron, les raisins, le persil, les échalotes et le riz.

Préparation de la vinaigrette : battre le vinaigre avec le sucre, le jus de citron, le persil, la moutarde et l'assaisonnement. Incorporer l'huile petit à petit en battant. Verser 1/4 de tasse (60 ml) de la vinaigrette sur la salade. Réfrigérer le reste de la vinaigrette. (Gardez cette vinaigrette pour arroser vos salades préférées.)

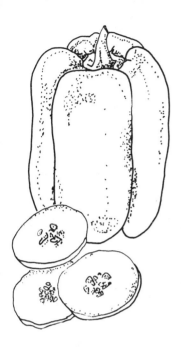

SALADE GASPACHO EN GELÉE
(Recette de Marie Hermary, Red Deer, Alberta)

Vous retrouverez toute la saveur de la gaspacho *dans cette salade et elle donnera une touche de fraîcheur à tous vos plats.*

1	enveloppe de gélatine sans saveur	1
1-1/4 t	jus de légumes	310 ml
1 c/thé	bouillon de bœuf en poudre	5 ml
2 c/tab	vinaigre de cidre ou blanc	30 ml
1 c/thé	sauce Worcestershire	5 ml
trait	sauce tabasco	trait
1	tomate moyenne pelée	1
1/2	gros poivron vert	1/2
1/2	gros concombre, pelé et épépiné	1/2
1	petit oignon	1
1	petite gousse d'ail	1
1	petite branche de céleri avec les feuilles	1
	Garniture: feuilles de céleri	

Temps de préparation:
15 minutes
Temps de cuisson: 3 minutes
Temps de refroidissement:
3 heures
Donne 6 portions.

Environ 31 calories, 2,0 g de protides, 0,3 g de lipides, 6,2 g de glucides et 0,9 g de fibres par portion.

Dans une casserole de grandeur moyenne, dissoudre la gélatine dans 1/4 de tasse (60 ml) du jus de légumes. Cuire à feu doux pendant 3 minutes ou jusqu'à ce que la gélatine soit complètement dissoute. Ajouter, en remuant, le bouillon de bœuf, 3/4 de tasse (180 ml) du jus de légumes, le vinaigre, la sauce Worcestershire et la sauce tabasco. Réfrigérer pendant environ 30 minutes ou jusqu'à ce que le mélange ait la consistance d'un blanc d'œuf non battu. Remuer de temps à autre.

Au robot culinaire ou au mélangeur, réduire en purée la moitié de la tomate, le poivron vert, le concombre, l'oignon, la gousse d'ail et le reste du jus de légumes. Mélanger jusqu'à consistance lisse. Hacher l'autre moitié de la tomate et le céleri. Incorporer la purée et les légumes hachés au mélange de gélatine. Rincer un moule d'une capacité de 6 tasses (1,5 L) et y verser la préparation. Couvrir et réfrigérer pendant au moins 3 heures ou jusqu'à ce que le mélange soit pris.

Démouler dans un plat de service. Garnir de feuilles de céleri. Servir.

SALADE DE PÂTES

(Recette de Janice Dillman, Dartmouth, Nouvelle-Écosse)

Créez autant de sortes de salades que vous le désirez. Essayez les rotini, *les* fusilli, *les macaronis ou les coquilles. Ajoutez un peu de thon ou de saumon pour un plat de résistance délicieux.*

3 t	pâtes alimentaires cuites	750 ml
2 t	légumes crus, coupés en dés (un mélange de poivron vert, de radis, de chou-fleur, de brocoli, de carotte, d'échalotes et de céleri)	500 ml

Dans un grand bol, mélanger les pâtes et les légumes crus. Battre le vinaigre avec la moutarde, la poudre d'ail, le thym, l'origan et la sauce Worcestershire. Ajouter l'huile petit à petit en fouettant. Arroser les pâtes et les légumes de cette vinaigrette. Couvrir et réfrigérer une heure.

VINAIGRETTE À L'AIL

1/3 t	vinaigre blanc ou de cidre	80 ml
1 c/thé	moutarde	5 ml
1/2 c/thé	poudre d'ail	2 ml
1/2 c/thé	thym séché	2 ml
1/2 c/thé	origan séché	2 ml
trait	sauce Worcestershire	trait
3 c/tab	huile de canola ou de carthame	45 ml

SUGGESTION DE MENU

Il est préférable de ne pas trop mettre de vinaigrette sur votre salade, car l'huile contient beaucoup de matières grasses. Accompagnez votre salade d'aliments faible en gras. Servez par exemple une *Soupe au bœuf et à l'orge* (p. 71), du *Pain santé* (p. 189), des tomates marinées et du lait écrémé. (Susan Close, R.P.Dt., Kitchener, Ontario)

Temps de préparation :
15 minutes
Temps de refroidissement :
1 heure
Donne 6 portions.

Environ 178 calories,
3,7 g de protides, 8,4 g de lipides, 22,9 g de glucides et 1,8 g de fibres par portion.

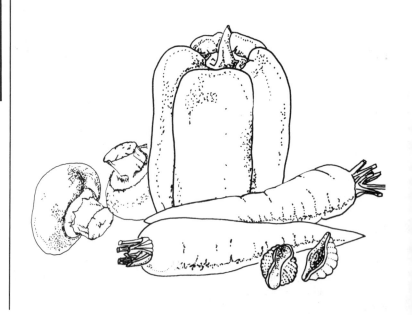

SALADE SAVOUREUSE
(Recette de Elaine L. Ginbey, Nanaïmo, C.-B.)

Cette salade de laitue, de pois chiches et de poivron rouge, servie avec une sauce à base de yogourt à faible teneur en gras est tout simplement délicieuse. Préparez-la à l'avance et mélangez-la à la laitue au moment de servir.

SAUCE À SALADE À LA CIBOULETTE ET À L'ANETH

1/3 t	yogourt nature à faible teneur en gras	80 ml
1 c/thé	jus de citron	5 ml
1 c/tab	persil frais, haché	15 ml
1 c/tab	ciboulette fraîche, hachée	15 ml
1 c/tab	aneth frais, haché ou	5 ml
1 c/thé	aneth séché	15 ml
1	grosse gousse d'ail écrasée	1

1	pomme de laitue moyenne	1
1	boîte de 14 oz (398 ml) de pois chiches, égouttés	1
1	poivron rouge coupé en tranches	1
1/4 t	graines de tournesol	60 ml

Défaire la laitue en petits morceaux. Dans un grand bol à salade, mélanger la laitue, les pois chiches, le poivron et les graines de tournesol.

Mélanger le yogourt, le jus de citron, le persil, la ciboulette, l'aneth et l'ail. Verser cette sauce sur la laitue. Mélanger pour bien enrober.

SUGGESTION DE MENU

Cette salade peut servir de plat d'accompagnement ou de plat principal. Accompagnez-la d'un *Lait frappé aux baies* (p. 239) à faible teneur en gras. Compléter les protéines des pois chiches par un *Pain santé* (p. 189) (Barb Colvin, P.Dt., Regina, Saskatchewan)

Temps de préparation : 15 minutes
Donne 6 portions.

Environ 124 calories, 5,9 g de protides, 3,9 g de lipides, 17,6 g de glucides et 4,0 g de fibres par portion.

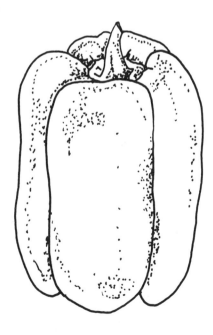

TABOULÉ

(Recette de Johanne Trudeau, Oakville, Ontario)

Les parfums de la menthe et du citron donnent à ce taboulé toute sa saveur. Préparez-le la veille il sera encore plus délicieux. Servez-le avec du Falafel (p. 111)

SAUCE À TABOULÉ

1/4 t	jus de citron	60 ml
3 c/tab	huile d'olive	45 ml
1	petite gousse d'ail hachée	1
1/2 c/thé	zeste de citron râpé	2 ml
1/2 c/thé	moutarde sèche	2 ml
1/2 c/thé	sucre	2 ml
1/4 c/thé	paprika	1 ml
1/4 c/thé	sel	1 ml
	poivre frais, moulu	

Pour garder le persil et la menthe frais, conservez-les au réfrigérateur dans un contenant fermé hermétiquement.

1 t	eau bouillante	250 ml
1 t	bulghur à grains moyens (blé concassé)	250 ml
5 à 6	échalotes hachées	5 à 6
1-1/2 t	brins de persil légèrement tassés	375 ml
1/3 t	feuilles de menthe fraîches, légèrement tassées	80 ml
2	tomates hachées	2

Dans une casserole d'eau bouillante, faire cuire, à couvert, le bulghur pendant 5 minutes ou jusqu'à ce que le liquide soit complètement absorbé (le bulghur doit rester croquant). Verser dans un grand bol. Laisser refroidir.

Au robot culinaire, hacher grossièrement les échalotes, le persil et les feuilles de menthe. Verser ce mélange sur le bulghur. Ajouter les tomates.

Battre le jus de citron avec l'huile, l'ail, le zeste, la moutarde, le sucre et l'assaisonnement. Arroser le bulghur de cette sauce. Brasser délicatement. Couvrir et réfrigérer plusieurs heures ou pendant toute la nuit.

Temps de préparation : 15 minutes
Temps de cuisson : 5 minutes
Temps de refroidissement : plusieurs heures
Donne 6 tasses (1,5 L) ou environ 8 portions.

Environ 135 calories, 3,3 g de protides, 5,4 g de lipides, 19,9 g de glucides et 2,9 g de fibres par portion.

SALADE DU PACIFIQUE AU POULET
(Recette de Fran J. Maki, Surrey, C.-B.)

Cette salade se sert très bien comme plat de résistance pour un repas estival. Donnez-lui un petit air tropical en la préparant avec de l'ananas frais. Gardez la sauce pour arroser vos salades de fruits préférées.

SAUCE À SALADE

1/4 t	vinaigre	60 ml
3 c/tab	miel	45 ml
2 c/tab	jus de lime	30 ml
1 c/thé	graines de pavot	5 ml
1/4 c/thé	moutarde sèche	1 ml
1/2 t	huile de carthame	125 ml

3-1/2 t	poulet cuit, coupé en cubes	875 ml
	feuilles de laitue	
1/2	melon miel, pelé, coupé en tranches ou en boules	1/2
1	petit cantaloup, pelé, coupé en tranches ou en boules	1
1-1/4 t	fraises coupées en tranches	310 ml
1 t	raisins verts	250 ml
1/2 t	bleuets	125 ml

Battre le vinaigre, le miel, le jus de lime, les graines de pavot et la moutarde sèche. Incorporer l'huile petit à petit en fouettant.

Mettre le poulet dans un grand bol. Réserver 1/3 de tasse (80 ml) de la sauce à salade. Verser le reste de la sauce sur le poulet, en mêlant délicatement. Couvrir et réfrigérer pendant une heure.

Avant de servir, placer six assiettes au réfrigérateur. Au moment de servir, y disposer joliment la laitue, le melon et le cantaloup. Déposer le poulet au centre. Mélanger la sauce à salade réservée avec les fraises, les raisins et les bleuets. Répartir également cette sauce sur chaque assiette.

Si vous utilisez de l'ananas frais, vous pouvez garnir les assiettes de feuilles d'ananas.

SUGGESTION DE MENU

Cette jolie salade fournit des protéines, de la vitamine C et des fibres. Puisque l'huile de carthame utilisée dans la sauce à salade contient beaucoup de matières grasses, il est préférable de la servir en quantité raisonnable. Accompagnez votre salade d'un *Pain au son et aux abricots* (p. 202) et servez des *Glaces au yogourt* (p. 213) comme dessert. (Tracy Darychuck, R.D.N. Westminster, C.-B.)

Temps de préparation :
20 minutes
Temps de refroidissement :
1 heure
Donne 6 portions.

Environ 426 calories,
24,2 g de protides, 24,1 g de lipides, 31,2 g de glucides et 2,5 g de fibres par portion.

SALADE DE SAUMON
(Recette de la Compagnie Kraft General Foods)

Personne ne pourra résister à cette merveilleuse salade de saumon servie sur un lit d'épinards.

1 t	*fusilli* (pâtes alimentaires colorées)	250 ml
1-1/2 t	pois verts surgelés, décongelés et égouttés	375 ml
1/4 t	fromage suisse coupé en dés	60 ml
1	boîte de 3,75 oz (106 g) de saumon rouge, égoutté, en morceaux	1
1/2 t	carottes râpées	125 ml
1/2 t	sauce à salade au concombre crémeuse et légère	125 ml
	feuilles d'épinards sans tige	

Cuire les pâtes selon le mode de cuisson indiqué sur l'emballage. Égoutter. Les rincer à l'eau froide pour les refroidir rapidement. Bien égoutter. Mélanger les pâtes, les pois, le fromage, le saumon, les carottes et la sauce à salade. Brasser délicatement. Couvrir et réfrigérer. Servir sur des assiettes foncées de feuilles d'épinards.

SUGGESTION DE MENU

On retrouve les quatre groupes alimentaires dans cette salade. Pour augmenter l'apport de fibres à votre repas, accompagnez cette salade de petits pains de seigle, et d'un *Punch givré aux fruits tropicaux* (p. 239). Servez un *Gâteau renversé aux pêches* (p. 208) comme dessert. (Mary Sue Waisman, R.D., Calgary, Alberta)

Temps de préparation : 15 minutes
Temps de cuisson : 10 à 15 minutes
Donne 3 à 4 portions.

Environ 286 calories, 15,3 g de protides, 9,9 g de lipides, 34,4 g de glucides et 3,5 g de fibres par portion.

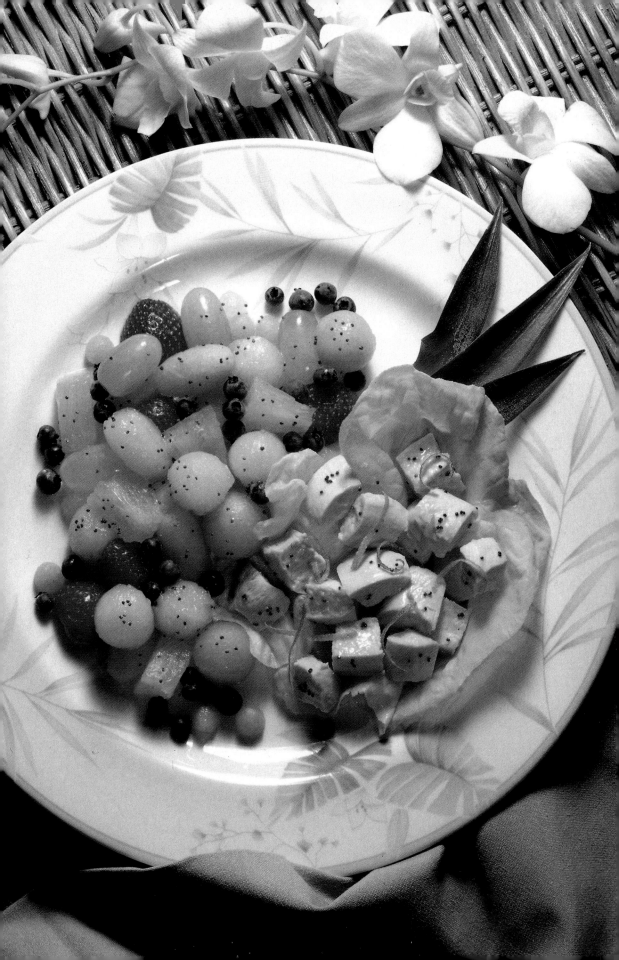

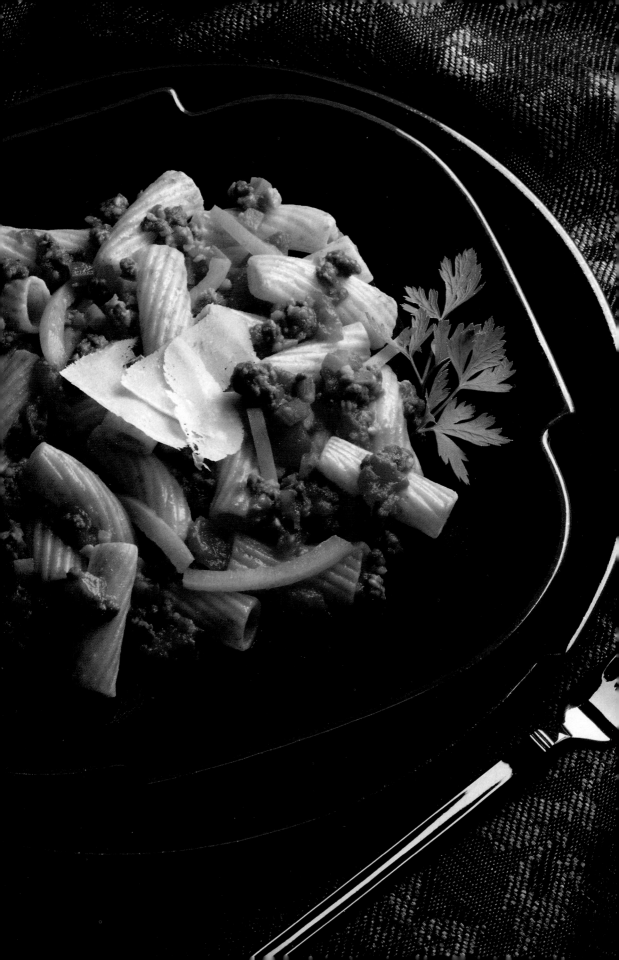

Le *radicchio* est une laitue relativement nouvelle, petite de taille mais de coût élevé. Elle est rouge et blanche, originaire d'Italie et ressemble à un énorme chou de Bruxelles. Sa saveur est agréablement piquante. La taille des feuilles est idéale pour servir une entrée. Les feuilles de *radicchio*, que l'on ajoute à une salade verte, lui donnent une saveur agréable et une belle couleur.

Pour préparer votre vinaigre de framboise-maison, ajoutez des framboises fraîches ou surgelées à du vinaigre blanc ou du vinaigre de riz. Laissez reposer plusieurs jours à la température ambiante. Filtrez. Coulez et embouteillez.

Temps de préparation :
10 minutes
Temps de refroidissement :
environ 1 heure
Donne 1/2 tasse (125 ml).

Environ 8 calories, 0 g de protides, 0,6 g de lipides, 0,7 g de glucides et 0 g de fibres par portion (1 cuil. à table (15 ml)).

VINAIGRETTE DE FRAMBOISE AU BASILIC

(Recette de Erna Braun, Winnipeg, Manitoba)

Les vinaigres relèvent délicieusement la saveur des salades et leur donnent un goût unique. Essayez les différentes sortes de vinaigre comme le vinaigre de framboise ou d'estragon.

1/2 t	eau	125 ml
2 c/tab	vinaigre de framboise	30 ml
1	petite gousse d'ail écrasée	1
1 c/thé	fécule de maïs	5 ml
1 c/thé	huile d'olive	5 ml
1/2 c/thé	basilic séché	2 ml
	ou	
1 c/thé	basilic frais	5 ml
1/2 c/thé	graines de pavot	2 ml
1/4 c/thé	zeste de citron ou d'orange râpé	1 ml
pincée	sel	pincée

Mettre l'eau, le vinaigre, l'ail et la fécule de maïs dans une petite casserole. Faire cuire pendant 2 minutes ou jusqu'à ce que le mélange épaississe. Laisser refroidir. Dans un petit bol, mélanger l'huile, le basilic, les graines de pavot, le zeste et le sel. Incorporer au mélange de vinaigre. Couvrir et réfrigérer pendant au moins une heure.

VINAIGRETTE AU SÉSAME
(Recette de l'Association canadienne des diététistes)

Savourez cette vinaigrette sur des endives, de la chicorée, des feuilles de radicchio *ou de la laitue Boston. Ajoutez-y quelques brins de persil, d'aneth, de basilic ou d'origan et des petits morceaux de fromage et vous aurez une salade exquise.*

Temps de préparation :
5 minutes
Donne environ 1/3 de tasse
(80 ml).

Environ 18 calories,
0,7 g de protides, 1,1 g de lipides, 1,4 g de glucides et 0 g de fibres par portion
(1 cuil. à table (15 ml)).

1/4 t	yogourt nature à faible teneur en gras	60 ml
2 c/tab	jus de pamplemousse	30 ml
1 c/thé	huile de sésame	5 ml
1/4 c/thé	sel	1 ml
1/4 c/thé	poivre	1 ml

Mêler le yogourt, le jus de pamplemousse, l'huile, le sel et le poivre au mélangeur, à faible vitesse, pendant 30 secondes.

SAUCE À SALADE AUX FINES HERBES ET TOMATES
(Recette de Ellen Vogel, Winnipeg, Manitoba)

Rafraîchissante, cette sauce sera délicieuse servie sur une salade verte ou sur des concombres coupés en tranches.

Utilisez le vinaigre de vin rouge pour faire cette recette plutôt que le vinaigre de malt ou de cidre, car son goût se rapproche davantage de la vinaigrette française.

Temps de préparation :
5 minutes
Temps de refroidissement :
1 heure ou plus
Donne 1 tasse (250 ml).

Environ 5 calories, 0,2 g de protides, 0 g de lipides, 1,3 g de glucides et 0 g de fibres par portion (1 cuil. à table (15 ml)).

1	boîte de 7-1/2 oz (213 ml) de sauce tomate	1
2 c/tab	vinaigre de vin rouge	30 ml
1 c/thé	sauce Worcestershire	5 ml
1 c/thé	assaisonnement à l'italienne	5 ml
1/2 c/thé	aneth séché	2 ml
pincée	poivre frais moulu	pincée
1	échalote hachée finement	1

Dans un contenant qui ferme hermétiquement, mélanger la sauce tomate, le vinaigre, la sauce Worcestershire, l'assaisonnement à l'italienne, l'aneth et le poivre. Bien agiter. Ajouter l'échalote. Réfrigérer pendant au moins une heure pour que les saveurs soient bien mélangées.

SAUCE À SALADE AU FROMAGE BLEU

(Recette de Ann Roberts, Maple Ridge, C.-B.)

Cette sauce au fromage bleu ne manquera pas de vous plaire. Elle est également délicieuse servie comme trempette avec des crudités.

Temps de préparation :
5 minutes
Temps de refroidissement :
1 heure ou plus
Donne 3/4 de tasse (180 ml).

Environ 47 calories, 3,0 g de protides, 3,4 g de lipides, 1,1 g de glucides et 0 g de fibres par portion (1 cuil. à table (15 ml)).

1/2 t	yogourt nature à faible teneur en gras	125 ml
1 t	fromage bleu émietté	250 ml
1 c/tab	lait à 2 %	15 ml
1	gousse d'ail écrasée	1

Au robot culinaire ou au mélangeur, mélanger le yogourt, le fromage, le lait et l'ail jusqu'à consistance lisse. Réfrigérer jusqu'au moment de servir.

MAYONNAISE AU PESTO CITRONNÉ

(Recette de Margaret Howard, Toronto, Ontario)

Ayez toujours sous la main du pesto citronné pour préparer cette recette et bien d'autres encore.

Donne 1 tasse (250 ml).

Environ 25 calories, 0,3 g de protides, 2,3 g de lipides, 0,9 g de glucides et 0,2 g de fibres par portion (1 cuil. à table (15 ml)).

1/4 t	mayonnaise légère	60 ml
1/2 t	babeurre	125 ml
3 c/tab	*pesto citronné* (p. 177)	45 ml

Mélanger la mayonnaise, le babeurre et le pesto. Réfrigérer. Servir avec une salade verte.

155

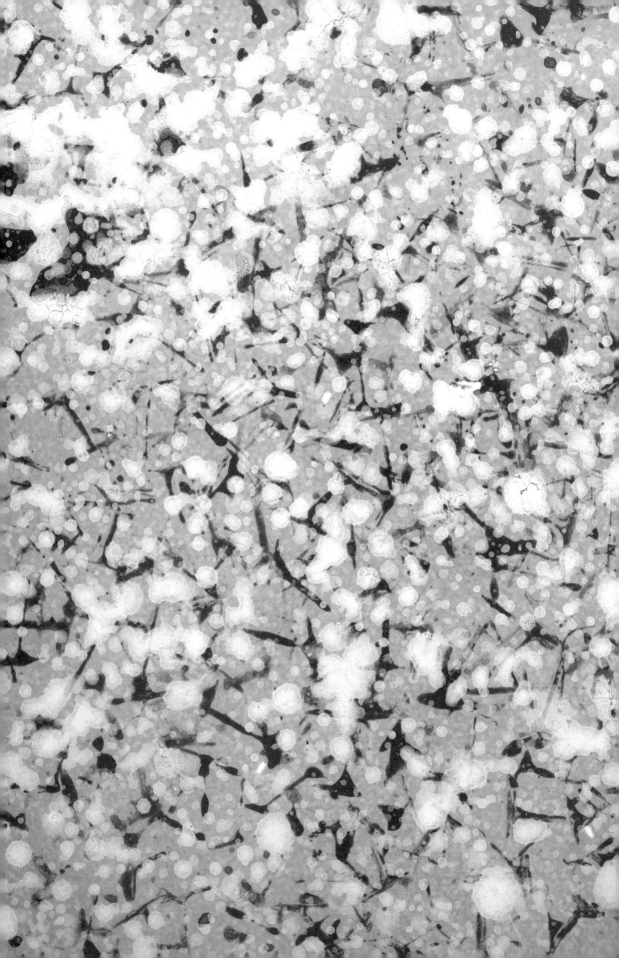

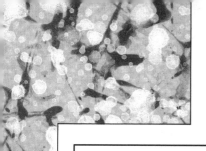

RIZ, PÂTES ALIMENTAIRES ET PRODUITS CÉRÉALIERS

Le riz, les pâtes et les produits céréaliers sont des aliments à découvrir. Le quinoa, fruit de la famille des graminés, les flocons d'orge, le millet, le plus petit des blés concassés utilisé pour préparer le fameux couscous, de même que le riz brun et le bulghur, idéal pour le Taboulé *(p. 150), vous permettront de varier agréablement tous vos menus. La plupart d'entre eux sont en vente dans les supermarchés.*

Il existe environ 325 sortes de pâtes aux formes les plus simples aux plus inédites. Vous trouverez sur le marché environ une cinquantaine de variétés. Les plus populaires sont sans doute les spaghettis, les spaghettinis, les macaronis, les lasagnes et les nouilles.

Pâtes fraîches ou sèches? Les deux offrent des avantages. Les fraîches cuisent rapidement, entre 3 et 4 minutes, et se conservent de 2 à 3 jours au réfrigérateur. (Elles se conservent plus longtemps au congélateur.) Les sèches demandent un temps de cuisson plus long, de 3 à 4 fois plus de temps que les fraîches, mais se gardent dans leur emballage plus longtemps.

Qu'entendons-nous par pâtes enrichies et pâtes de blé entier? Les pâtes enrichies sont celles auxquelles on a ajouté les vitamines et les minéraux perdus pendant la transformation.

Les pâtes de blé entier sont préparées à partir de farine de blé entier et contiennent un peu plus de fibres et de vitamine B que les pâtes ordinaires.

Et que dire des pâtes colorées? Il existe une multitude de pâtes colorées aux saveurs les plus variées: aux épinards, au basilic, à la sauge, à l'estragon, au poivron rouge, à la tomate, aux crevettes, au calmar, au citron et même au chocolat. Les ingrédients utilisés pour ajouter de la couleur rehaussent la saveur des pâtes, mais ne changent peu ou pas leur valeur nutritive.

COMMENT CUIRE LES PÂTES?

Trop souvent les pâtes sont trop cuites. Pour une cuisson parfaite, utilisez une marmite à la fois large et profonde et une grande quantité d'eau. Les pâtes cuites dans une petite casserole et avec une quantité insuffisante d'eau deviennent collantes.

Assurez-vous que l'eau soit en pleine ébullition avant d'y plonger les pâtes. Il n'est pas nécessaire de mettre du sel. Pour empêcher les pâtes de coller, brassez-les doucement au début et ajoutez 1 cuil. à thé (5 ml) d'huile végétale. Gardez l'eau en pleine ébullition pendant toute la durée de la cuisson et ne couvrez pas. Faites cuire les pâtes selon le mode de cuisson indiqué sur l'emballage ou jusqu'à ce qu'elles soient *al dente* (tendres mais fermes). Égouttez, il n'est pas nécessaire de rincer les pâtes si vous les utilisez immédiatement. Passez-les à l'eau froide si vous désirez les conserver pour un usage ultérieur.

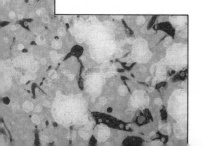

LE RIZ

Il est vieux comme le monde et toujours aussi populaire. Au cours de la dernière décennie, notre consommation annuelle de riz a doublé et ce, probablement parce que les riz européens et asiatiques ont commencé à s'introduire dans notre alimentation.

Les plus connus et les plus utilisés sont sans doute le riz blanc à grain long ou court, le riz étuvé et le riz précuit. Le riz brun contient de la vitamine B, des oligo-éléments de même que des protéines incomplètes et il est plus savoureux que le riz blanc. C'est une bonne raison de l'essayer. De plus, le son de riz, que l'on trouve dans le riz brun, est une source importante de fibres solubles.

Le riz sauvage n'a rien du riz. Il s'agit en fait des graines d'une plante. (Ce riz est assez cher. On l'utilise généralement en petites quantités mêlés à d'autres riz.) Il contient des protéines, de la vitamine B et du fer. Deux sortes de riz aromatiques sont maintenant à notre table. Le riz *basmati*, dont l'arôme agréable et le goût subtil rehaussent la saveur du *Riz aux légumes* (p. 168) et le riz *arborio*, excellent dans le *Risoto à l'italienne* (p. 161). Le riz à grain long, le favori des Canadiens, est plus sec et les grains sont plus détachés. Le riz à grain court, riz de prédilection en Orient et en Méditerranée, est plus humide une fois cuit et les grains sont plus collants. Il est idéal pour préparer les poudings et les plats de riz moulé. D'autres types de riz comme le riz jasmin, *texmati*, pacane sauvage et *wehani* gagneront à être découverts.

CUISSON DU RIZ

	QUANTITÉ DE RIZ	QUANTITÉ D'EAU	TEMPS DE CUISSON	QUANTITÉ DE RIZ CUIT
riz blanc à grain long	1 tasse (250 ml)	2 tasses (500 ml)	15 à 20 minutes	3 tasses (750 ml) 4 à 5 portions
riz blanc à grain court	1 tasse (250 ml)	1-1/4 tasse (310 ml)	15 à 20 minutes	3 tasses (750 ml) 4 à 5 portions
riz brun	1 tasse (250 ml)	3 tasses (750 ml)	45 minutes	3 tasses (750 ml) 4 à 5 portions
riz basmati	1 tasse (250 ml)	2 tasses (500 ml)	15 à 20 minutes	3 tasses (750 ml) 4 à 5 portions
riz sauvage	1/2 tasse (125 ml)	2 tasses (500 ml)	40 à 45 minutes	2 tasses (500 ml) 3 à 4 portions

CUISSON

Porter l'eau à ébullition. Ajouter le riz. Couvrir et cuire à feu doux selon le temps de cuisson requis ou jusqu'à ce que l'eau soit absorbée. Ne pas soulever le couvercle pendant la cuisson.

SOUFFLÉ AU RIZ
(Recette de Ethel St. Jean, New Liskeard, Ontario)

On a tendance à croire que les soufflés sont difficiles à réussir. Détrompez-vous car cette recette est facile à préparer et votre soufflé sera délicieux.

1 c/tab	beurre ou margarine	15 ml
1/2 t	oignon haché	125 ml
1 c/thé	poudre de cari	5 ml
1	boîte de 10 oz (284 ml) de crème de champignons	1
1 t	cheddar fort, râpé	250 ml
6	œufs (jaunes et blancs séparés)	6
1-1/2 t	riz blanc cuit (1/2 tasse (125 ml) de riz blanc à grain long non cuit)	375 ml

SUGGESTION DE MENU

Ce soufflé fournit des glucides complexes, des protéines, du fer et du calcium, mais il a une teneur élevée en gras. Aussi, servez-le avec des aliments à faible teneur en gras comme une salade verte, des bagels de blé entier, du brocoli et des carottes. Une salade de fruits aux agrumes complètera bien ce repas. (Wanda Smith-Windsor, R.D., Selkirk, Manitoba).

Temps de préparation :
10 minutes
Temps de cuisson : environ
1 heure
Donne 6 portions.

Environ 273 calories,
12,6 g de protides, 17,6 g de lipides, 15,6 g de glucides et 0,4 g de fibres par portion.

Dans un poêlon, faire fondre le beurre à feu moyen. Y cuire l'oignon jusqu'à ce qu'il ait ramolli. Incorporer la poudre de cari, la soupe et le cheddar. Faire chauffer doucement pour faire fondre le fromage. Remuer de temps à autre. Battre les jaunes d'œufs et les ajouter au mélange de soupe. Ajouter le riz cuit.

Dans un grand bol, battre les blancs d'œufs jusqu'à ce qu'ils forment des pics fermes sans être secs. À l'aide d'une spatule, incorporer les blancs d'œufs au mélange de riz en soulevant délicatement la masse. Verser dans une casserole d'une capacité de 8 tasses (2 L), non graissée. Cuire au four à 300°F (150°C) pendant 1 heure ou jusqu'à ce que le soufflé soit doré et que la lame d'un couteau insérée au centre en ressorte propre. Ne pas ouvrir le four pendant les 20 premières minutes de cuisson.

Aujourd'hui, plus de Canadiens prennent plaisir à manger des champignons. On en consomme 700 % de plus qu'en 1963. Malgré cela, il ne s'agit que de 2-1/2 lb de champignons frais par personne annuellement. Pour une meilleure saveur et valeur nutritive, rincez et asséchez les champignons au moment de servir. Il ne faut pas les frotter ni les peler; ceci changerait la texture et occasionnerait une perte de nutriments.

SUGGESTION DE MENU

Cette recette est une façon intéressante d'apprêter le riz. Le riz brun, les raisins secs et les amandes fournissent des fibres alimentaires. Par contre, les amandes ont une teneur élevée en gras. Servez-le avec un *Pain au saumon et au fromage* (p. 89), des asperges cuites à la vapeur arrosées d'une vinaigrette hypocalorique et un petit pain multigrains. Terminez votre repas par des fruits frais nappés de yogourt. (Rosario Soneff, R.D.N., Pendicton, C.-B.)

Temps de préparation:
10 minutes
Temps de cuisson: 45 minutes
Donne 6 portions.

Environ 263 calories,
6,8 g de protides, 8,1 g de lipides, 42,2 g de glucides et 3,5 g de fibres par portion.

RIZ PILAF

(Recette de Marilyn Peters, Martintown, Ontario)

Quel savoureux mélange de saveurs que ce riz pilaf! Préparez-le avec du bouillon de poulet maison ou du bouillon en cubes à faible teneur en sel. Surveillez bien la cuisson afin que le riz ne devienne pas trop sec.

2 c/tab	beurre ou margarine	25 ml
1/2 t	raisins secs	125 ml
1/4 t	amandes effilées	60 ml
1 t	riz brun	250 ml
1	petit oignon haché	1
2	gousses d'ail hachées	2
2-1/2 t	bouillon de poulet	625 ml
1	feuille de laurier	1
2 c/tab	jus de citron	30 ml
1 c/thé	zeste de citron râpé	5 ml
pincée	poivre frais, moulu	pincée
1 t	champignons coupés en tranches	250 ml

Dans une casserole, faire fondre 1 cuil. à table (15 ml) de beurre à feu moyen. Y cuire les raisins et les amandes jusqu'à ce qu'ils soient dorés. Réserver.

Dans la même casserole, faire fondre le reste du beurre à feu moyen-vif. Y faire cuire le riz, l'oignon et l'ail pendant 5 minutes ou jusqu'à ce qu'ils soient légèrement dorés. Ajouter le bouillon de poulet, la feuille de laurier, le jus de citron, le zeste de citron et le poivre. Couvrir et poursuivre la cuisson à feu doux pendant 40 minutes. Ajouter les champignons et cuire pendant 5 minutes. Retirer la feuille de laurier. Garnir des raisins et des amandes réservés. Servir.

RISOTTO À L'ITALIENNE
(Recette de Brenda Sledzinski, Calgary, Alberta)

Ce plat typiquement italien peut être servi comme mets principal ou comme plat d'accompagnement. La consistance crémeuse de l'arborio vous plaira sûrement.

4 t	bouillon de poulet	1 L
1 c/tab	huile d'olive	15 ml
1/4 t	oignon haché finement	60 ml
1 t	riz *arborio* ou riz italien	250 ml
1/4 t	vin blanc sec	60 ml
3 c/tab	parmesan frais, râpé	45 ml
	poivre frais, moulu	

Lorsque vous ajoutez le bouillon de poulet, brassez délicatement, de façon à ne pas défaire les grains de riz. Comptez 22 minutes à partir du moment où vous ajoutez le bouillon de poulet.

Dans une grande casserole, porter le bouillon de poulet à ébullition, à couvert.

Entre-temps, dans une autre casserole, faire chauffer l'huile à feu moyen. Y cuire l'oignon pendant environ 5 minutes ou jusqu'à ce qu'il soit tendre mais non doré. Remuer souvent. Incorporer le riz et cuire pendant 1 minute ou jusqu'à ce que les grains soient bien gonflés. Ajouter le vin et faire cuire jusqu'à ce qu'il soit évaporé. Ajouter 1/2 tasse (125 ml) du bouillon de poulet chaud. Cuire en remuant doucement avec une cuillère de bois, jusqu'à ce que tout le liquide soit absorbé. Ajouter le reste du bouillon de poulet, 1/2 tasse (125 ml) à la fois, en remuant constamment. Cette technique requiert environ 22 minutes de cuisson. Retirer du feu. Incorporer le fromage parmesan. Saupoudrer du poivre frais moulu.

Temps de préparation : 10 minutes
Temps de cuisson : environ 22 minutes
Donne 6 portions.

Environ 131 calories, 5,6 g de protides, 3,9 g de lipides, 17,6 g de glucides et 0,6 g de fibres par portion.

PIZZA VÉGÉTARIENNE AU RIZ
(Recette de Cathy Hatch, Edmonton, Alberta)

Une pâte à pizza au riz brun, c'est original et délicieux.
Pour un repas express, préparez la pâte et la sauce à l'avance.
Cette pizza se congèle très bien.

GARNITURE

1-1/2 t	champignons coupés en tranches fines	375 ml
1 t	courgettes coupées en tranches fines	250 ml
1	petit poivron vert coupé en dés	1
1	tomate moyenne hachée	1
1/2 t	bouquets de brocoli	125 ml
1/2 t	bouquets de chou-fleur	125 ml
1-1/2 t	fromage mozzarella à faible teneur en gras, râpé	375 ml

PÂTE

3 t	eau	750 ml
1 t	riz brun	250 ml
1 t	fromage mozzarella à faible teneur en gras, râpé	250 ml
2	œufs battus	2
1/2 c/thé	moutarde sèche	2 ml
pincée	poivre	pincée

SAUCE

1 c/tab	huile végétale	15 ml
1/4 t	oignon haché	60 ml
1	gousse d'ail hachée	1
1	boîte de 14 oz (398 ml) de tomates en morceaux	1
1 c/tab	persil frais, haché ou	15 ml
1 c/thé	persil séché	5 ml
1/2 c/thé	basilic séché	2 ml
1/2 c/thé	origan séché	2 ml
1/2 c/thé	sucre	2 ml

SUGGESTION DE MENU

Cette pizza constitue un repas presque complet. Servez-la avec une salade aux épinards et un petit pain de blé entier. Un *Pouding au citron* (p. 232) terminera ce repas sur une note de fraîcheur. (Barb Colvin, P.Dt., Regina, Saskatchewan.)

Dans une casserole, porter l'eau à ébullition et ajouter le riz. Couvrir et cuire pendant 45 minutes ou jusqu'à ce que le riz soit tendre et que l'eau soit complètement absorbée. Refroidir. Mélanger le riz, le fromage, les œufs, la moutarde et le poivre. Graisser deux assiettes à tarte de 9 po (23 cm) de diamètre. Y étendre le mélange en pressant légèrement. Cuire au four à 450°F (230°C) pendant 10 minutes.

Temps de préparation :
45 minutes
Temps de cuisson : 20 à
25 minutes
Donne 2 pizzas de 9 po (23 cm)
ou 8 portions.

Environ 258 calories,
14,0 g de protides, 9,7 g de
lipides, 29,6 g de glucides et
3,4 g de fibres par portion.

Préparation de la sauce : entre-temps, dans un poêlon, faire chauffer l'huile à feu moyen-vif. Y cuire l'oignon et l'ail pendant 5 minutes ou jusqu'à ce qu'ils soient tendres. Ajouter les tomates, l'assaisonnement et le sucre. Laisser mijoter à découvert, pendant 20 minutes ou jusqu'à ce que la sauce épaississe.

L'étendre sur la pâte de riz. Garnir des champignons, des courgettes, du poivron vert, de la tomate, du brocoli et du chou-fleur. Saupoudrer de fromage. Faire cuire au four à 400° F (200° C) pendant 20 minutes.

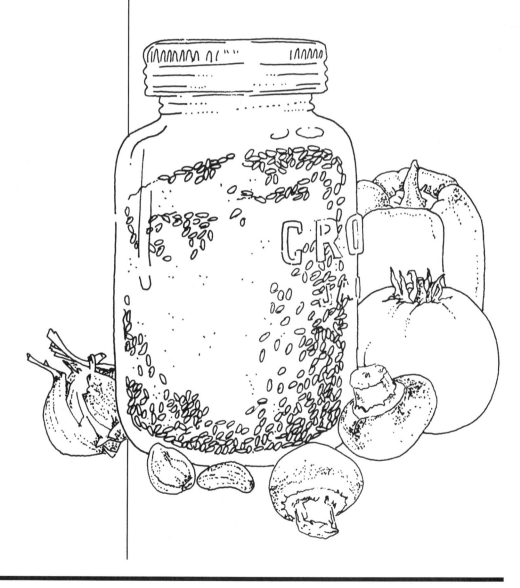

POULET ET LÉGUMES EN CASSEROLE
(Recette de Karen Quinn, Arkona, Ontario)

Les plats préparés au micro-ondes vous dépanneront à tout coup.

1/2 t	oignon haché	125 ml
1/2 t	céleri haché	125 ml
2 c/tab	beurre ou margarine	30 ml
2 t	poulet cuit coupé en bouchées	500 ml
1-3/4 t	eau chaude	430 ml
2/3 t	riz blanc à grain long	160 ml
1	boîte de 10 oz (284 ml) de champignons, non égouttés	1
1 t	pois verts et carottes surgelés	250 ml
1/2 c/thé	thym séché	2 ml
1/2 c/thé	romarin séché	2 ml

Au micro-ondes : dans un plat allant au micro-ondes d'une capacité de 8 tasses (2 L), mélanger l'oignon, le céleri et le beurre. Couvrir et cuire à intensité maximum (100 %) pendant 5 minutes.

Ajouter le poulet, l'eau, le riz, les champignons, les pois, les carottes et l'assaisonnement. Cuire à intensité maximum pendant 6 minutes. Poursuivre la cuisson à intensité moyennement faible (50 %) de 10 à 12 minutes ou jusqu'à ce que le riz soit tendre et que l'eau soit complètement absorbée. Laisser reposer pendant 10 minutes. Servir.

Au four conventionnel : dans un poêlon, faire fondre le beurre. Y cuire l'oignon et le céleri jusqu'à ce qu'ils soient tendres. Incorporer le reste des ingrédients. Verser la préparation dans un plat. Couvrir et cuire au four à 350° F (180° C) pendant 30 minutes ou jusqu'à ce que le riz soit cuit.

Temps de préparation :
10 minutes
Cuisson au four à micro-ondes : environ 20 minutes
Donne 4 portions.

Environ 285 calories,
22,7 g de protides, 10,8 g de lipides, 23,7 g de glucides et 3,3 g de fibres par portion.

RIZ CALIFORNIEN EN CASSEROLE

(Recette de Lauren Forsyth, The Pas, Manitoba)

Ce riz en casserole sera idéal pour les jours où vous n'avez pas le temps de cuisiner, car vous pouvez le préparer à l'avance et le faire congeler.

SUGGESTION DE MENU

Ce plat a une teneur élevée en gras, il faudra donc le servir avec des aliments qui contiennent peu de matières grasses. Pour augmenter l'apport de fibres à ce plat, utilisez le riz sauvage ou le riz brun. Pour un repas conforme au *Guide alimentaire canadien*, servez-le avec un *Ingeleoge vis* (p. 47), une *Salade de carottes et d'orange au yogourt* (p. 138), des têtes de violons citronnées et une *Croustade d'hiver aux fruits* (p. 222). (Kathleen Hodgins, R.D., Thompson, Manitoba)

2 t	eau	500 ml
3/4 t	riz blanc à grain long	180 ml
1 t	crème sure légère	250 ml
1 t	cheddar mi-fort, râpé	250 ml
1/2 t	fromage cottage à faible teneur en gras (2 %)	125 ml
1/2 t	oignon haché	125 ml
1/4 t	champignons hachés	60 ml
1/4 t	poivron vert haché	60 ml
1/2 c/thé	sel	2 ml
1/4 c/thé	poivre frais, moulu	1 ml

Dans une grande casserole, porter l'eau à ébullition et y ajouter le riz. Couvrir et cuire à feu doux pendant 20 minutes ou jusqu'à ce que le riz soit tendre et que l'eau soit complètement absorbée. Laisser reposer pendant 5 minutes.

Mélanger le riz chaud, la crème sure, le cheddar, le fromage cottage, l'oignon, les champignons, le poivron vert, le sel et le poivre. Verser ce mélange dans une casserole d'une capacité de 6 tasses (1,5 L), légèrement graissée. Cuire au four, à découvert, à 350°F (180°C) pendant environ 25 minutes.

Temps de préparation:
15 à 20 minutes
Temps de cuisson: 25 minutes
Donne 6 portions.

Environ 220 calories, 10,4 g de protides, 9,4 g de lipides, 22,8 g de glucides et 0,6 g de fibres par portion.

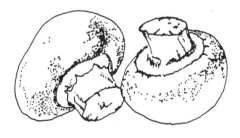

PLAT DE RIZ SAUVAGE ET DE LÉGUMES

(Recette de Ethel Sorokowsky, Edmonton, Alberta)

Les couleurs et les saveurs se mélangent agréablement dans ce plat délicieux. Ajoutez de la sauce soja pour donner une touche orientale à votre riz. Les végétariens pourront remplacer le bouillon de poulet par du bouillon de légumes ou du jus de tomates ou de légumes.

1-1/4 t	eau	310 ml
2 c/thé	bouillon de poulet	10 ml
1/2 c/thé	thym séché	2 ml
1/4 t	riz sauvage	60 ml
1/4 t	riz brun	60 ml
2 c/tab	huile de canola	30 ml
1/4 t	amandes effilées	60 ml
1-1/2 t	haricots verts parés	375 ml
1 t	bouquets de brocoli	250 ml
1 t	bouquets de chou-fleur	250 ml
1 t	carottes coupées en tranches	250 ml
1 t	champignons coupés en tranches	250 ml
1/4 t	poivron rouge coupé en tranches	60 ml
1/4 t	échalotes hachées	60 ml
1 c/tab	sauce soja	15 ml
2 c/thé	jus de citron	10 ml
1/2 c/thé	zeste de citron râpé	2 ml

SUGGESTION DE MENU

Le riz et les légumes constituent une bonne source de glucides complexes et de fibres. Servez ce plat avec du filet de sole cuit à la vapeur, puis du lait écrémé et un fruit frais comme dessert. (MaryAnne Zupancic, R.D.N., Nanaïmo, C.-B.)

Dans une grande casserole, porter à ébullition l'eau, le bouillon de poulet et le thym. Ajouter le riz sauvage et le riz brun. Réduire le feu et cuire à feu doux pendant 45 minutes ou jusqu'à ce que le riz soit tendre.

Dans un grand poêlon, faire chauffer l'huile à feu moyen-vif. Y cuire les amandes pendant 2 minutes ou jusqu'à ce qu'elles soient bien dorées. Réserver. Dans le même poêlon, faire sauter les haricots verts, le brocoli, le

Temps de préparation :
15 minutes
Temps de cuisson : 45 minutes
Donne 4 à 5 portions.

Environ 201 calories,
6,5 g de protides, 9,6 g de
lipides, 25,0 g de glucides et
5,1 g de fibres par portion.

chou-fleur, les carottes, les champignons et le poivron rouge pendant 5 minutes. Ajouter 2 cuil. à table (30 ml) d'eau. Couvrir et cuire à la vapeur pendant 3 minutes. Ajouter les échalotes. Retirer le couvercle et poursuivre la cuisson à feu vif jusqu'à ce que tout le liquide soit évaporé. Ajouter la sauce soja, le jus de citron et le zeste. Bien mélanger.

Verser le riz cuit dans un plat de service. Mettre les légumes sur le riz et décorer des amandes réservées.

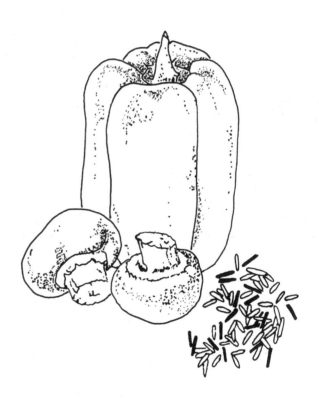

RIZ AUX LÉGUMES

(Recette de Selma Savage, Toronto, Ontario)

Les parfums du riz basmati et du riz sauvage se marient tout naturellement à la saveur des légumes. Pour un plat dont nul ne pourra résister, servez-le décoré de mandarines et de pistaches.

Le riz *basmati* est l'un des meilleurs riz à grain long. On peut l'acheter dans les marchés d'aliments naturels, mais on le retrouve également dans les supermarchés. Il est recherché surtout pour son arôme et sa saveur prononcée.

SUGGESTION DE MENU

Puisque les graines de tournesol et l'huile augmentent la quantité de matières grasses à ce plat, il faudra le servir avec des aliments à faible teneur en gras. Pour augmenter l'apport de protéines à votre repas, servez ce riz avec du *Poulet glacé* (p. 80). Des pois mange-tout et des *Poires au four à la cannelle* (p. 219) ajouteront des fibres à votre repas. (Sharon Cazakoff, P.Dt., Regina, Saskatchewan).

1/4 t	riz sauvage	60 ml
3 t	eau	750 ml
1 t	riz *basmati*	250 ml
2 c/tab	huile d'olive	30 ml
2	carottes hachées	2
2	branches de céleri hachées	2
1	oignon moyen haché	1
1/2	poivron rouge haché	1/2
1/2	poivron vert haché	1/2
1	gousse d'ail hachée	1
3 c/tab	sauce soja	45 ml
1/4 c/thé	cumin moulu	1 ml
1/4 c/thé	coriandre moulue	1 ml
1/4 c/thé	origan moulu	1 ml
1/4 c/thé	poudre de cari	1 ml
pincée	poudre de chili	pincée
1/4 t	graines de tournesol	60 ml

Passer le riz sauvage sous l'eau froide. Bien égoutter. Porter à ébullition 1 tasse (250 ml) d'eau. Ajouter le riz. Couvrir et cuire à feu doux pendant 45 minutes ou jusqu'à ce que le riz soit tendre mais ferme. Bien égoutter.

Entre-temps, porter à ébullition le reste de l'eau. Ajouter le riz *basmati*. Couvrir et cuire à feu doux pendant 20 minutes ou jusqu'à ce que le riz soit tendre et que l'eau soit absorbée. Laisser reposer pendant 5 minutes.

Avant la fin de la cuisson des riz, faire chauffer l'huile dans un grand poêlon. Y cuire les carottes, le céleri, l'oignon, les poivrons et l'ail de 4 à 5 minutes ou jusqu'à ce

Temps de préparation : 45 minutes
Temps de cuisson : 4 à 5 minutes
Donne 6 portions.

soient tendres mais croquants. Incorporer la sauce
et l'assaisonnement. Mélanger les légumes et les riz.
)oudrer des graines de tournesol.

MACARONI À L'ITALIENNE

(Recette de Liliane Cotton, Gaspé, Québec)

*goût unique de ce macaroni à l'italienne vous étonnera. Lorsque vous
ijouterez la sauce au macaroni, elle sera claire, mais elle épaissira en
cours de cuisson. Vous pouvez remplacer le cheddar par du parmesan,
si vous le désirez.*

SUGGESTION DE MENU

Ce macaroni a une teneur plus faible en gras et en calories que le traditionnel macaroni au fromage. Si vous le préparez avec du fromage à faible teneur en gras, vous diminuerez la quantité de matières grasses de ce plat. Pour augmenter l'apport en protéines de votre repas, servez-le avec du bacon de dos maigre. Des courgettes grillées, des bâtonnets de carottes et de céleri ajouteront des fibres et des vitamines. Une salade de fruits terminera bien ce repas. (Adele Harrison, R.P.Dt., Red Lake, Ontario).

Temps de préparation :
25 minutes
Temps de cuisson : 25 à
30 minutes
Donne 4 portions.

Environ 240 calories,
12,4 g de protides, 10,2 g de
lipides, 25,2 g de glucides et
0,6 g de fibres par portion.

2 t	jus de tomates	500 ml
1 t	bouillon de poulet	250 ml
2 c/tab	oignon haché finement	30 ml
1	gousse d'ail hachée	1
1 c/thé	assaisonnement à l'italienne aux fines herbes	5 ml
pincée	sel et poivre	pincée
2 t	macaronis en coudes, cuits	500 ml
1 t	fromage cheddar fort, râpé	250 ml

Dans une casserole de grandeur moyenne, mélanger le jus
de tomates, le bouillon, l'oignon, l'ail et l'assaisonnement.
Cuire à découvert pendant 25 minutes ou jusqu'à ce que la
sauce soit réduite de moitié.

Incorporer la sauce aux macaronis cuits. Verser dans
un plat de grandeur moyenne allant au four. Saupoudrer
du cheddar. Cuire au four à 375° F (190° C) pendant
25 minutes.

PÂTES AU THON
(Recette de Karen B. Wall, Whitby, Ontario)

Ce plat de pâtes agréablement relevé d'une sauce au thon est des plus savoureux. Il deviendra vite l'un de vos plats préférés. Utilisez les pâtes de blé entier pour varier.

SUGGESTION DE MENU

Ce plat fournit de bonnes quantités de protéines, de fibres, de vitamines et de fer, de plus, il a une faible teneur en gras. Servez-le avec du pain à l'ail et de la laitue arrosée de vinaigrette. Un pain d'épices nappé de sauce au citron complètera bien ce repas. (Cheryl Rayter, R.D., Winnipeg, Manitoba)

2 c/tab	beurre ou margarine	30 ml
6	gros champignons coupés en tranches	6
1	petit oignon coupé en rondelles	1
2	boîtes de thon blanc à l'eau en morceaux, égoutté, (chacune de 6,5 oz (184 g))	2
2 t	bouillon de poulet	500 ml
2 c/tab	farine tout usage	30 ml
2 c/tab	jus de citron	30 ml
2 c/tab	piment haché	30 ml
1 c/thé	zeste de citron râpé	5 ml
1 c/thé	thym séché	5 ml
1/4 c/thé	poudre d'ail	1 ml
pincée	sel et poivre	pincée
3	carottes moyennes coupées en tranches	3
2	grosses branches de brocoli (bouquets seulement), hachées	2
1/2 lb	spaghettinis	250 g
	Garniture : tranches de tomate	

Dans un poêlon, faire fondre le beurre à feu moyen. Y cuire les champignons et l'oignon jusqu'à ce qu'ils soient tendres. Ajouter le thon. Mélanger le bouillon de poulet, la farine, le jus de citron, le piment, le zeste de citron et l'assaisonnement. Incorporer au mélange de thon. Cuire pendant 5 minutes ou jusqu'à ce que le mélange épaississe. Cuire les carottes et le brocoli à la vapeur jusqu'à ce qu'ils soient tendres mais croquants. Égoutter et les ajouter au mélange de thon.

Dans une casserole d'eau bouillante, cuire les pâtes jusqu'à ce qu'elles soient *al dente* (tendres mais fermes). Égoutter. Verser la sauce au thon et aux légumes sur les pâtes. Mélanger. Garnir de tranches de tomate.

Temps de préparation : 15 minutes
Temps de cuisson : 10 à 12 minutes
Donne 6 portions.

Environ 310 calories, 25,9 g de protides, 5,4 g de lipides, 39,1 g de glucides et 3,8 g de fibres par portion.

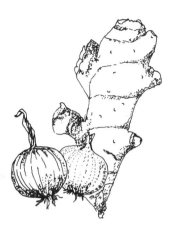

LINGUINE AU GINGEMBRE
(Recette de Paul Howard, Kingston, Ontario)

Paul Howard préparait ce plat lorsqu'il était étudiant pour servir à ses camarades arrivés à l'improviste. Son goût quelque peu inusité vous surprendra. Attention, si vous n'êtes pas friand des mets épicés, car ce plat est piquant et fort. Essayez le fromage romano *à la place du parmesan.*

1/2 lb	*linguine*	250 g
2 c/tab	beurre ou margarine	30 ml
2 c/tab	racine de gingembre hachée	30 ml
3	grosses gousses d'ail hachées	3
1 c/tab	basilic frais haché	15 ml
	ou	
1 c/thé	basilic séché	5 ml
1 c/thé	sauce tabasco	5 ml
3	échalotes hachées finement	3
	poivre frais, moulu	
1/4 t	parmesan râpé	60 ml
	Garniture : basilic frais, haché	

La sauce adhèrera mieux aux pâtes plus étroites comme les *linguine* et les spaghettinis.

Dans une grande casserole d'eau bouillante, cuire les *linguine* selon le mode de cuisson indiqué sur l'emballage ou jusqu'à ce qu'elles soient *al dente* (tendres mais fermes). Égoutter.

Entre-temps, dans un grand poêlon, faire fondre le beurre à feu moyen-vif. Y cuire le gingembre et l'ail jusqu'à ce qu'ils soient tendres, environ 2 minutes. Ajouter le basilic, la sauce tabasco, les échalotes et le poivre. Poursuivre la cuisson pendant 2 minutes (assurez-vous que les échalotes ne se dessèchent pas.) Incorporer la sauce et le fromage aux *linguine* égouttés. Mélanger pour bien enrober les *linguine* de la sauce. Garnir de basilic frais.

Temps de préparation :
15 minutes
Temps de cuisson : 10 à
15 minutes
Donne 4 portions.

Environ 290 calories,
9,6 g de protides, 7,7 g de
lipides, 45,0 g de glucides et
1,6 g de fibres par portion.

PÂTES À LA SAUCE AUX FINES HERBES ET AU BROCOLI

(Recette de Tanis Fenton, Calgary, Alberta)

Semblable au pesto au basilic, cette sauce est plus onctueuse. Si vous désirez l'éclaircir, ajoutez un peu de bouillon de poulet. Servez-la sur des fettuccine, *des* fusilli *ou des* linguine, *les enfants en raffoleront.*

2-3/4 t	brocoli haché	680 ml
1/3 t	huile d'olive ou végétale	80 ml
1/3 t	parmesan râpé	80 ml
1/4 t	persil frais, haché	60 ml
	ou	
1 c/tab	persil séché	15 ml
1 c/tab	basilic frais	15 ml
	ou	
1 c/thé	basilic séché	5 ml
3/4 lb	pâtes alimentaires	400 g

Temps de préparation :
10 minutes
Cuisson au micro-ondes : 4 à 5 minutes
Cuisson des pâtes : 10 à 12 minutes (pâtes sèches) ; 4 à 5 minutes (pâtes fraîches)
Donne 4 à 5 portions comme plat principal, 8 à 10 portions comme entrée.

Environ 422 calories, 13,3 g de protides, 16,3 g de lipides, 56,5 g de glucides et 4,1 g de fibres par portion (plat principal).

Environ 211 calories, 6,6 g de protides, 8,2 g de lipides, 28,2 g de glucides et 2,1 g de fibres par portion (entrée).

Mettre le brocoli et 2 cuil. à table (30 ml) d'eau dans un bol allant au micro-ondes d'une capacité de 4 tasses (1 L). Couvrir et cuire au micro-ondes pendant 5 minutes. Égoutter.

Au robot culinaire, réduire en purée le brocoli, l'huile, le parmesan, le persil et le basilic.

Dans une casserole d'eau bouillante, cuire les pâtes selon le mode de cuisson indiqué sur l'emballage ou jusqu'à ce qu'elles soient *al dente* (tendres mais fermes). Bien égoutter. Mélanger avec la sauce au brocoli. Servir.

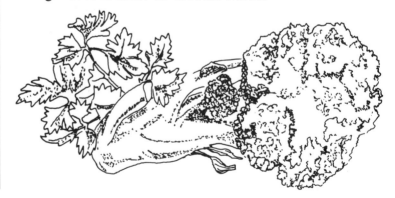

FETTUCCINE AUX LÉGUMES DU JARDIN

(Recette de Kathy Sziklai, Vancouver, C.-B.)

La sauce vous rappelera la saveur exquise des légumes frais du jardin.

SUGGESTION DE MENU

Cette sauce tomate est plus faible en calories et en gras qu'une sauce préparée à base de crème. Pour un dîner estival, servez ces *fettuccine* avec des brochettes de fruits de mer sur barbecue et une salade de laitue, de champignons et d'amandes grillées arrosée d'une vinaigrette. Des fruits frais servis avec un lait frappé feront un savoureux dessert. Ce repas fournira du calcium, des vitamines et des minéraux. (Jeanne McCutcheon, R.D.N., Richmond, C.-B.)

2 c/tab	huile d'olive	30 ml
1 t	oignons hachés finement	250 ml
2	gousses d'ail hachées	2
3 t	tomates pelées et hachées	750 ml
3 c/tab	feuilles de basilic frais, hachées ou	45 ml
2 c/thé	basilic séché	10 ml
1	courgette coupée en dés	1
1/2 lb	*fettuccine*	250 g
	Garniture : basilic frais, haché (facultatif), parmesan	

Dans un grand poêlon, faire chauffer l'huile à feu moyen. Y faire cuire les oignons et l'ail jusqu'à ce qu'ils soient tendres, environ 5 minutes. Ajouter les tomates et le basilic. Laisser mijoter pendant environ 10 minutes ou jusqu'à ce que le mélange épaississe légèrement. Incorporer la courgette et poursuivre la cuisson pendant 2 minutes.

Dans une grande casserole d'eau bouillante, cuire les *fettuccine* selon le mode de cuisson indiqué sur l'emballage ou jusqu'à ce qu'elles soient *al dente* (tendres mais fermes). Bien égoutter.

Mélanger la sauce avec les *fettuccine* jusqu'à ce qu'ils soient bien enrobés. Saupoudrer de basilic frais et de fromage. Servir immédiatement.

Temps de préparation : 10 minutes
Temps de cuisson : 10 à 15 minutes
Donne 4 portions.

Environ 323 calories, 9,8 g de protides, 7,7 g de lipides, 55,4 g de glucides et 4,6 g de fibres par portion.

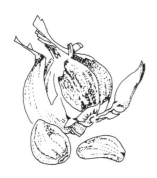

PÂTES AVEC SAUCE À LA VIANDE
(Recette de Linda Terra, Calgary, Alberta)

Les amateurs de pâtes adoreront ce plat si délicieusement relevé par la saveur délicate de la sauce. Pour des pâtes un peu plus parfumées, ajoutez du basilic, de l'origan et du romarin.

2 c/tab	huile végétale ou huile d'olive	30 ml
2	poivrons jaunes coupés en lanières	2
1	petit oignon haché	1
1	petite carotte hachée	1
1	branche de céleri hachée	1
1	grosse gousse d'ail hachée	1
1/4 lb	bœuf haché maigre	125 g
1	boîte de 14 oz (398 ml) de tomates	1
1/2 c/thé	sel	2 ml
1/4 c/thé	poivre frais, moulu	1 ml
2 oz	jambon cuit, haché finement	50 g
1	paquet de 300 g de *penne* (pâtes)	1
1/2 t	parmesan râpé	125 ml
	Garniture : brins de persil	

Dans un poêlon, faire chauffer l'huile à feu moyen-vif. Y cuire les poivrons pendant 3 minutes. Réserver.

Dans une casserole de grandeur moyenne, cuire l'oignon, la carotte, le céleri, l'ail et le bœuf haché jusqu'à ce que la viande perde sa teinte rosée. Dégraisser. Ajouter les tomates. Saler et poivrer. Cuire, à découvert, à feu moyen-doux pendant 15 minutes. Incorporer les lanières de poivron et le jambon. Poursuivre la cuisson pendant environ 15 minutes ou jusqu'à ce que le mélange épaississe.

Dans une grande casserole d'eau bouillante, cuire les pâtes selon le mode de cuisson indiqué sur l'emballage ou jusqu'à ce qu'elles soient *al dente* (tendres mais fermes). Bien égoutter. Mélanger la sauce avec les pâtes jusqu'à ce qu'elles soient bien enrobées. Saupoudrer du parmesan. Garnir de persil. Servir immédiatement.

SUGGESTION DE MENU
Servez ces pâtes avec une salade verte et du pain italien chaud. Ce repas a une faible teneur en gras et en sodium et est riche en calcium, en fer, en vitamine A et en fibres. Des cerises fraîches seront délicieuses comme dessert. (Elizabeth Farrell, P.Dt., St. Jean, N.-B.)

Temps de préparation :
30 minutes
Temps de cuisson : 15 à
20 minutes
Donne 4 portions.

Environ 494 calories,
23,4 g de protides, 15,0 g de lipides, 65,7 g de glucides et 3,8 g de fibres par portion.

Les poivrons sucrés, qu'on a fait rôtir ou griller, ont une riche saveur de fumée et une texture ferme. Pour les faire rôtir, piquez toute la surface avec une fourchette et déposez-les au four. Faites-les cuire jusqu'à ce que la peau soit gonflée. Déposez-les alors dans un sac de papier ou en plastique que vous fermerez pour permettre au poivron de devenir humide, environ 10 minutes. Il sera alors plus facile de retirer la peau.

PÂTES AUX LÉGUMES
(Recette de Gwen Sawchuk, Edmonton, Alberta)

Les Sawchuk ont souvent dégusté ce plat à l'heure du dîner sur leur voilier, alors qu'ils passaient leurs vacances dans les îles grecques. Ils servaient ces délicieuses pâtes avec des côtelettes de porc et des haricots verts. Vous pouvez acheter l'orzo dans les supermarchés, les marchés d'aliments naturels ou les épiceries fines.

2 c/tab	huile d'olive	30 ml
1/2	petit poivron rouge haché	1/2
1/2	gros oignon haché	1/2
1	gousse d'ail hachée	1
1 t	*orzo* (pâtes alimentaires)	250 ml
1	tomate moyenne hachée	1
	sel et poivre	

Dans un poêlon, faire chauffer l'huile à feu moyen-vif. Y cuire le poivron rouge, l'oignon et l'ail jusqu'à ce qu'ils soient tendres, environ 5 minutes.

Dans une casserole d'eau bouillante, cuire les pâtes pendant environ 10 minutes ou jusqu'à ce qu'elles soient *al dente* (tendres mais fermes). Bien égoutter et mélanger avec les légumes.

Incorporer la tomate, le sel et le poivre. Servir immédiatement.

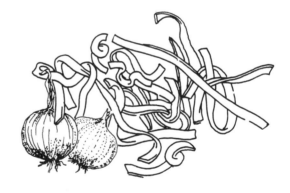

Temps de préparation : 10 minutes
Temps de cuisson : 10 à 15 minutes
Donne 4 à 6 portions.

Environ 170 calories, 4,5 g de protides, 4,8 g de lipides, 26,9 g de glucides et 1,2 g de fibres par portion.

SAUCE AUX TOMATES
(Recette de Brenda Steinmetz, Toronto, Ontario)

Rien de plus simple que de préparer cette savoureuse sauce onctueuse, il suffit de quelques légumes, d'une boîte de tomates et d'un soupçon de fines herbes. Vous pouvez l'utiliser comme sauce à pizza ou dans vos lasagnes (voir Lasagne roulée p. 106).

En saison, remplacez les tomates en conserve par 8 à 10 tomates fraîches, mûres et pelées. Le temps de cuisson sera peut-être un peu plus long car les tomates fraîches sont plus juteuses. Préparez une ou plusieurs recettes de cette sauce et congelez-la pour un usage ultérieur.

1 c/thé	huile végétale	5 ml
1	oignon moyen haché	1
1/2 t	céleri haché	125 ml
1/2 t	carottes ou courgettes rapées	125 ml
1/2 t	poivron vert haché	125 ml
1	gousse d'ail hachée	1
1	boîte de 28 oz (796 ml) de tomates	1
1/4 t	vin rouge	60 ml
1	feuille de laurier	1
1/2 c/thé	origan séché	2 ml
1/2 c/thé	basilic séché	2 ml
1/4 c/thé	sel	1 ml
1/4 c/thé	poivre	1 ml
1/4 c/thé	persil séché	1 ml
pincée	cannelle (facultatif)	pincée

Temps de préparation : 15 minutes
Temps de cuisson : environ 1 heure
Donne environ 3 tasses (750 ml) ou 5 à 6 portions.

Environ 48 calories, 1,7 g de protides, 1,2 g de lipides, 9,0 g de glucides et 1,9 g de fibres par portion (1/2 tasse (125 ml)).

Dans une grande casserole, faire chauffer l'huile à feu moyen-vif. Y cuire l'oignon, le céleri, les carottes et le poivron pendant 10 minutes ou jusqu'à ce que les légumes soient tendres. Remuer souvent.

Incorporer les tomates, le vin et l'assaisonnement. Cuire, à découvert, à feu moyen pendant 1 heure ou jusqu'à ce que le mélange épaississe. Remuer souvent. Retirer la feuille de laurier. Servir.

Variantes
SAUCE À LA VIANDE
Ajouter 1/2 lb (250 g) de bœuf haché maigre cuit, façonné en boulettes, à la sauce aux tomates.

SAUCE ROUGE AUX PALOURDES

Ajouter une boîte de palourdes avec son jus à la sauce aux tomates.

POIVRONS FARCIS

Farcir des poivrons de riz cuit et les faire cuire au four dans la sauce aux tomates.

CIGARES AU CHOU

Verser la sauce aux tomates sur les cigares.

POULET MARENGO

Remplacer le vin rouge par du vin blanc et ajouter des champignons tranchés. Cuire les morceaux de poulet dans la sauce aux tomates.

PAIN DE VIANDE

Servir le pain coupé en tranches avec la sauce aux tomates.

PESTO CITRONNÉ

(Recette de Margaret Howard, Toronto, Ontario)

Vous pourrez préparer une multitude de plats différents avec ce pesto citronné. Pour en avoir toujours sous la main, gardez-en au congélateur. Si vous désirez un pesto plus classique, remplacez les amandes par des pignons.

1 t	feuilles de basilic* frais, bien tassées	250 ml
1	gousse d'ail	1
1 c/tab	huile d'olive	15 ml
1 c/tab	amandes ou pignons	15 ml
4 c/thé	jus de citron frais	20 ml
1 c/thé	zeste de citron râpé	5 ml

Au robot culinaire ou au mélangeur, mélanger le basilic, l'ail, l'huile, les amandes, le jus et le zeste de citron.

Sauce pour pâtes alimentaires : mélangez le pesto citronné avec du parmesan râpé. Incorporez à des pâtes ou des nouilles aux œufs et vous aurez un plat typiquement italien.

* Si vous ne pouvez trouver de basilic frais, remplacez-le par 1 tasse (250 ml) de feuilles de persil frais et 2 cuil. à table (30 ml) de basilic séché. Les feuilles d'épinards peuvent également remplacer le basilic frais.

Temps de préparation :
15 minutes
Temps de refroidissement ou congélation : si désiré
Donne 1/3 de tasse (80 ml).

Environ 40 calories,
0,7 g de protides, 3,6 g de lipides, 2,0 g de glucides et 0,2 g de fibres par portion (1 cuil. à table (15 ml)).

SEMOULE DE MAÏS ET LÉGUMES EN CASSEROLE
(Recette de Lydia Husak, Calgary, Alberta)

Une portion de ce savoureux plat constitue une bonne source de glucides complexes.

1 c/tab	beurre ou margarine	15 ml
1	petit oignon haché	1
1	branche de céleri hachée	1
1/2 t	semoule de maïs jaune	125 ml
1/2 c/thé	sel	2 ml
1/2 c/thé	sucre	2 ml
pincée	poivre frais, moulu	pincée
2 t	lait à 2 %	500 ml
1	œuf bien battu	1

Dans un poêlon, faire fondre le beurre à feu moyen. Y cuire l'oignon et le céleri jusqu'à ce qu'ils soient dorés. Incorporer la semoule, mélanger pour bien l'enrober. Ajouter le sel, le sucre et le poivre.

Faire frémir le lait et l'incorporer au mélange de semoule. Cuire à feu doux jusqu'à ce que le mélange épaississe. Laisser refroidir. Ajouter l'œuf battu et bien mélanger. Verser la préparation dans une casserole d'une capacité de 4 tasses (1 L), légèrement graissée. Cuire au four, à découvert, à 350°F (180°C) de 35 à 40 minutes ou jusqu'à ce que le dessus soit doré et que le mélange soit pris.

SUGGESTION DE MENU

Économique, ce plat végétarien sera délicieux servi avec des *Légumes sautés au tofu* (p. 110) et des tranches de concombres arrosées de vinaigrette. Les protéines du maïs et du tofu se combinent pour fournir des protéines complètes de haute qualité et des fibres. Des baies fraîches nappées de yogourt à faible teneur en gras termineront ce repas en beauté. (Mary Sue Waisman, R.D., Calgary, Alberta).

Temps de préparation : 10 minutes
Temps de cuisson : 35 à 40 minutes
Donne 4 portions.

Environ 170 calories, 6,9 g de protides, 6,6 g de lipides, 20,4 g de glucides et 1,2 g de fibres par portion.

Le brocoli et le chou-fleur entiers se conservent deux fois plus longtemps que lorsqu'ils sont en bouquets.

QUINOA AUX LÉGUMES
(Recette de Monique Clément, Gloucester, Ontario)

Le quinoa est originaire des Andes en Amérique du Sud. C'était l'un des trois aliments de base des Incas, avec le maïs et les pommes de terre. On trouve ce produit dans les marchés d'aliments naturels. Ce quinoa aux légumes accompagnera délicieusement tous vos plats de viande.

SUGGESTION DE MENU

Croustillant, ce quinoa à la saveur de noisette est une façon originale de préparer un sauté aux légumes. Pour un repas différent qui fournit des protéines de haute qualité, des vitamines et des minéraux, servez-le avec un poulet aux légumes et une soupe won ton. Des framboises fraîches ou surgelées nappées de yogourt à faible teneur en gras compléteront agréablement ce repas tout en vous fournissant un apport supplémentaire de fibres. (Barbara Burton, R.P.Dt., Gloucester, Ontario).

1 t	quinoa	250 ml
1 t	eau	250 ml
2 c/tab	huile de tournesol	30 ml
1/4 t	tomates coupées en dés	60 ml
1/4 t	carotte coupée en lanières	60 ml
1/4 t	brocoli haché	60 ml
1/4 t	bouquets de chou-fleur	60 ml
1/4 t	courgette coupée en dés	60 ml
1 c/tab	sauce soja	15 ml

Passer le quinoa sous l'eau froide jusqu'à ce que l'eau qui s'écoule soit claire. Dans une casserole de grandeur moyenne, porter 1 tasse (250 ml) d'eau à ébullition. Ajouter le quinoa, couvrir et laisser mijoter pendant 15 minutes ou jusqu'à ce qu'il soit tendre. (Surveillez bien pour qu'il ne colle pas).

Dans un poêlon, faire chauffer l'huile à feu moyen-vif. Y sauter les tomates, la carotte, le brocoli, le chou-fleur et la courgette pendant environ 4 minutes. Verser les légumes et la sauce soja sur le quinoa. Servir immédiatement.

Temps de préparation : 10 minutes
Temps de cuisson : 15 minutes
Donne 6 portions.

Environ 164 calories, 4,8 g de protides, 6,1 g de lipides, 25,0 g de glucides et 0,6 g de fibres par portion.

MÜESLI

(Recette de Denise A. Hartley, Calgary, Alberta)

Cette recette de müesli est probablement la meilleure en son genre. Servi avec du yogourt, des fruits ou comme collation, il est toujours délicieux.

5 t	gros flocons d'avoine	1,25 L
2 t	flocons d'orge	500 ml
1-1/2 t	noix non salées, hachées (amandes, avelines, pacanes)	375 ml
1 t	graines de sésame	250 ml
1 t	graines de tournesol non salées	250 ml
1 t	graines de citrouille non salées	250 ml
1 t	lait en poudre écrémé	250 ml
1 t	germe de blé	250 ml
1 t	noix de coco non sucrée	250 ml
3/4 t	huile d'olive ou de canola	180 ml
1/2 t	mélasse	125 ml
1/2 t	miel	125 ml
1 c/tab	cannelle	15 ml
2 t	fruits séchés, coupés (raisins secs, abricots, mangues, ananas, bananes)	500 ml

Dans une grande rôtissoire, mélanger les flocons d'avoine, les flocons d'orge, les noix, les graines de sésame, de tournesol et de citrouille, le lait en poudre, le germe de blé et la noix de coco.

Mélanger l'huile, la mélasse, le miel et la cannelle. Incorporer au mélange de flocons d'avoine.

Cuire au four à 325°F (160°C) pendant 30 minutes ou jusqu'à ce que la préparation soit dorée. Remuer souvent. Laisser refroidir. Ajouter les fruits. Couvrir et conserver dans un endroit frais et sec.

SUGGESTION DE MENU

Ce müesli est idéal pour le déjeuner. Puisqu'il a une teneur élevée en gras et en calories, il faudra le servir avec des aliments à faible teneur en gras. Servez-le avec du lait écrémé ou du yogourt et une salade de fruits (1/2 banane, 1/2 orange et 1/4 tasse (60 ml) de baies fraîches ou surgelées). (Deborah Leach, R.Dt., St. John's, Terre-Neuve).

Temps de préparation : 20 minutes
Temps de cuisson : 25 à 30 minutes
Donne 20 tasses (5 L) ou 40 portions.

Environ 241 calories, 7,1 g de protides, 14,3 g de lipides, 24,3 g de glucides et 3,4 g de fibres par portion (1/2 tasse (125 ml)).

CRÊPES DE BLÉ ENTIER À LA COMPOTE DE FRAISES

(Recette de Caroline Beaurivage, Abbotsford, C.-B.)

Pour bien commencer la journée, rien de tel que ces crêpes servies avec des fruits frais ou de la compote de fraises. Essayez cette recette, elle deviendra vite l'une de vos préférées.

1-1/3 t	farine de blé entier	330 ml
1 c/tab	poudre à pâte	15 ml
3 c/tab	cassonade	45 ml
1 c/thé	cannelle	5 ml
1/4 c/thé	sel	1 ml
1-1/4 t	lait à 2 %	310 ml
1	œuf battu	1
3 c/tab	huile végétale	45 ml
1/2 c/thé	extrait de vanille	2 ml
	huile (facultatif)	

Dans un bol, mélanger la farine, la poudre à pâte, la cassonade, la cannelle et le sel.

Dans un autre bol, battre le lait, l'œuf, l'huile et la vanille. Incorporer les ingrédients secs au mélange liquide. Mélanger jusqu'à consistance presque lisse. Badigeonner un poêlon ou une poêle à crêpes d'huile et la faire chauffer (il n'est pas nécessaire de badigeonner les poêlons à revêtement antiadhésif). Verser environ 1/4 de tasse (60 ml) de pâte dans la poêle. Cuire jusqu'à ce que le dessous soit doré, environ 1-1/2 à 2 minutes. Tourner la crêpe et cuire l'autre côté de 30 à 60 secondes ou jusqu'à ce qu'il soit doré. Servir chaud.

Variante : vous pouvez remplacer les fraises par des framboises fraîches ou surgelées, des bleuets ou des pêches fraîches.

COMPOTE DE FRAISES

2 t	fraises fraîches ou	500 ml
1	paquet de 300 g de fraises surgelées, non sucrées	1
	sucre (facultatif)	

Laver les fraises et les équeuter. Cuire à feu doux jusqu'à ce qu'elles ramollissent. Refroidir. (Si vous utilisez des fraises surgelées, faites-les décongeler.) Au robot culinaire ou au mélangeur, réduire les fraises en purée. Goûter et ajouter du sucre, si nécessaire. Servir la compote chaude sur les crêpes.

Donne environ 1 tasse (250 ml).

Temps de préparation : 10 minutes
Temps de cuisson : 4 à 5 minutes
Donne 8 crêpes ou 8 portions.

Environ 170 calories, 4,7 g de protides, 6,8 g de lipides, 24,4 g de glucides et 3,4 g de fibres par portion (crêpe et compote).

Temps de préparation :
5 minutes
Temps de cuisson : 3 à
5 minutes
Donne 6 portions.

Environ 80 calories,
4,9 g de protides, 0,7 g de lipides, 14,3 g de glucides et 2,1 g de fibres par portion.

Pour 1 portion : Mettre 1/3 de tasse (80 ml) du mélange de céréale d'avoine dans un bol profond. Ajouter 3/4 de tasse (180 ml) d'eau et une pincée de sel. Cuire au micro-ondes à intensité maximum (100 %) pendant 2 minutes. Remuer. Poursuivre la cuisson de 1 à 2 minutes, ou faire cuire dans une petite casserole sur le feu pendant 5 minutes.

Temps de préparation :
5 minutes
Au four à micro-ondes : 3 à
4 minutes
Donne 2-1/2 tasses (625 ml) ou 7 portions.

Environ 143 calories,
5,8 g de protides, 1,6 g de lipides, 26,8 g de glucides et 3,9 g de fibres par portion.

PAIN DORÉ
(Recette de Lise Parisien, Cornwall, Ontario)

Servez ce pain, à faible teneur en gras, au petit déjeuner avec du yogourt nature sucré au miel ou au sirop d'érable, des fruits frais, du germe de blé ou du Müesli (p. 180).

4	blancs d'œufs	4
2 c/tab	lait écrémé	30 ml
1/2 c/thé	extrait de vanille	2 ml
pincée	muscade et cannelle	pincée
6	tranches de pain de blé entier	6

Battre les blancs d'œufs avec le lait, la vanille, la muscade et la cannelle jusqu'à ce que le mélange soit mousseux. Verser dans un grand plat peu profond. Tremper le pain dans le mélange d'œufs et de lait.

Dans un grand poêlon à revêtement antiadhésif ou légèrement beurré, faire dorer le pain des deux côtés.

Servir immédiatement.

CÉRÉALES D'AVOINE D'AUJOURD'HUI
(Recette de Michael G. Baylis, Toronto, Ontario)

Vous retrouverez dans ce plat de céréales toute la valeur nutritive de l'avoine, du son d'avoine et du blé concassé. Servez-le avec du lait et des fruits frais.

1 t	gros flocons d'avoine	250 ml
2/3 t	céréales à cinq grains	160 ml
1/2 t	son d'avoine	125 ml
1/3 t	bulghur moyen (blé concassé)	80 ml

Dans un grand bol, mélanger les flocons d'avoine, les céréales à cinq grains, le son d'avoine et le bulghur. Conserver dans un contenant fermé hermétiquement.

PAINS ET PÂTISSERIES MAISON

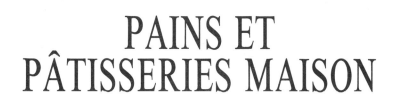

· D É L I C I E U X ·

*Tous les pains et les pâtisseries n'ont pas la même valeur
nutritive. Les consommateurs d'aujourd'hui, soucieux de
leur alimentation, recherchent des recettes qui leur
permettront d'augmenter l'apport en fibres et en
glucides complexes de leur régime alimentaire.*

Les pâtisseries et les pains préparés avec de la farine de blé entier ont un goût délicieux de noisette et sont plus nutritifs que ceux préparés à partir de farine tout usage. Cependant, vous ne pouvez pas remplacer plus de 50 % de farine tout usage par de la farine de blé entier à moins de modifier votre recette. Les farines de blé entier et de seigle donnent des pains plus lourds ; l'addition de farine tout usage améliorera le volume et la texture de votre pain.

Types de farine

Farine tout usage : comme son nom l'indique, cette farine blanche sert à de multiples usages. Elle est recommandée pour préparer les pains à la levure, les biscuits à thé, les muffins et les pains éclair.

Farine à gâteaux et à pâtisseries : si vous remplacez la farine tout usage par cette farine, vous pourrez réduire le sucre et les matières grasses de vos recettes de gâteaux. La farine à gâteaux contient moins de protéines que les autres farines et donne une texture plus délicate à vos pâtes. Elle contient également moins de gluten, vous aurez ainsi besoin de moins de graisse végétale pour préparer vos pâtes. Remplacez 1 tasse (250 ml) de farine tout usage par 1 tasse (250 ml) et 2 cuil. à table (30 ml) de farine à gâteaux et à pâtisseries.

Farine de blé entier : cette farine brune contient du son réduit en fines particules.

Farine de seigle : cette farine de couleur foncée préparée à partir de grains de seigle moulus a un goût très particulier. Elle entre généralement dans la confection du pain mais vous pouvez l'utiliser pour préparer des biscuits ou des muffins.

Farine graham : vous pouvez l'utiliser de la même façon que la farine de blé entier. Les particules de son ajoutées à cette farine sont plus grosses que celles de la farine de blé entier.

Son d'avoine : inutile d'avoir une recette pour ajouter du son d'avoine à vos plats. Vous pouvez l'utiliser en petites quantités pour remplacer la farine. Il ne faut pas trop en ajouter car vos plats seront collants et lourds.

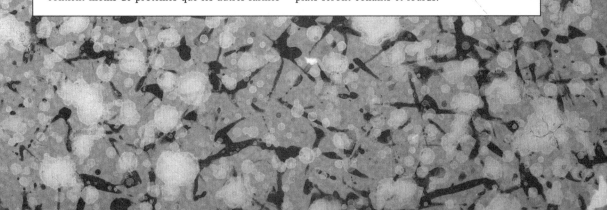

CONSEILS POUR LA CONGÉLATION

Enveloppez vos pâtisseries (après refroidissement complet) dans un sac de plastique fermé hermétiquement ou dans une double épaisseur de papier d'aluminium. Décongelez vos pâtisseries dans leur emballage à la température ambiante. Décongelez uniquement la quantité désirée. Pour redonner toute la fraîcheur à vos pains, vos muffins ou vos biscuits à thé qui ont été congelés, enveloppez-les dans du papier d'aluminium et faites-les chauffer au four à 300°F (160°C) de 5 à 15 minutes.

TEMPS DE CONSERVATION AU CONGÉLATEUR

Biscuits : 12 mois

Pains éclair et muffins : 4 à 5 mois

Pains à la levure : 3 mois

Gâteaux : 5 à 6 mois pour les gâteaux ordinaires ; 3 mois pour les gâteaux glacés

Tartes : 3 mois

LE GERME DE BLÉ PEUT REMPLACER LES NOIX

Le germe de blé peut remplacer les noix utilisées dans la préparation des biscuits, des muffins, des gâteaux, des salades, des légumes ou des plats en casserole.

Pour que le germe de blé soit plus croustillant, faites-le rôtir au four à environ 350°F (180°C) de 10 à 15 minutes, ou encore dans un poêlon à revêtement antiadhésif à feu moyen en remuant souvent.

Vous pouvez ajouter des fines herbes, des épices ou du fromage au germe de blé et en saupoudrer les potages, les plats en casserole, les légumes ou les salades.

COMMENT MESURER CORRECTEMENT

Pour la confection de pains et de pâtisseries, il est extrêmement important de mesurer les proportions avec précision. Pour chaque recette, choisissez entre le système impérial ou métrique, ne jamais mêlez les deux. Utilisez des mesures précises, que ce soit pour les ingrédients secs ou liquides.

MESURES POUR LES INGRÉDIENTS LIQUIDES
(*tasses munies d'un bec verseur en verre, en pyrex ou en plastique*)
Système impérial : 1 tasse, 2 tasses et 4 tasses.
Système métrique : 250 ml, 500 ml et 1 L.

Placer la mesure sur une surface plane. Remplir au niveau désiré, en prenant la lecture au niveau de l'œil.

MESURES POUR LES INGRÉDIENTS SECS (*tasses graduées*)
Système impérial : 1/4 de tasse, 1/3 de tasse, 1/2 tasse et 1 tasse.
Système métrique : 60 ml, 125 ml et 250 ml.

Remplir jusqu'à ce que la mesure soit comble, puis égaliser au ras du bord avec une spatule ou un couteau à plat ; ne jamais tasser.

PETITES MESURES (cuillères)
Système impérial : 1/4 de cuil. à thé, 1/2 cuil. à thé, 1 cuil. à thé et 1 cuil. à table.
Système métrique : 1 ml, 2 ml, 5 ml, 15 ml et 30 ml.

Ces mesures sont utilisées pour les ingrédients secs et liquides. Remplir et égaliser de la même façon que pour les autres mesures.

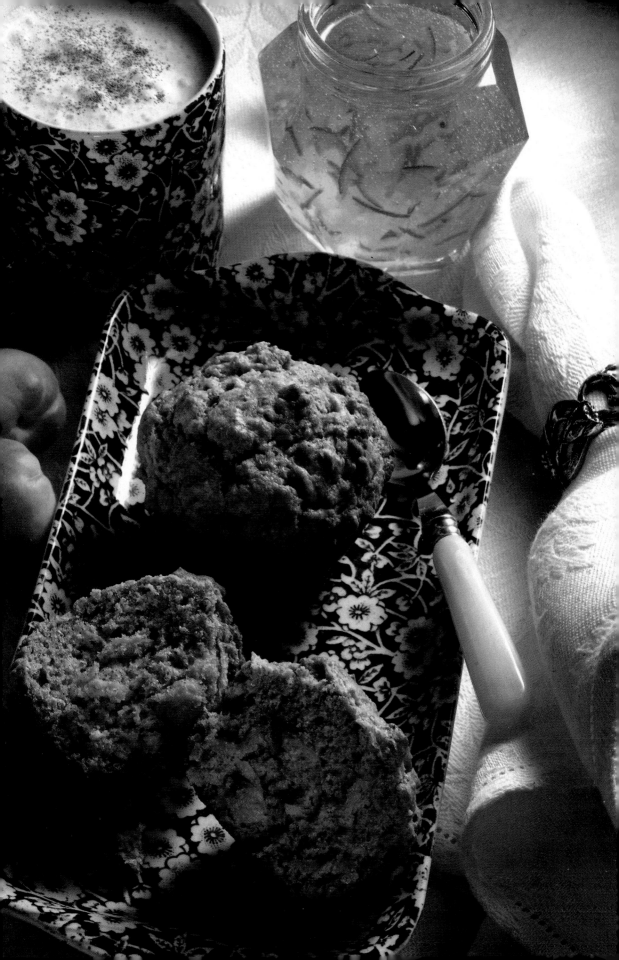

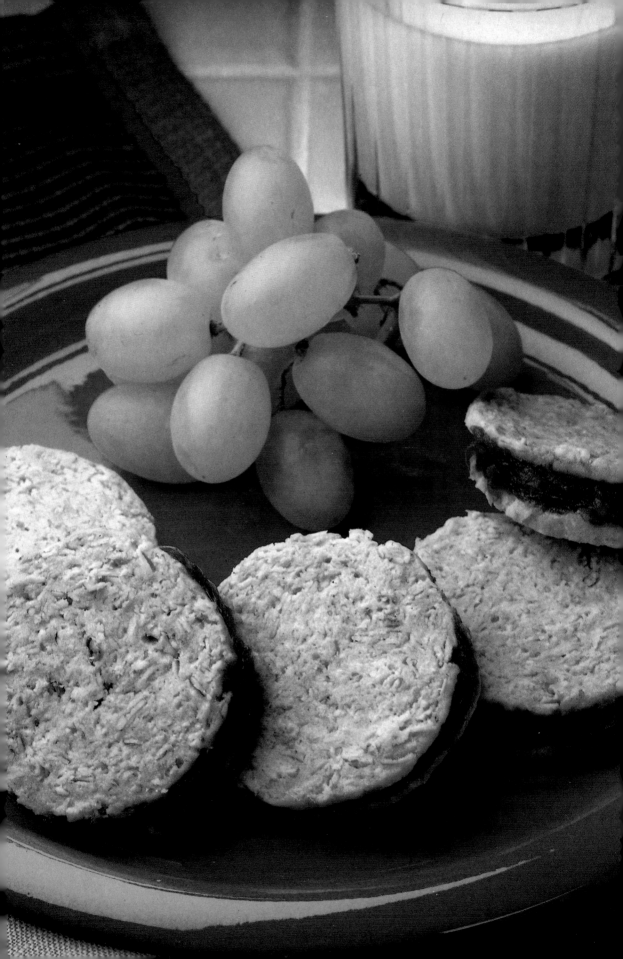

PETITS GÂTEAUX
À LA SAUCE AUX POMMES
(Recette de Elaine Durst, Westbank, C.-B.)

Ces petits gâteaux, qui ressemblent à des muffins, sont vraiment de petites gâteries pour la boîte à lunch des petits. Vous pouvez également les servir au petit déjeuner. Pour augmenter la teneur en fibres alimentaires, vous pouvez, avant la cuisson, garnir le dessus des petits gâteaux de quartiers de pommes, non pelées.

1/2 t	beurre ou margarine	125 ml
1-1/2 t	sucre	375 ml
2	œufs	2
1 c/thé	extrait de vanille	5 ml
2 t	farine tout usage	500 ml
1 c/tab	poudre à pâte	15 ml
1 c/thé	bicarbonate de soude	5 ml
1-1/2 c/thé	cannelle moulue	7 ml
1 c/thé	piment de Jamaïque moulu	5 ml
1/2 c/thé	clou de girofle moulu	2 ml
2 t	sauce aux pommes non sucrée	500 ml

Dans un grand bol, mélanger le beurre et le sucre. Ajouter les œufs et la vanille et battre le mélange jusqu'à ce qu'il soit léger et mousseux.

Tamiser la farine avec la poudre à pâte, le bicarbonate de soude et les épices. Incorporer petit à petit au mélange d'œufs en alternant avec la sauce aux pommes. Bien mélanger après chaque addition.

Remplir aux deux tiers des moules à muffins foncés de moules en papier. Cuire au four à 400°F (200°C) pendant environ 20 minutes ou jusqu'à ce que les gâteaux soient fermes au toucher.

Temps de préparation : 15 minutes
Temps de cuisson : environ 20 minutes.
Donne 16 petits gâteaux.

Environ 200 calories, 2,5 g de protides, 6,4 g de lipides, 33,8 g de glucides et 1,0 g de fibres par petit gâteau.

PAIN À L'ANETH

(Recette de Carla Murphy, North Bay, Ontario)

Le fromage cottage augmente la valeur nutritive de ce pain en casserole.
Savourez-le avec la Soupe aux légumes du Manitoba *(p. 62).*

1 c/thé	sucre	5 ml
1/4 t	eau tiède	60 ml
1	sachet de levure sèche active	1
1 t	fromage cottage à faible teneur en gras (2 %)	250 ml
1 c/tab	oignon râpé	15 ml
2 c/tab	sucre	30 ml
1 c/tab	graines d'aneth	15 ml
1 c/thé	sel	5 ml
1/4 c/thé	bicarbonate de soude	1 ml
1 c/tab	beurre ou margarine fondu	15 ml
1	œuf battu	1
2-3/4 t	farine tout usage	680 ml

SUGGESTION DE MENU

Pour un repas délicieux, servez de l'omble de l'arctique cuit au four, du riz sauvage accompagné d'une salade verte garnie de *Mayonnaise au pesto citronné* (p. 155) et de pain à l'aneth à faible teneur en gras. Terminez votre repas par une croustade aux canneberges. (Elsie De Roose, R.Dt., Yellowknife, Territoires du Nord-Ouest).

Temps de préparation :
2 heures
Temps de cuisson : 45 à
50 minutes
Donne 1 pain rond ou environ
12 tranches.

Environ 148 calories,
6,3 g de protides, 2,1 g de
lipides, 25,4 g de glucides et
0,9 g de fibres par tranche.

Dans un bol, dissoudre le sucre dans l'eau tiède. Saupoudrer la levure sur l'eau et laisser reposer 10 minutes ou jusqu'à ce que le mélange soit mousseux.

Dans un grand bol, mélanger la levure dissoute, le fromage cottage, l'oignon, le sucre, l'aneth, le sel, le bicarbonate de soude, le beurre et l'œuf. Incorporer petit à petit la farine jusqu'à ce que le mélange soit lisse (vous aurez alors une pâte ferme). Mettre la pâte sur une planche légèrement enfarinée et pétrir jusqu'à ce qu'elle soit satinée et élastique.

Mettre la pâte dans un grand moule rond de 8 po (20 cm) de diamètre légèrement graissé, et la rouler pour en graisser toute la surface. Couvrir de papier ciré sans trop serrer. Laisser lever au double du volume dans un endroit chaud et humide, environ 1-1/2 heure. Faire cuire au four à 350°F (180°C) pendant 45 minutes. (Faites suffisamment cuire le pain si vous voulez que la croûte soit croustillante).

PÂTE À PIZZA DE BLÉ ENTIER
(Recette de Melanie Galvin, Thunder Bay, Ontario)

*Le mélange de la farine de blé et des fines herbes donnent
à cette pâte à pizza un goût unique. Utilisez-la pour préparer
la Pizza au poulet (p. 74). Si vous désirez une pâte moins parfumée,
omettez les herbes et l'ail.*

1-1/4 t	farine tout usage	310 ml
1-1/4 t	farine de blé entier	310 ml
1	enveloppe de levure sèche, instantanée	1
1 c/thé	sucre	5 ml
1/2 c/thé	sel	2 ml
1/2 c/thé	basilic séché	2 ml
1/2 c/thé	origan séché	2 ml
1/4 c/thé	poudre d'ail	1 ml
1/2 t	eau	125 ml
1/4 t	lait à 2 %	60 ml
3 c/tab	huile d'olive	45 ml

Mélanger les farines, la levure, le sucre, le sel, le basilic, l'origan et la poudre d'ail.

Dans une petite casserole, faire chauffer l'eau avec le lait et l'huile d'olive à feu doux jusqu'à ce que le mélange soit chaud au toucher (125° F (50° C)). Incorporer aux ingrédients secs. Mettre la pâte sur une planche légèrement enfarinée et pétrir jusqu'à ce que la pâte soit satinée et élastique. Couvrir et laisser reposer pendant 10 minutes.

Diviser la pâte en deux. Façonner en cercle aplati de 12 po (30 cm) de diamètre, et étendre avec les doigts dans des assiettes à pizza à revêtement antiadhésif ou légèrement graissées. Replier le bord. Couvrir et laisser lever la pâte dans un endroit chaud pendant environ 30 minutes. Ajouter la garniture. Faire cuire sur la grille inférieure du four à 425° F (220° C) pendant environ 15 minutes.

Variante : remplacez 1/2 tasse (125 ml) de farine de blé entier par 1/2 tasse (125 ml) de son d'avoine.

Temps de préparation :
20 minutes
Temps de cuisson : 15 minutes
Donne 2 pâtes à pizza.

Environ 122 calories,
3,4 g de protides, 3,7 g de
lipides, 19,4 g de glucides et
2,0 g de fibres par portion
(1/6 de la pâte).

PETITS PAINS EXPRESS AUX PATATES DOUCES

(Recette de Linda Terra, Calgary, Alberta)

*Ces petits pains tendres et dorés sont très savoureux et nutritifs.
Vous pouvez les servir tièdes, au petit déjeuner ou à l'heure du thé.*

3 t	farine tout usage	750 ml
1-1/2 t	farine de blé entier	375 ml
1/2 t	son d'avoine	125 ml
1/4 t	lait écrémé en poudre	60 ml
2 c/tab	zeste d'orange râpé	30 ml
1/2 c/thé	sel	2 ml
3/4 t	raisins de Corinthe lavés et asséchés	180 ml
1	paquet de levure rapide, instantanée	1
3/4 t	patates douces cuites, réduites en purée	180 ml
1/4 t	beurre ou margarine fondu	60 ml
1/4 t	miel	60 ml
1 t	liquide des patates douces	250 ml
2	œufs légèrement battus	2
	beurre fondu	

Dans un bol, mélanger 2 tasses (500 ml) de farine tout usage, la farine de blé entier, le son d'avoine, le lait écrémé, le zeste d'orange, le sel, les raisins et la levure.

Dans une casserole, chauffer à feu doux les patates douces, le beurre, le miel et le liquide des patates jusqu'à ce que le mélange soit chaud au toucher (125° F (50° C)). Incorporer ce mélange et les œufs aux ingrédients secs.

Ajouter assez de farine pour obtenir une pâte légère. La mettre sur une surface enfarinée et pétrir jusqu'à ce qu'elle soit élastique. Couvrir et laisser reposer 10 minutes.

À l'aide d'un couteau, diviser la pâte en 16 parties égales et façonner en boules lisses. Les disposer sur une plaque de cuisson graissée en laissant 2 po (5 cm) d'espace entre chaque. Couvrir et laisser lever au double du volume, environ 1 heure.

Cuire au four à 375° F (190° C) pendant 15 minutes ou jusqu'à ce qu'ils soient dorés. Lorsque les pains sont encore chauds, les badigeonner du beurre fondu.

SUGGESTION DE MENU

Idéals pour le petit déjeuner, ces petits pains constituent une bonne source de fibres et de glucides complexes. Pour augmenter l'apport en protéines et en calcium de votre déjeuner, servez-les avec du melon garni de fromage cottage. (Roxanne Eyer, R.Dt., Winnipeg, Manitoba).

Temps de préparation :
2-1/2 heures
Temps de cuisson : 15 à
20 minutes
Donne 16 petits pains.

Environ 220 calories,
6,2 g de protides, 4,2 g de lipides, 40,5 g de glucides et 2,8 g de fibres par petit pain.

PAIN SANTÉ
(Recette de Alma R. Price, Toronto, Ontario)

Ce pain est absolument délicieux servi avec du lait, du jus ou du café.

1/2 t	eau bouillante	125 ml
1 t	raisins secs	250 ml
1	œuf battu	1
1 t	cassonade légèrement tassée	250 ml
1 t	babeurre	250 ml
1 t	farine de blé entier	250 ml
1 t	flocons d'avoine	250 ml
1 t	céréales de son à haute teneur en fibres	250 ml
1/4 t	germe de blé	60 ml
1-1/2 c/thé	bicarbonate de soude	7 ml
1/2 c/thé	sel	2 ml

Verser l'eau bouillante sur les raisins secs. Laisser refroidir. Incorporer l'œuf, la cassonade et le babeurre.

Dans un bol de grandeur moyenne, mélanger la farine, les flocons d'avoine, les céréales de son, le germe de blé, le bicarbonate de soude et le sel. Y incorporer le mélange d'œuf. Remuer jusqu'à ce que le mélange soit homogène. Verser dans un moule à pain de 9 po x 5 po (23 x 13 cm) à revêtement antiadhésif ou légèrement graissé. Cuire au four à 350°F (180°C) pendant environ 45 minutes ou jusqu'à ce qu'un cure-dents inséré au centre en ressorte propre. Laisser refroidir. Démouler.

SUGGESTION DE MENU

Ce pain est excellent pour la santé et accompagne tous les plats. Servez-le avec un *Potage épicé aux pommes de terre* (p. 65), une salade aux agrumes et une *Tarte au yogourt et aux fraises* (p. 218) comme dessert. (Jean Norman, R.Dt., St. John's, Terre-Neuve)

Temps de préparation : 15 minutes
Temps de cuisson : 45 minutes
Donne 1 pain ou environ 16 tranches.

Environ 151 calories, 4,0 g de protides, 1,3 g de lipides, 34,3 g de glucides et 3,7 g de fibres par tranche.

BISCUITS À THÉ DE BLÉ ENTIER
(Recette de Karen Dewar, Teulon, Manitoba)

Ces petits biscuits à thé accompagneront délicieusement toutes vos soupes et vos salades.

2 t	farine de blé entier	500 ml
1 c/tab	poudre à pâte	15 ml
1 c/tab	flocons de persil	15 ml
1/3 t	beurre ou margarine	80 ml
3/4 t	lait à 2 %	180 ml
1	œuf légèrement battu	1

Dans un bol de grandeur moyenne, mélanger la farine, la poudre à pâte et le persil. Ajouter le beurre et, à l'aide d'un coupe-pâte, travailler le mélange jusqu'à ce qu'il soit soit grumeleux.

Mélanger le lait et l'œuf et ajouter aux ingrédients secs. Remuer à la fourchette jusqu'à ce que la pâte soit lisse.

Mettre la pâte sur une planche légèrement enfarinée et pétrir environ 10 fois. Abaisser la pâte à 1/2 po (1 cm) d'épaisseur. Tailler avec un emporte-pièce rond, enfariné, de 2 po (5 cm) de diamètre. Déposer dans un plat allant au four. Cuire au four à 450°F (220°C) de 10 à 12 minutes ou jusqu'à ce que les biscuits soient dorés.

SUGGESTION DE MENU

Ces petits biscuits à thé de blé entier sont succulents servis chauds et accompagnent délicieusement les soupes et les ragoûts. Servez-les avec une *Soupe au bœuf et à l'orge* (p. 71), des crudités, une pomme et un verre de lait à faible teneur en gras. Idéals pour l'après-ski ou comme lunch pour les enfants. (Penny Lobdell, R.D.N., Kelowna, C.-B.)

Temps de préparation : 15 minutes
Temps de cuisson : 10 à 12 minutes
Donne 1-1/2 douzaine de biscuits.

Environ 82 calories, 2,4 g de protides, 4,0 g de lipides, 9,9 g de glucides et 1,6 g de fibres par biscuit.

On peut utiliser des carottes et des courgettes dans la préparation des gâteaux et des muffins. Mais avez-vous déjà essayé les betteraves? Faites cuire les betteraves entières jusqu'à ce qu'elles soient tendres. Réduisez-les en purée avec la peau au robot culinaire ou au mélangeur. Dans vos recettes vous pourrez remplacer les carottes ou les courgettes par de la purée de betteraves ou des betteraves crues râpées. Vous obtiendrez une belle couleur riche et foncée.

SUGGESTION DE MENU

Pour bien commencer la journée, servez ces délicieux muffins riches en fibres. Pour augmenter l'apport en vitamines et en calcium de votre déjeuner, servez-les avec un *Lait frappé aux baies* (p. 239). (Helen Haresign, R.P.Dt., Toronto, Ontario).

Temps de préparation: 15 minutes
Temps de cuisson: 20 minutes
Donne 12 muffins.

Environ 166 calories, 4,4 g de protides, 5,9 g de lipides, 27,8 g de glucides et 4,6 g de fibres par muffin.

MUFFINS AU SON ET AUX CAROTTES
(Recette de Steve Holodinsky, Simcoe, Ontario)

Comme collation ou comme déjeuner ces muffins sont délicieux. Essayez-les vous en raffolerez.

1-1/4 t	farine de blé entier	310 ml
1-1/4 t	céréales de son à haute teneur en fibres	310 ml
1 c/thé	poudre à pâte	5 ml
1 c/thé	bicarbonate de soude	5 ml
1 c/thé	cannelle moulue	5 ml
1/2 c/thé	muscade moulue	2 ml
1/2 c/thé	sel	2 ml
2	œufs	2
1 t	carottes râpées	250 ml
3/4 t	babeurre	180 ml
1/3 t	cassonade bien tassée	80 ml
1/4 t	huile végétale	60 ml
1/2 t	raisins secs	125 ml

Dans un grand bol, mélanger la farine, les céréales, la poudre à pâte, le bicarbonate de soude, la cannelle, la muscade et le sel.

Dans un autre bol, battre les œufs vigoureusement. Ajouter les carottes, le babeurre, la cassonade et l'huile végétale. Incorporer aux ingrédients secs. Remuer jusqu'à ce que le mélange soit humide, sans plus. Ajouter les raisins secs. Foncer de moules en papier des moules à muffins. Remplir aux trois quarts les moules de pâte. Cuire au four à 400°F (200°C) pendant 20 minutes ou jusqu'à ce que les muffins reprennent leur forme après une légère pression du doigt.

MUFFINS DE LUXE
(Recette de Gilbert H. Ducharme, Ottawa, Ontario)

Ces muffins aux raisins et à l'ananas sont débordants de saveur et se conservent très bien au congélateur.

1-1/2 t	farine de blé entier	375 ml
2 t	son de blé naturel	500 ml
1-1/2 c/thé	poudre à pâte	7 ml
1/4 c/thé	bicarbonate de soude	1 ml
1/4 c/thé	muscade moulue	1 ml
1/4 c/thé	cannelle moulue	1 ml
1 t	lait écrémé	250 ml
2	blancs d'œufs légèrement battus	2
1/2 t	huile de tournesol	125 ml
1/2 t	miel	125 ml
1/2 t	mélasse	125 ml
2 t	raisins secs	500 ml
1 t	ananas sans sucre, écrasés et bien égouttés	250 ml

Dans un grand bol, mélanger la farine, le son, la poudre à pâte, le bicarbonate de soude, la muscade et la cannelle.

Dans un autre bol, mélanger le lait, les blancs d'œufs, l'huile, le miel et la mélasse. Ajouter les raisins et l'ananas. Incorporer aux ingrédients secs. Remuer jusqu'à ce que le mélange soit humide, sans plus. Éviter de trop brasser. Graisser ou foncer de moules en papier des moules à muffins. Remplir aux trois quarts les moules de pâte. Cuire au four à 350°F (180°C) de 20 à 25 minutes ou jusqu'à ce que les muffins reprennent leur forme après une légère pression du doigt.

SUGGESTION DE MENU

Puisque ces savoureux muffins, riches en fibres, contiennent plus de sucre et de matières grasses que d'autres, vous devrez les servir avec des aliments hypocaloriques, comme du jus de tomates, une salade de poulet et de légumes arrosée d'une vinaigrette à faible teneur en gras. Des baies fraîches saupoudrées de cannelle et nappées de yogourt à faible teneur en gras termineront ce repas sur une note de fraîcheur. (Carol Carter, R.D.N., Victoria, C.-B.)

Temps de préparation:
15 minutes
Temps de cuisson: 20 à
25 minutes
Donne 16 muffins.

Environ 243 calories,
4,1 g de protides, 7,2 g de
lipides, 46,1 g de glucides et
5,1 g de fibres par muffin.

MUFFINS À L'AVOINE ET AUX CANNEBERGES

(Recette de Laura M. Hawthorn, Bracebridge, Ontario)

Si vous faites congeler des canneberges fraîches à l'automne, vous pourrez déguster ces muffins à l'année longue. Dans la recette que nous vous proposons, il n'est pas nécessaire de décongeler les canneberges.

3/4 t	flocons d'avoine	180 ml
1-1/2 t	farine tout usage	375 ml
1 t	sucre	250 ml
2 c/thé	poudre à pâte	10 ml
1/2 c/thé	sel	2 ml
1/2 t	beurre ou margarine	125 ml
1-1/2 t	canneberges fraîches ou surgelées, hachées	375 ml
2 c/thé	zeste de citron râpé	10 ml
2/3 t	lait à 2 %	160 ml
1	œuf battu	1

GARNITURE

4 c/thé	cannelle moulue	20 ml
2 c/thé	sucre	10 ml

Au robot culinaire ou au mélangeur, moudre les flocons d'avoine jusqu'à ce qu'ils soient très fins. Les mélanger avec la farine (réservez 2 cuil. à table (30 ml)), le sucre, la poudre à pâte et le sel. Y couper le beurre avec un coupe-pâte jusqu'à ce que le mélange soit grumeleux.

Mélanger les canneberges avec la farine réservée. Ajouter, en remuant, au mélange de farine.

Bien mélanger le zeste de citron, le lait et l'œuf. Incorporer aux ingrédients secs. Remuer jusqu'à ce que le mélange soit humide, sans plus. Éviter de trop brasser. Graisser ou foncer de moules en papier des moules à muffins. Remplir aux trois quarts les moules de pâte.

Mélanger la cannelle et le sucre et saupoudrer sur les muffins. Cuire au four à 400°F (200°C) de 20 à 25 minutes.

SUGGESTION DE MENU

Pour un bon petit déjeuner, accompagnez ces muffins d'une salade de fruits, de fromage cottage à faible teneur en gras et d'un verre de lait à 2 %. Votre déjeuner sera alors riche en fibres tout en étant faible en gras. (Rosemarie Russel, R.P.Dt., London, Ontario).

Temps de préparation : 15 minutes
Temps de cuisson : 20 à 25 minutes
Donne 12 muffins moyens.

Environ 227 calories, 3,5 g de protides, 8,6 g de lipides, 34,8 g de glucides et 1,4 g de fibres par muffin.

BISCUITS DE GRAND-MAMAN SANS SUCRE À L'AVOINE
(Recette de Grace Jackson, Winnipeg, Manitoba)

Ces biscuits portent bien leur nom car ils vous rappellent avec délice les biscuits que votre grand-mère vous préparait. La garniture aux dattes relève la saveur de l'avoine.

BISCUITS

1-1/2 t	farine tout usage	375 ml
1-1/2 t	flocons d'avoine	375 ml
1 c/thé	bicarbonate de soude	5 ml
1/2 t	graisse végétale	125 ml
1/2 t	eau chaude	125 ml

GARNITURE

2 t	dattes hachées	500 ml
1/2 t	eau	125 ml
1/4 t	sucre	60 ml
1 c/thé	extrait de vanille	5 ml

Mélanger la farine, les flocons d'avoine et le bicarbonate de soude. Ajouter la graisse et, à l'aide d'un coupe-pâte, travailler le mélange jusqu'à ce qu'il soit grumeleux. Ajouter suffisamment d'eau pour pouvoir façonner la pâte en rouleau. Envelopper de papier ciré. Réfrigérer toute la nuit.

Couper la pâte en gaufrettes de 1/8 de po (3 mm) d'épaisseur. Mettre les gaufrettes sur une plaque de cuisson à revêtement antiadhésif ou légèrement graissée. Cuire au four à 325°F (160°C) pendant environ 10 minutes.

Préparation de la garniture: cuire les dattes, l'eau et le sucre à feu doux pendant environ 30 minutes. Remuer de temps à autre. Incorporer la vanille.

Une fois les biscuits et la garniture refroidis, étendre environ 1 cuil. à table (15 ml) de garniture aux dattes entre deux biscuits.

Temps de préparation:
24 heures
Temps de cuisson: 30 minutes
Donne 3 douzaines de biscuits fourrés.

Environ 88 calories, 1,3 g de protides, 3,0 g de lipides, 14,7 g de glucides et 1,2 g de fibres par biscuit.

BISCUITS AUX GRAINES DE TOURNESOL

(Recette de Alexa Miller, Dartmouth, Nouvelle-Écosse)

La texture croustillante des noix et des graines de tournesol et le goût sucré des raisins secs et des brisures de chocolat font de ce biscuit santé, une petite gâterie appréciée des jeunes et des moins jeunes.

1/2 t	beurre ou margarine	125 ml
3/4 t	cassonade légèrement tassée	180 ml
3/4 t	sucre	180 ml
1/2 c/thé	bicarbonate de soude	2 ml
2 c/thé	eau chaude	10 ml
1	œuf battu	1
1/2 c/thé	extrait de vanille	2 ml
1 t	graines de tournesol non salées	250 ml
1/2 t	farine tout usage	125 ml
1/2 t	farine de blé entier	125 ml
1/2 t	gros flocons d'avoine	125 ml
1/2 t	brisures de chocolat	125 ml
1/2 t	raisins secs	125 ml
1/3 t	son de blé naturel	80 ml
1/3 t	germe de blé	80 ml
1 c/thé	sel	5 ml

Dans un grand bol, battre le beurre en crème avec la cassonade et le sucre. Dissoudre le bicarbonate de soude dans l'eau chaude. Incorporer l'œuf, la vanille et le bicarbonate de soude dissous. Ajouter les graines de tournesol, les farines, les flocons d'avoine, les brisures de chocolat, les raisins secs, le son, le germe de blé et le sel. Bien mélanger.

Laisser tomber la pâte par cuillerée sur une plaque de cuisson à revêtement antiadhésif ou légèrement graissée. Cuire au four à 350°F (180°C) pendant 10 minutes.

Temps de préparation : 15 minutes
Temps de cuisson : 10 minutes
Donne 5 douzaines de biscuits.

Environ 69 calories, 1,3 g de protides, 3,3 g de lipides, 9,5 g de glucides et 0,7 g de fibres par biscuit.

CARRÉS AUX DATTES

(Recette de Margaret Haresign, Winnipeg, Manitoba)

Épatez tous vos amis avec les populaires carrés aux dattes.

1-1/2 t	farine tout usage	375 ml
1-1/2 t	flocons d'avoine	375 ml
1 t	cassonade légèrement tassée	250 ml
1 c/thé	bicarbonate de soude	5 ml
1 t	beurre ou margarine	250 ml

GARNITURE AUX DATTES

1 lb	dattes hachées (environ 4 tasses / 1 L)	500 g
1-1/2 t	eau	375 ml
2 c/tab	jus de citron	30 ml

Dans un grand bol, mélanger la farine, les flocons d'avoine, la cassonade et le bicarbonate de soude. Ajouter le beurre et, à l'aide d'un coupe-pâte, travailler le mélange jusqu'à ce qu'il soit grumeleux. Graisser un plat allant au four de 9 po x 13 po (23 cm x 33 cm) de côté. Y étendre la moitié du mélange de flocons d'avoine en pressant.

Garniture aux dattes : Dans une casserole, cuire à couvert, les dattes dans l'eau à feu doux jusqu'à ce que le mélange épaississe, environ 15 minutes. Remuer de temps à autre (vous devrez peut-être ajouter de l'eau en cours de cuisson, si le mélange devient trop épais). Incorporer le jus de citron. Verser ce mélange sur la préparation de flocons d'avoine et saupoudrer le reste des flocons sur le dessus. Cuire au four à 350°F (180°C) pendant environ 35 minutes ou jusqu'à ce que les carrés soient légèrement dorés. Couper en carrés.

Temps de préparation :
20 minutes
Temps de cuisson : environ
35 minutes
Donne 42 carrés.

Environ 113 calories,
1,2 g de protides, 4,5 g de
lipides, 18,1 g de glucides et
1,2 g de fibres par carré.

GÂTEAU AUX RAISINS

(Recette de Maryanne Cattrysse, Simcoe, Ontario)

*Ce gâteau moelleux et légèrement épicé est tout simplement succulent.
Vous pouvez le préparer dans un moule rectangulaire, dans des moules à
muffins ou un moule à cheminée.*

1-1/2 t	sucre	375 ml
1 t	farine de blé entier	250 ml
1 t	farine tout usage	250 ml
2 c/thé	poudre à pâte	10 ml
1 c/thé	bicarbonate de soude	5 ml
1/2 c/thé	sel	2 ml
1-1/2 c/thé	cannelle moulue	7 ml
1/4 c/thé	clou de girofle moulu	1 ml
1/4 c/thé	muscade moulue	1 ml
1/4 c/thé	gingembre moulu	1 ml
4	œufs	4
1	boîte de 14 oz (398 ml) de citrouille	4
1/2 t	huile végétale	125 ml
1 t	céréales de son à haute teneur en fibres	250 ml
1 t	raisins secs	250 ml

Temps de préparation :
20 minutes
Temps de cuisson : environ
40 minutes
Donne 24 à 30 morceaux si
vous utilisez un moule de
9 po x 13 po (23 cm x 33 cm) de
côté, 20 tranches si vous utilisez
un moule à cheminée de 10 po
(25 cm) de diamètre ou
3 douzaines de muffins.

Environ 135 calories,
2,4 g de protides, 4,5 g de
lipides, 23,1 g de glucides et
1,8 g de fibres par portion.

Dans un grand bol, mélanger le sucre, les farines, la poudre à pâte, le bicarbonate de soude, le sel, la cannelle, le clou de girofle, la muscade et le gingembre.

Dans un autre bol, battre les œufs avec la citrouille, l'huile et les céréales. Incorporer le mélange de farine et remuer jusqu'à ce que le mélange soit homogène. Ajouter les raisins. Étendre uniformément le mélange dans un moule de 9 po x 13 po (23 cm x 33 cm) de côté légèrement graissé. Cuire au four à 350° F (180° C) pendant 40 minutes ou jusqu'à ce qu'un cure-dents inséré au centre en ressorte propre. Refroidir complètement sur un treillis.
Variante :
Moule à cheminée : cuire au four à 350° F (180° C) pendant environ 50 minutes.
Muffins : cuire au four à 350° F (180° C) pendant environ 20 minutes.

On peut souvent remplacer un œuf entier par un ou deux blancs d'œufs dans les recettes. Si celles-ci demandent deux œufs, remplacez-les par un œuf entier et deux blancs d'œufs, comme par exemple dans les pains de viande, les hamburgers, les crêpes, les pains éclair, les muffins et les sauces à salade. Si certaines recettes demandent deux jaunes d'œufs, vous pouvez les remplacer par un œuf entier. Vous pourrez ainsi diminuer la teneur en gras et en cholestérol de la recette.

CARRÉS AUX FRUITS
(Recette de Joanne Hoyle, Toronto, Ontario)

Ces carrés aux fruits épicés sont de saines petites surprises à emporter dans la boîte à lunch, ou à offrir, avec un verre de lait, à vos enfants au retour de l'école.

2 t	pommes non pelées, coupées en petits dés	500 ml
1/2 t	raisins secs	125 ml
1/2 t	dattes hachées	125 ml
2	œufs battus	2
3/4 t	cassonade légèrement tassée	180 ml
1/2 t	huile végétale	125 ml
1 c/thé	extrait de vanille	5 ml
1 t	farine tout usage	250 ml
1 c/thé	bicarbonate de soude	5 ml
1 c/thé	cannelle moulue	5 ml

Dans un bol de grandeur moyenne, mélanger les pommes, les raisins et les dattes. Dans un grand bol, mélanger les œufs, la cassonade, l'huile et la vanille.

Dans un autre bol, mélanger la farine, le bicarbonate de soude et la cannelle. Ajouter au mélange d'œufs. Incorporer ensuite ce mélange aux fruits. Graisser un plat allant au four de 9 po x 13 po (23 cm x 33 cm) de côté ou utiliser un moule à revêtement antiadhésif et y étendre la préparation. Cuire au four à 350°F (180°C) pendant environ 25 minutes ou jusqu'à ce qu'un cure-dents inséré au centre en ressorte propre.

Temps de préparation :
15 minutes
Temps de cuisson : environ
25 minutes
Donne 20 à 25 carrés.

Environ 110 calories,
1,2 g de protides, 4,7 g de lipides, 16,4 g de glucides et 0,8 g de fibres par carré.

PAIN SANTÉ AU FROMAGE ET AUX FINES HERBES

(Recette de Margaret Howard, Toronto, Ontario)

« Ma famille aime beaucoup ce pain santé » nous confie Margaret Howard. « Je le sers depuis plusieurs années, il est idéal pour les brunchs et accompagne délicieusement les salades. »

2 t	farine tout usage	500 ml
1 t	farine de blé entier	250 ml
1/2 t	flocons d'avoine	125 ml
1 c/tab	sucre	15 ml
2 c/thé	poudre à pâte	10 ml
1/2 c/thé	bicarbonate de soude	2 ml
1 c/thé	basilic séché	5 ml
1/2 c/thé	origan séché	2 ml
1/2 c/thé	sel	2 ml
1/4 t	beurre ou margarine froid	60 ml
1 t	fromage suisse râpé	250 ml
1	œuf	1
1 t	babeurre	250 ml
2 c/tab	graines de sésame	30 ml

Temps de préparation : 10 minutes
Temps de cuisson : 25 à 30 minutes
Donne 8 à 10 portions.

Environ 259 calories, 9,9 g de protides, 9,9 g de lipides, 33,2 g de glucides et 22,5 g de fibres par portion.

Dans un bol de grandeur moyenne, mélanger les farines, les flocons d'avoine, le sucre, la poudre à pâte, le bicarbonate de soude, les fines herbes et le sel. Ajouter le beurre et, à l'aide d'un coupe-pâte, travailler le mélange jusqu'à ce qu'il soit grumeleux. Incorporer le fromage.

Battre l'œuf et le babeurre ensemble et les ajouter aux ingrédients secs. Remuer à la fourchette jusqu'à ce que la pâte soit lisse et humide. Graisser un plat rond allant au four ou un moule à revêtement antiadhésif de 8 po (20 cm) de diamètre. Y verser la pâte. Saupoudrer des graines de sésame. Cuire au four à 400° F (200° C) de 25 à 30 minutes ou jusqu'à ce qu'un cure-dents inséré au centre en ressorte propre. Couper en pointes. Servir.

BAGELS MAISON
(Recette de Monique Clément, Gloucester, Ontario)

Selon Monique Clément, il existe mille et une façons de préparer les bagels à l'oignon, aux graines de sésame, aux graines de pavot, au seigle, salés, nature, au blé entier, à la cannelle, aux raisins secs, etc. Et poursuit-elle : « Ils ne prennent pas autant de temps à préparer qu'on le prétend et leur goût vous ravira ! » Servez-les au petit déjeuner. Coupez-les en deux et faites-les griller. Tartinez-les de beurre d'arachides, de beurre, de miel ou de confiture.

GLACE (facultative) :

1	blanc d'œuf légèrement battu	1
1 c/tab	eau	15 ml

3 c/tab	miel ou sucre	45 ml
1-1/2 t	eau tiède	375 ml
2	sachets de levure sèche, active	2
2 t	farine tout usage	500 ml
1 t	farine de blé entier	250 ml
1/2 t	son d'avoine	125 ml
1 c/tab	sel	15 ml
2 pintes	eau	2 L
1 c/tab	sucre	15 ml
1 c/thé	semoule de maïs	5 ml
	Garniture : graines de sésame, graines de pavot ou poudre d'ail	

SUGGESTION DE MENU
Enfin des sandwichs croustillants ! Ces bagels contiennent plusieurs types de fibres et sont parfaits pour la boîte à lunch. Garnissez-les de salade de thon et accompagnez-les de bâtonnets de céleri, de quartiers de tomates et d'un thermos de lait. Vous aurez alors un lunch très nourrissant. (Laura Sevenhuysen, R.D., Winnipeg, Manitoba.)

Dans un grand bol, dissoudre le miel dans l'eau tiède. Saupoudrer la levure dans l'eau et laisser reposer 10 minutes ou jusqu'à ce que le mélange soit mousseux. Incorporer successivement les farines, le son d'avoine et le sel au mélange de levure en remuant bien après chaque addition. (Ajoutez plus de farine, si nécessaire, pour obtenir une pâte qui reste ferme lorsqu'on la pince). Mettre la pâte sur une surface légèrement enfarinée et pétrir jusqu'à ce qu'elle soit lisse et élastique, environ 8 minutes.

Mettre la pâte dans un grand bol légèrement graissé et la rouler pour en graisser toute la surface. Couvrir hermétiquement le bol d'une pellicule de plastique et d'un linge propre. Mettre au four avec un grand bol d'eau bouillante, environ 1 heure ou jusqu'à ce que la pâte ait doublé de volume.

Servez-vous des restes de bagel pour faire des craquelins. Tranchez les bagels en fines rondelles. Déposez-les sur une plaque de cuisson légèrement graissée. Faites cuire au four à 300°F (150°C) pendant environ 25 minutes ou jusqu'à ce que les craquelins soient croustillants. Faites refroidir sur un treillis.

Temps de préparation :
2 heures
Temps de cuisson : 20 à
25 minutes
Donne 10 bagels.

Environ 170 calories,
5,6 g de protides, 0,9 g de
lipides, 35,7 g de glucides et
3,0 g de fibres par bagel.

Baisser la pâte avec le poing sur une surface légèrement enfarinée. À l'aide d'un couteau affûté, diviser la pâte en 10 parties égales et façonner en boules lisses. Laisser reposer pendant environ 4 minutes. Aplatir avec la paume de la main. Avec le pouce, faire un trou au centre des cercles et enlever la pâte. Lisser avec les doigts. Couvrir et laisser lever pendant 15 minutes.

Dans une grande casserole, porter l'eau et le sucre à ébullition. Réduire à feu moyen. Déposer délicatement les bagels dans l'eau chaude (n'en déposez que 2 à 3 à la fois). Cuire pendant 1 minute. Les retourner et poursuivre la cuisson pendant 1 minute. À l'aide d'une écumoire, retirer les bagels de l'eau. Égoutter.

Saupoudrer de semoule de maïs un plat allant au four à revêtement antiadhésif ou légèrement graissé. Y déposer les bagels. Saupoudrer de graines de sésame, de graines de pavot, ou de poudre d'ail, au goût. Cuire au four à 400°F (200°C) de 20 à 25 minutes ou jusqu'à ce que les bagels soient légèrement dorés sur le dessus et qu'ils rendent un son creux lorsqu'on les frappe délicatement à la base. Retourner 1 fois en cours de cuisson. Laisser refroidir sur un treillis. Mélanger le blanc d'œuf avec l'eau. Badigeonner les bagels de cette glace, si désiré.

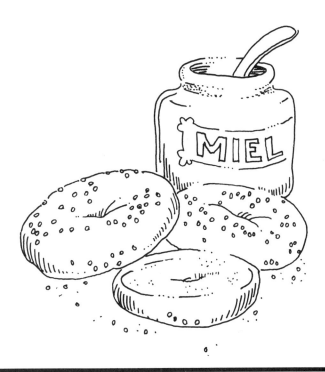

PAIN AU SON ET AUX ABRICOTS
(Recette de Maryanne Cattrysse, Simcoe, Ontario)

Les pains éclair sont extrêmement pratiques ! Vous pouvez les conserver au congélateur et les servir à votre famille ou à vos invités arrivés à l'improviste. De plus, quand vous aurez une petite fringale, ce pain servi avec un verre de lait sera parfait.

2 t	flocons de céréales de son	500 ml
1/2 t	farine tout usage	125 ml
1/2 t	farine de blé entier	125 ml
1/2 t	cassonade bien tassée	125 ml
2 c/thé	poudre à pâte	10 ml
1/2 c/thé	sel	2 ml
1/2 c/thé	muscade moulue	2 ml
3/4 t	abricots séchés coupés	180 ml
1 c/thé	zeste d'orange râpé	5 ml
1	œuf légèrement battu	1
1/2 t	lait écrémé	125 ml
1/2 t	jus d'orange	125 ml
1/4 t	huile végétale	60 ml

Écraser les céréales pour obtenir l'équivalent de 3/4 de tasse (180 ml) de chapelure. Dans un grand bol, mélanger la chapelure, les farines, la cassonade, la poudre à pâte, le sel, la muscade, les abricots et le zeste d'orange.

Dans un autre bol, battre l'œuf avec le lait, le jus d'orange et l'huile. Incorporer aux ingrédients secs jusqu'à ce que le mélange soit homogène. Verser dans un moule à pain de 8 po x 4 po (20 cm x 10 cm) de côté, à revêtement antiadhésif ou légèrement graissé. Cuire au four à 350°F (180°C) pendant environ 55 minutes ou jusqu'à ce qu'un cure-dents inséré au centre en ressorte propre. Laisser reposer 10 minutes. Démouler. Laisser refroidir complètement sur un treillis.

Les pains se tranchent plus facilement le lendemain de la cuisson. Pour de meilleurs résultats, enveloppez le pain dans du papier d'aluminium et laissez-le reposer toute la nuit avant de le trancher.

Temps de préparation :
25 minutes
Temps de cuisson : environ
55 minutes
Donne 1 pain ou environ
14 tranches.

Environ 144 calories,
2,7 g de protides, 4,4 g de lipides, 24,8 g de glucides et 1,9 g de fibres par tranche.

PAIN BRUN À LA VAPEUR
(Recette de Arlene Sturton, Ottawa, Ontario)

Nos ancêtres préparaient déjà ce pain. Vous aurez besoin de trois boîtes de conserve vides (de fruits ou de légumes) de 19 onces (540 ml) chacune. Ce pain est délicieux au souper servi avec des fèves au lard ou une soupe. Vous pouvez aussi le servir au retour de l'école, comme collation santé, avec du fromage ou du beurre d'arachides.

1 t	farine tout usage	250 ml
1 t	farine de blé entier	250 ml
1 t	semoule de maïs	250 ml
1/2 t	sucre	125 ml
1-1/2 c/thé	sel	7 ml
1 c/thé	bicarbonate de soude	5 ml
1-1/2 t	lait sûr	375 ml
1/2 t	mélasse	125 ml
2 c/tab	huile d'olive	30 ml

Dans un grand bol, mélanger les farines, la semoule de maïs, le sucre, le sel et le bicarbonate de soude.

Dans un autre bol, mélanger le lait, la mélasse et l'huile d'olive. Incorporer ce mélange aux ingrédients secs. Remuer jusqu'à ce que le mélange soit humide, sans plus. Éviter de trop brasser. Graisser 3 boîtes de conserve. Remplir aux trois quarts les boîtes de pâte. Recouvrir de papier d'aluminium et attacher à l'aide d'un élastique.

Dans une grande cocotte ou une marmite, porter 4 tasses (1 L) d'eau à ébullition. Déposer les boîtes de conserve dans l'eau. Couvrir et cuire à la vapeur à feu doux pendant 1-1/2 à 2 heures. Retirer les boîtes et enlever le papier d'aluminium. Laisser refroidir pendant 1 heure ou jusqu'à ce qu'un cure-dents inséré au centre en ressorte propre.

Ouvrir le fond de la boîte avec un ouvre-boîte et pousser sur le pain pour le faire sortir. Congeler les restes.

Temps de préparation :
10 minutes
Temps de cuisson : 1-1/2 à
2 heures
Donne 3 pains ou 10 tranches
par pain.

Environ 82 calories,
1,6 g de protides, 1,2 g de
lipides, 16,5 g de glucides et
0,8 g de fibres par tranche.

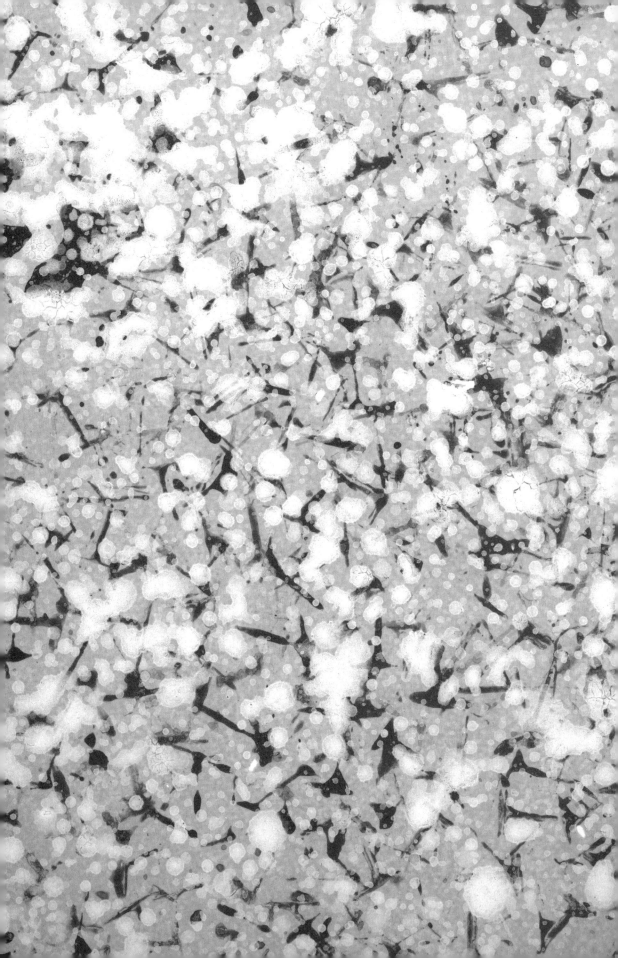

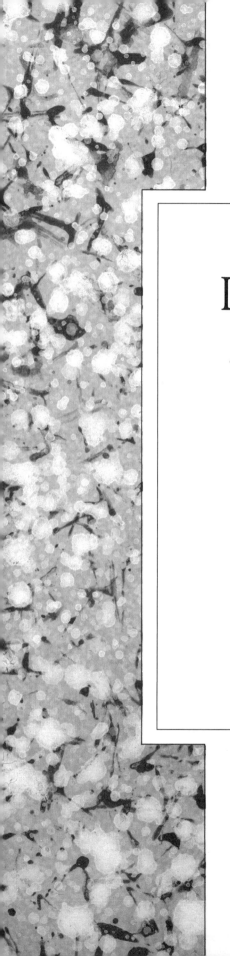

DESSERTS DIVINS

Qui aurait cru que les diététistes parleraient en bien des desserts ! C'est un mythe de croire que tous les desserts sont mauvais pour la santé.

Il est vrai que nous encourageons le consommateur à toujours couronner un repas d'un fruit frais, mais manger sainement nous permet aussi de succomber aux petites douceurs occasionnelles... pas toujours permises. Le problème avec les desserts c'est qu'ils contiennent beaucoup de matières grasses et de sucre. La tentation est grande, mais il faut savoir y résister ou en manger en quantités raisonnables ! Essayez nos recettes, elles vous permettront de vous sucrer le bec... en toute quiétude.

Ce n'est pas parce qu'un dessert est exquis qu'il ne peut être sain et nutritif ; au contraire il peut combler de façon significative vos besoins nutritionnels quotidiens. Alors continuez de vous gâter mais en choisissant judicieusement vos aliments !

DESSERTS AUX FRUITS PARFUMÉS À LA LIQUEUR

(Recette de Mary Sue Waisman, Calgary, Alberta)

Pour couronner un repas copieux,
servez ces délicieux desserts aux fruits.

POIRES AU PORTO

1	orange	1
4	poires fermes, pelées	4
1/4 t	porto	60 ml

Peler l'orange, couper le zeste en petits morceaux. Presser l'orange pour en extraire le jus. Enlever le cœur des poires et les couper en deux.

Dans un grand poêlon, chauffer le jus d'orange, le porto et le zeste. Mettre les poires dans le liquide. Cuire, à découvert, à feu doux en arrosant les poires à intervalles réguliers pendant 20 minutes ou jusqu'à ce qu'elles soient tendres. Laisser refroidir les poires dans le jus de cuisson jusqu'au moment de servir.

Donne 4 portions.

Environ 134 calories, 1,0 g de protides, 0,7 g de lipides, 31,6 g de glucides et 2,9 g de fibres par portion.

PÊCHES À L'AMARETTO

Mélanger 8 tasses (2 L) de pêches pelées et tranchées avec 1/2 tasse (125 ml) d'Amaretto. Couvrir et laisser refroidir pendant 2 heures.

MELON MARINÉ

Mélanger 1 tasse (250 ml) de jus d'orange, 1/4 de tasse (60 ml) de jus de lime, 2 cuil. à table (30 ml) de miel et 1 cuil. à table (15 ml) de menthe fraîche, hachée. Ajouter 2 tasses (500 ml) de boules de cantaloup, 2 tasses (500 ml) de melon d'eau et 2 tasses (500 ml) de melon miel. Laisser mariner.

NECTARINES AU COINTREAU

Faire pocher des nectarines tranchées dans un sirop à faible

Les ananas contrairement à d'autres fruits, ne mûrissent pas après la cueillette. Choisissez un ananas qui a l'air frais, charnu et ferme. Évitez de prendre ceux qui ont des feuilles brunes, abîmés ou qui ont une odeur désagréable. Vous pouvez conserver l'ananas dans un sac de plastique de trois à cinq jours au réfrigérateur.

teneur en sucre pendant 5 minutes ou jusqu'à ce qu'elles soient tendres. Laisser refroidir dans le sirop. Verser du Cointreau sur les fruits. Arroser les fruits de ce sirop de temps à autre. Servir froid.

ANANAS AU PORTO

Peler et enlever le cœur d'un ananas bien mûr et le découper en tranches. Déposer les tranches dans une grande casserole avec le zeste râpé d'une orange et de 1/2 citron, 1/2 tasse (125 ml) de sucre, 1 tasse (250 ml) de jus d'ananas et 1/2 tasse (125 ml) de porto. Laisser mijoter pendant 10 minutes. Servir froid.

CERISES AU BRANDY

Remplir des pots stérilisés d'une capacité de 1 L de cerises aigrelettes, bien lavées. Ajouter un bâton de cannelle, 12 clous de girofle entiers et 1/2 tasse (125 ml) de sucre dans chaque pot. Remplir les pots de brandy. Entreposer au moins trois mois. Servir sur du sorbet, de la crème glacée ou des fruits frais.

MELON AU VIN

Trancher l'une des extrémités d'un gros melon. Épépiner. Verser dans le creux du melon 1/2 tasse (125 ml) de porto, de madère, de sherry, ou de vin blanc sucré tel un sauterne. Remettre en place la tranche de melon. Réfrigérer, plusieurs heures. Couper le melon en deux. Servir avec le mélange de vin et le jus de melon.

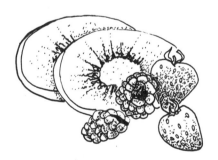

GÂTEAU RENVERSÉ AUX PÊCHES
(Recette de Lois Eggert, Guelph, Ontario)

Ce gâteau se conserve au réfrigérateur jusqu'à 4 jours. C'est un gâteau à haute teneur en fibres. Pour varier la présentation, ajoutez quelques bleuets entre les tranches de pêches.

2 t	pêches fraîches, pelées et tranchées ou	500 ml
1	boîte de 14 oz (398 ml) de pêches tranchées, égouttées	1
1/3 t	beurre ou margarine ramolli	80 ml
3/4 t	cassonade légèrement tassée	180 ml
3	œufs	3
1-1/2 t	carottes râpées	375 ml
3/4 t	farine de blé entier	180 ml
1-1/4 t	céréales de son à haute teneur en fibres	310 ml
1 c/thé	poudre à pâte	5 ml
1/2 c/thé	bicarbonate de soude	2 ml
1/2 c/thé	cannelle moulue	2 ml
3/4 t	raisins secs	180 ml

Égoutter les pêches sur un essuie-tout. Foncer un moule à gâteau rond de 9 po (23 cm) de diamètre de papier ciré. Y déposer les pêches. Réserver.

Dans un grand bol, défaire le beurre en crème avec la cassonade. Ajouter les œufs un à un en mélangeant bien après chaque addition. Incorporer les carottes râpées.

Dans un autre bol, mélanger la farine, les céréales, la poudre à pâte, le bicarbonate de soude, la cannelle et les raisins secs. Incorporer au mélange de carottes. Étendre uniformément la pâte sur les fruits. Cuire au four à 350°F (180°C) pendant environ 35 minutes ou jusqu'à ce qu'un cure-dents inséré au centre en ressorte propre. Laisser reposer 30 minutes. Démouler. Servir chaud ou froid.

Temps de préparation :
15 minutes
Temps de cuisson : environ
35 minutes
Donne 10 portions.

Environ 251 calories,
5,1 g de protides, 8,0 g de
lipides, 45,4 g de glucides et
5,7 g de fibres par portion.

COUPES AUX FRUITS

(Recette de Janice Ling, Scarborough, Ontario)

Ces délicieuses coupes de fruits peuvent être préparées avec vos fruits préférés ou des fruits plus exotiques comme les kiwis, les mangues et les poires japonaises.

GARNITURE

1/2 t	flocons de maïs ou son écrasé	125 ml
1/4 t	graines de tournesol non salées	60 ml
1 c/tab	germe de blé (facultatif)	15 ml

1 lb	raisins verts sans pépins	500 g
1 lb	petits fruits (fraises, framboises ou bleuets)	500 g
2	oranges moyennes, pelées et coupées en dés	2
1	pomme moyenne coupée en dés	1
1	poire moyenne coupée en dés	1
1	pêche ou nectarine moyenne, coupée en dés	1
1 t	*yogourt maison* (p. 226) ou yogourt nature à faible teneur en gras	250 ml

Dans un grand bol, mélanger les raisins, les baies, les oranges, la pomme, la poire et la pêche. Incorporer le yogourt et refroidir.

Dans un autre bol, mélanger les flocons de maïs, les graines de tournesol et le germe de blé. Servir les fruits et le yogourt dans des coupes. Décorer du mélange de flocons de maïs.

SUGGESTION DE MENU

Ce dessert est faible en gras et en calories. Il termine en beauté un menu composé d'un *Potage glacé aux tomates* (p. 64) accompagné de *Bagels maison* (p. 200) garnis de poulet à l'estragon, de laitue romaine et de tranches de tomates. (Paula M. Fraser, R.Dt., St. John's, Terre-Neuve).

Temps de préparation :
10 minutes
Temps de refroidissement :
environ 1 heure
Donne 6 portions.

Environ 200 calories,
4,8 g de protides, 4,0 g de lipides, 40,8 g de glucides et 5,2 g de fibres par portion.

Pour napper vos desserts préférés, rien de plus délicieux qu'un coulis. Au robot culinaire ou au mélangeur, réduisez en purée des fraises, des pêches ou des framboises. Versez ce coulis sur d'autres variétés de fruits, sur des sorbets, de la crème glacée ou du gâteau. Il est important de le servir immédiatement.

FRUITS EN PANIERS AU COULIS DE FRAMBOISES
(Recette de Goldie Moraff, Nepean, Ontario)

En plus d'être délectables, ces fruits en paniers feront le délice de vos invités. Conservez les paniers au congélateur au cas où vous auriez besoin d'un dessert vite préparé.

PANIERS

2/3 t	beurre ou margarine	160 ml
2/3 t	sucre	160 ml
1 t	farine tout usage	250 ml
2	blancs d'œufs	2
1/2 c/thé	extrait d'amande	2 ml

COULIS DE FRAMBOISES

1	paquet de 300 g de framboises non sucrées, décongelées	1
1 c/tab	Grand Marnier	15 ml
1 c/thé	sucre	5 ml

GARNITURE AUX FRUITS

4 t	fraises tranchées	1 L
2	kiwis, pelés et tranchés	2
1/2 t	bleuets	125 ml
	Garniture : crème fouettée sucrée, feuilles de menthe	

Préparation des paniers : dans un bol, défaire le beurre en crème avec le sucre. Ajouter la farine, les blancs d'œufs et l'extrait d'amande en battant. Laisser reposer 20 minutes.

Tailler 8 cercles de 6 po (15 cm) de diamètre dans du papier parchemin, du papier d'aluminium ou du papier

Jennifer McLagan a bien voulu nous faire partager la façon dont elle s'y prend pour que son coulis soit tout en volutes. Versez environ 1/2 cuil. à thé (2 ml) de crème fouettée dans le coulis. À l'aide d'un cure-dents ou d'une brochette en bois dessinez une spirale de crème dans le coulis. De cette façon, vous utiliserez moins de crème fouettée.

Temps de préparation:
30 minutes
Temps de cuisson: environ
7 minutes
Donne 8 portions.

Environ 340 calories,
3,6 g de protides, 15,4 g de lipides, 48,6 g de glucides et 3,1 g de fibres par portion.

brun et les graisser légèrement. Verser 1/4 de tasse (60 ml) du mélange au centre des cercles. À l'aide d'une petite spatule, étendre la pâte en couche mince pour couvrir toute la surface des cercles de papier.

Cuire les biscuits, deux à la fois, sur une plaque de cuisson à 350°F (180°C) pendant 7 minutes ou jusqu'à ce que les bords soient légèrement dorés. Retirer du four. Les déposer sur un verre renversé et enlever le papier. Mouler délicatement les biscuits en forme de paniers. Refroidir et retourner les biscuits.

Préparation du coulis de framboises: passer les framboises au tamis pour enlever les graines. Ajouter le Grand Marnier et le sucre.

Préparation de la garniture aux fruits: mélanger les fraises, les kiwis et les bleuets. Réfrigérer jusqu'au moment de servir.

Au moment de servir, verser un peu de coulis dans 8 assiettes à dessert. Déposer les paniers au centre des assiettes et les remplir de garniture aux fruits. Garnir de crème fouettée et décorer de feuilles de menthe fraîche.

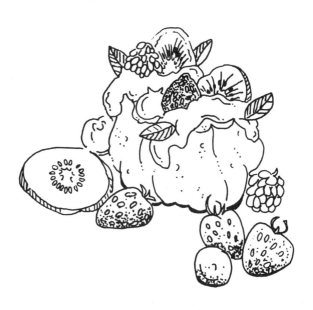

FRUITS FRAIS AU YOGOURT

(Recette de Elaine Watton, Corner Brook, Terre-Neuve)

Servez ces fruits nappés de yogourt comme dessert ou tout simplement comme repas léger. Préparez ce délicieux dessert avec vos fruits préférés, oranges, pommes, bananes, cantaloup, ananas, pêches, poires, bleuets, etc.

1 t	yogourt nature à faible teneur en gras	250 ml
1 c/tab	miel	15 ml
1 c/tab	jus d'orange frais, pressé	15 ml
4 t	fruits frais variés, coupés en cubes	1 L
	Garniture : noix de coco râpée	

Mélanger le yogourt, le miel et le jus d'orange. Mettre les fruits dans un grand bol. Verser le mélange de yogourt sur les fruits. Réfrigérer jusqu'au moment de servir. Saupoudrer de noix de coco râpée.

Variante : ajoutez 1 cuil. à table (15 ml) de jus d'orange frais, pressé à 1 tasse (250 ml) de *Yogourt maison* (p. 226).

SUGGESTION DE MENU

Ce délicieux mélange de yogourt et de fruits frais est particulièrement apprécié après un repas copieux. Pour un repas entre amis ou en famille, à la fois hypocalorique et fournit fer, niacine, vitamines A et C et en fibres, servez comme plat principal des filets de poisson au basilic et au citron accompagnés d'une salade d'épinards arrosée de vinaigrette aux fines herbes, de pommes de terre nouvelles au persil, de courgettes sautées et de tomates hachées. (Paula M. Fraser, R.Dt., St. John's, Terre-Neuve).

Temps de préparation :
10 minutes
Temps de refroidissement :
1 heure ou plus
Donne 6 portions.

Environ 36 calories,
2,1 g de protides, 0,6 g de lipides, 5,8 g de glucides et 0 g de fibres par portion (yogourt au miel).

Environ 93 calories,
2,8 g de protides, 0,9 g de lipides, 20,3 g de glucides et 1,8 g de fibres par portion (yogourt et fruits).

GLACES AU YOGOURT

(Recette de Barbara Hudec, Victoria, C.-B.)

Ces glaces rafraîchissantes vous permettent de profiter de toutes les qualités nutritives du yogourt de façon agréable et originale. Quelques minutes avant de servir, retirez-les du congélateur et déposez-les au réfrigérateur. Vous pouvez en faire de différentes saveurs à partir d'autres jus concentrés.

Vous pouvez acheter des plateaux à glaces dans les quincailleries ou encore dans les magasins d'articles ménagers.

1 t	yogourt nature à faible teneur en gras	250 ml
3/4 t	jus de fruits concentré, décongelé ou purée de fruits frais	180 ml
3/4 t	lait à 2 % ou écrémé	180 ml

Mélanger le yogourt, le jus de fruits et le lait. Verser dans 6 ou 7 petits moules en papier. Mettre au congélateur jusqu'à ce que les glaces soient partiellement congelées. Insérer un bâtonnet au centre de chacun des petits moules. Congeler jusqu'à ce qu'elles soient durcies. Retirer le moule de papier. Servir.

SUGGESTION DE MENU

Autant les petits que les grands adoreront ces glaces. Chacune d'entre elles constitue une bonne source de calcium et contient un gramme de matières grasses. Offrez-les aux touts-petits après un dîner composé d'une *Soupe aux légumes du Manitoba* (p. 62), d'un sandwich au beurre d'arachides et aux bananes au pain de blé entier et des bâtonnets de céleri. (Roxanne Eyer, Winnipeg, Manitoba).

Temps de préparation :
10 minutes
Au congélateur : 2 à 3 heures
ou plus
Donne 6 à 7 portions.

Environ 80 calories,
3,3 g de protides, 1,1 g de lipides, 14,7 g de glucides et 0,2 g de fibres par portion.

Afin de prévenir les intoxications alimentaires causées par la salmonella, on doit utiliser les œufs crus avec prudence. N'utilisez pas les œufs fêlés. Les recettes qui demandent des œufs crus doivent être préparées à la dernière minute ou conservées au réfrigérateur.

FLAN À LA CITROUILLE

(Recette de Cynthia Chace, Dartmouth, Nouvelle-Écosse)

La plupart des flans sont préparés avec 2 ou plusieurs œufs. La recette que nous vous proposons ne comprend que du lait évaporé à 2 % et 1 œuf. Ce sera plus léger mais tout aussi délicieux.

1 t	lait évaporé à 2 %	250 ml
1 t	citrouille fraîche en purée ou en conserve	250 ml
2 c/tab	sucre	30 ml
1	œuf	1
1/4 c/thé	muscade moulue	1 ml
1/4 c/thé	gingembre moulu	1 ml

Au robot culinaire ou au mélangeur, réduire en purée le lait, la citrouille, le sucre, l'œuf, la muscade et le gingembre jusqu'à consistance lisse. Verser dans 4 grands (ou 6 petits) ramequins. Cuire au four à 325°F (160°C) pendant environ 30 minutes ou jusqu'à ce que la lame d'un couteau insérée au centre en ressorte propre. Servir tiède ou froid.

SUGGESTION DE MENU

Ce flan est riche en calcium et en vitamine A. Il complète bien un repas composé d'une poitrine de poulet maigre, de riz brun et d'une *Salade de légumes d'hiver* (p. 144). Vous aurez ainsi un repas riche en fibres et à faible teneur en gras. (Judith Creaser, P.Dt., Hantsport, Nouvelle-Écosse).

Temps de préparation : 10 minutes
Temps de cuisson : 30 à 35 minutes
Donne 4 à 6 portions.

Environ 80 calories, 4,4 g de protides, 1,9 g de lipides, 11,8 g de glucides et 0,4 g de fibres par portion.

Le kiwi est le fruit des années 80. On peut maintenant l'acheter à longueur d'année grâce aux producteurs de la Nouvelle-Zélande et de la Californie. Même les producteurs canadiens en cultivent sur l'île de Vancouver. Les kiwis mûrissent en l'espace de 3 à 5 jours à la température ambiante. Vous pouvez les conserver dans un sac de plastique au réfrigérateur de deux à trois semaines.

SUGGESTION DE MENU

Les noix ont une teneur élevée en gras, mais constituent une excellente source de fibres. Assurez-vous de bien choisir les autres aliments de votre menu afin de bien équilibrer la teneur en gras de votre repas. Servez par exemple des crudités avec une trempette au yogourt, un *Chili aux légumes* (p. 103), et un *Pain brun à la vapeur* (p. 203). (Barbara Wunder, R.P.Dt., Toronto, Ontario)

Temps de préparation :
15 minutes
Temps de cuisson : 35 minutes
Donne 8 portions.

Environ 229 calories,
6,7 g de protides, 10,3 g de lipides, 29,6 g de glucides et 2,3 g de fibres par portion.

TORTE AUX FRUITS
(Recette de Geraldine Mouyios, Regina, Saskatchewan)

Cette torte est digne des fins gourmets.
Décorez-la de crème fouettée si vous le désirez.

4	œufs, (blancs et jaunes séparés)	4
3/4 t	sucre	180 ml
3/4 t	chapelure de biscottes (environ 5 biscottes)	180 ml
3/4 t	amandes moulues	180 ml
1 c/thé	extrait de vanille	5 ml
1/2 c/thé	poudre à pâte	2 ml
2 t	fruits en saison : kiwis, bleuets, fraises, framboises ou ananas	500 ml

Dans un grand bol, battre les blancs d'œufs jusqu'à ce qu'ils forment des pics mous. Incorporer petit à petit 1/4 de tasse (60 ml) de sucre en battant bien après chaque addition. Fouetter jusqu'à ce que le sucre soit dissout et que les blancs d'œufs forment des pics fermes et brillants.

Dans un autre bol, battre vigoureusement les jaunes d'œufs avec le reste du sucre jusqu'à ce qu'ils épaississent. Ajouter la chapelure, les amandes, la vanille et la poudre à pâte. Incorporer les blancs d'œufs battus. Verser dans un moule rond de 8 po (20 cm) de diamètre légèrement graissé. Cuire au four à 350°F (180°C) pendant environ 35 minutes ou jusqu'à ce que la torte reprenne sa forme après une légère pression du doigt. Laisser reposer 10 minutes. Démouler. Laisser refroidir sur les grilles. Servir garnie des fruits frais.

GÂTEAU AU FROMAGE ET À LA CITROUILLE

(Recette de Judy Koster, Bridgewater, Nouvelle-Écosse)

Vous adorerez tellement ce gâteau tendre et crémeux que vous ne voudrez plus vous en passer.

CROÛTE

1-1/2 t	chapelure de biscuits au gingembre	375 ml
1/3 t	beurre ou margarine fondu	80 ml
3 c/tab	cassonade bien tassée	45 ml

GARNITURE

1 t	jus de pommes non sucré	250 ml
2/3 t	sucre	160 ml
1/2 c/thé	sel	2 ml
1	sachet de gélatine sans saveur	1
3	œufs (blancs et jaunes séparés)	3
1/2 c/thé	extrait de vanille	2 ml
1	paquet de 250 g de fromage à la crème	1
1 c/tab	jus de citron	15 ml
3/4 t	crème à 35 %	180 ml
1/4 c/thé	clou de girofle moulu	1 ml
1/4 c/thé	cannelle moulue	1 ml
1/4 c/thé	gingembre moulu	1 ml
1 t	citrouille fraîche en purée ou en conserve	250 ml
	Garniture: rosettes de chocolat semi-sucré (facultatif)	

SUGGESTION DE MENU

Bien que ce gâteau ait une teneur élevée en gras (60 % des calories), nous vous le suggérons quand même car il est tellement délicieux. Servez-le une journée où vous avez fait beaucoup d'activité physique et après un repas à faible teneur en gras qui se composerait d'une poitrine de poulet sans peau, cuite au four accompagné d'un riz brun et de légumes cuits à la vapeur. (Jeanne McCutcheon, R.D.N., Richmond, C.-B.)

Préparation de la croûte: mélanger la chapelure de biscuits, le beurre et la cassonade. Étendre ce mélange dans un moule à charnière de 9 po (23 cm) de diamètre, en pressant. Réfrigérer.

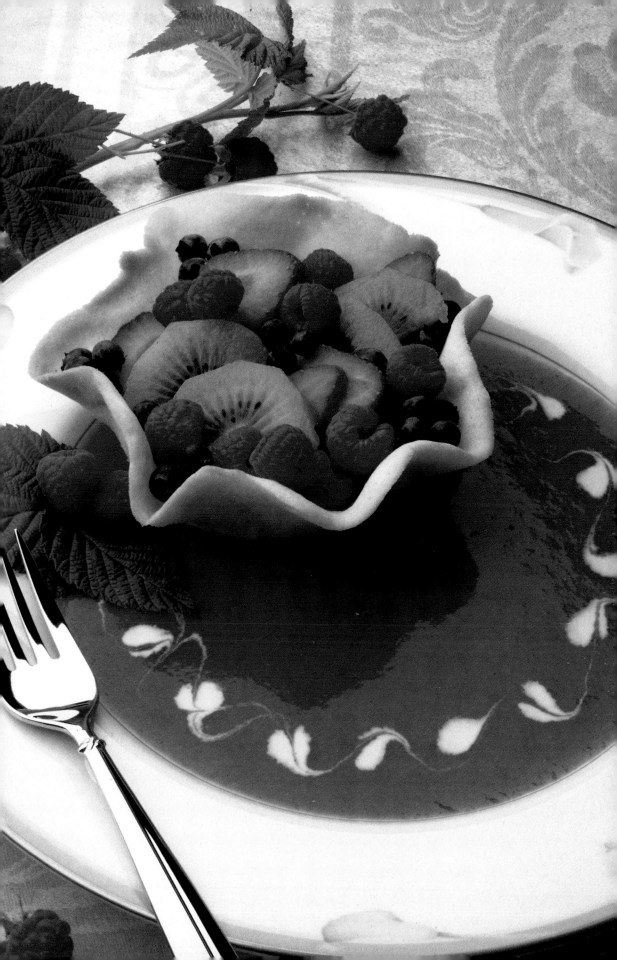

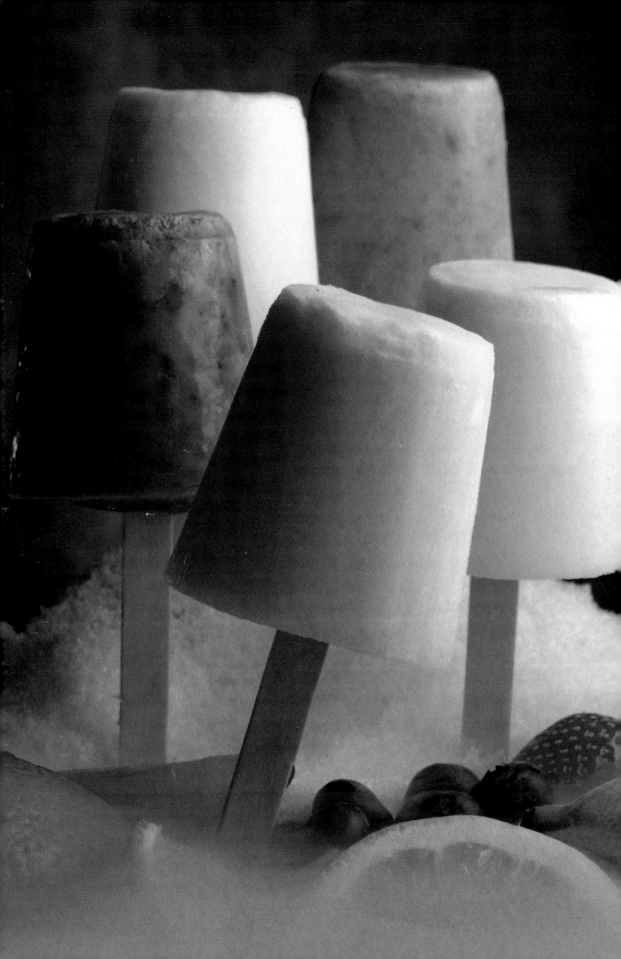

Préparation de la garniture : dans une petite casserole, mélanger le jus de pommes, le sucre et le sel. Saupoudrer de la gélatine. Cuire à feu doux en remuant sans arrêt pendant 3 minutes ou jusqu'à ce que la gélatine soit complètement dissoute.

Battre les jaunes d'œufs légèrement. Y incorporer petit à petit un peu du mélange de gélatine chaud. Verser dans la casserole. Cuire à feu moyen en remuant constamment pendant 5 minutes ou jusqu'à ce que le mélange épaississe. Ajouter la vanille.

Au batteur électrique, mélanger le fromage et le jus de citron. Ajouter le mélange de gélatine et de jus de pommes. Battre à vitesse rapide jusqu'à ce que le mélange soit lisse. Laisser refroidir jusqu'à la consistance d'un blanc d'œuf non battu, environ 30 minutes.

Battre les blancs d'œufs jusqu'à ce qu'ils forment des pics fermes. Dans un autre bol, fouetter la crème, le clou de girofle, la cannelle et le gingembre. Incorporer la crème fouettée, la citrouille et les blancs d'œufs au mélange de gélatine. Verser dans le moule. Refroidir pendant environ 3 heures ou jusqu'à ce que le gâteau soit pris. Au moment de servir, garnir de rosettes de chocolat.

Temps de préparation :
30 minutes
Temps de refroidissement :
3 heures ou plus
Donne 12 portions.

Environ 296 calories, 4,7 g de protides, 19,5 g de lipides, 27,0 g de glucides et 0,4 g de fibres par portion.

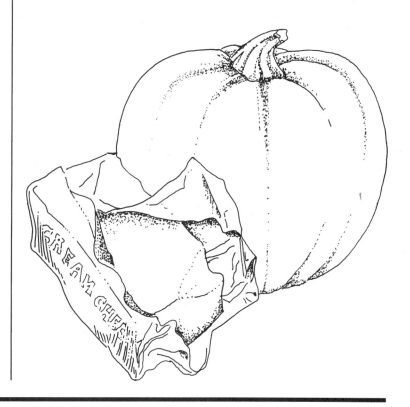

TARTE AU YOGOURT ET AUX FRAISES
(Recette de Kellogg Canada Inc.)

Pour les occasions spéciales, servez cette tarte belle à croquer, légère et rafraîchissante. Elle est meilleure si elle est servie le jour même.

CROÛTE

3 c/tab	beurre ou margarine	45 ml
3 c/tab	sirop de maïs	45 ml
3 c/tab	cassonade bien tassée	45 ml
2-1/2 t	flocons de son	625 ml

GARNITURE

1	paquet de 85 g (3 oz) de gélatine aux fraises	1
1 t	eau bouillante	250 ml
1	paquet de 300 g de fraises non sucrées, légèrement décongelées	1
1 t	yogourt nature à faible teneur en gras	250 ml

Préparation de la croûte : dans une casserole, faire fondre le beurre avec le sirop de maïs et la cassonade à feu moyen-vif. Porter à ébullition en remuant constamment. Retirer du feu. Ajouter les flocons de son et remuer pour bien les enrober. Graisser légèrement une assiette à tarte de 9 po (23 cm) de diamètre. Y étendre le mélange de flocons de son en pressant. Mettre au congélateur.

Préparation de la garniture : dissoudre la gélatine dans l'eau bouillante. Couper les fraises en petits morceaux et les ajouter à la gélatine dissoute. Refroidir jusqu'à ce que le mélange ait la consistance d'un blanc d'œuf. Ajouter le yogourt en battant. Refroidir jusqu'à ce que le mélange épaississe sans qu'il soit pris. Verser la garniture dans la croûte à tarte refroidie. Réfrigérer pendant 2 heures. Servir. Variante : préparez-la avec des framboises non sucrées, vous augmenterez l'apport en fibres de votre dessert, soit 4,4 g par portion. En saison, utilisez des baies fraîches.

SUGGESTION DE MENU

Cette tarte terminera sur une note de fraîcheur tous vos repas. Elle a une faible teneur en gras et la croûte constitue une bonne source de fibres. Elle est idéale servie après un repas composé d'un *Saumon farci au barbecue* (p. 88) accompagné d'une *Salade de pommes de terre, vinaigrette à l'estragon* (p. 142), d'haricots verts aux amandes et d'une *Sangria blonde* (p. 238). (Mary Ellen MacDonald, R.P.Dt., Guelph, Ontario)

Temps de préparation :
30 minutes
Temps de refroidissement :
2 heures ou plus
Donne 8 portions.

Environ 199 calories,
4,3 g de protides, 4,9 g de lipides, 37,3 g de glucides et 2,6 g de fibres par portion.

POIRES AU FOUR À LA CANNELLE, SAUCE AU YOGOURT

(Recette de Christine Cauch, Downsview, Ontario)

Cette technique qui consiste à pocher les fruits dans un sirop à la cannelle relève toute leur saveur. Si vous le désirez, remplacez les poires par des pêches, des nectarines, des pommes, de l'ananas frais ou des oranges !

4	poires moyennes, pelées	4
1/2 t	bleuets	125 ml
1/2 t	eau	125 ml
2 c/tab	cassonade légèrement tassée	30 ml
1 c/tab	jus de citron	15 ml
1/4 c/thé	cannelle moulue	1 ml

SAUCE AU YOGOURT

1/2 t	yogourt nature à faible teneur en gras	125 ml
1 c/tab	cassonade légèrement tassée	15 ml
1/2 c/thé	cannelle moulue	2 ml
1/2 c/thé	extrait de vanille	2 ml

Pour augmenter la teneur en fibres de vos desserts, laissez la pelure des poires, des pommes, des pêches et des nectarines.

Temps de préparation : 15 minutes
Temps de cuisson : environ 45 minutes
Donne 4 portions.

Environ 167 calories, 2,3 g de protides, 1,2 g de lipides, 40,1 g de glucides et 3,3 g de fibres par portion.

Couper les poires en deux dans le sens de la longueur et enlever les cœurs. Déposer les poires, parties coupées en-dessous, dans un plat peu profond allant au four. Mettre les bleuets sur les poires.

Mélanger l'eau, la cassonade, le jus de citron et la cannelle. Verser sur les poires. Couvrir et cuire au four à 350° F (180° C) pendant 45 minutes ou jusqu'à ce que les poires soient tendres. Arroser les poires, de temps à autre, avec le jus de cuisson.

Préparation de la sauce au yogourt : dans un petit bol, mélanger le yogourt, la cassonade, la cannelle et la vanille.

Servir les poires dans leur jus. Garnir d'une cuillerée de sauce au yogourt.

TARTE AUX FRUITS MERINGUÉE
(Recette de Joyce Gillelan, Weston, Ontario)

Pour un dessert sublime, remplissez la meringue de garniture au citron et de petits fruits frais — bleuets, framboises, fraises — ou encore de fruits tropicaux. Vous pouvez préparer la meringue à l'avance et la conserver dans un contenant hermétique jusqu'à une semaine.

MERINGUE

2	blancs d'œufs à la température de la pièce	2
1/2 c/thé	vinaigre blanc	2 ml
pincée	sel	pincée
1/2 t	sucre	125 ml

GARNITURE AU CITRON

2/3 t	sucre	160 ml
2 c/thé	fécule de maïs	10 ml
1 c/thé	zeste de citron râpé	5 ml
1/3 t	eau	80 ml
1/3 t	jus de citron frais	80 ml
1	œuf battu	1
2 t	fruits frais, coupés	500 ml
	Garniture : feuilles de menthe fraîche	

Préparation de la meringue : dans un bol, mélanger les blancs d'œufs, le vinaigre et le sel. Battre les blancs d'œufs jusqu'à ce qu'ils forment des pics mous. Ajouter le sucre, 1 cuil. à table (15 ml) à la fois, et fouetter jusqu'à ce que les pics soient fermes.

Foncer une plaque de cuisson de papier parchemin ou de papier brun (vous pouvez aussi utiliser du papier d'aluminium). Y dessiner un cercle de 8 po (20 cm) de diamètre. Verser le mélange de blancs d'œufs sur le cercle. À l'aide d'une cuillère, étendre le mélange. Relever les bords de sorte qu'ils soient 2 po (5 cm) plus haut que le centre ou encore préparer des meringues individuelles de 2 po (5 cm) de diamètre chacune.

Cuire la meringue au four à 250°F (120°C) pendant environ 1-1/2 heure ou jusqu'à ce qu'elle soit légèrement dorée. Éteindre le four. Laisser la meringue dans le four pendant 2 heures ou toute la nuit. Enlever soigneusement le papier. (Si vous faites des petites meringues individuelles, faites cuire de 50 à 60 minutes).

Préparation de la garniture au citron : dans une petite casserole, mélanger le sucre, la fécule de maïs et le zeste de citron. Incorporer l'eau et le jus de citron. Cuire à feu moyen, en remuant constamment, jusqu'à ce que le mélange ait légèrement épaissi. Pour que l'œuf ne coagule pas, ajouter un quart du mélange chaud à l'œuf battu en remuant délicatement. Incorporer ensuite au mélange chaud en brassant constamment. Cuire en remuant pendant 4 minutes ou jusqu'à ce que la préparation épaississe. Couvrir et réfrigérer.

Au moment de servir, mélanger les fruits coupés et la garniture au citron. Verser dans la meringue. Garnir de feuilles de menthe fraîche.

Servez cette délicieuse garniture au citron sur du gâteau blanc, du *Pain d'épices à l'eau chaude* (p. 233), des fruits frais ou des sorbets comme le *Sorbet aux fraises* (p. 223). Un gâteau des anges évidé peut remplacer la meringue.

Temps de préparation :
1 heure
Temps de cuisson : 1-1/2 heure
Donne 6 portions.

Environ 192 calories, 2,5 g de protides, 1,1 g de lipides, 45,1 g de glucides et 1,0 g de fibres par portion.

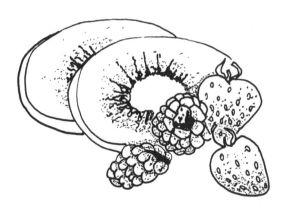

CROUSTADE D'HIVER AUX FRUITS

(Recette de Laurie A. Wadsworth,
Swift Current, Saskatchewan)

*Au dessert, servez cette succulente gâterie aux fruits, elle vous rappellera
les délicieuses croustades que votre grand-mère préparait. Ajoutez plus
ou moins de sucre, selon le goût naturel de chacun des fruits.*

3	grosses pommes, pelées et tranchées	3
2	grosses poires, pelées et tranchées	2
1/2 t	canneberges fraîches ou surgelées	125 ml
2 c/tab	sucre	30 ml
1 t	flocons d'avoine	250 ml
1/4 t	cassonade	60 ml
1/4 t	son de blé naturel	60 ml
1/2 c/thé	cannelle moulue	2 ml
1/3 t	beurre ou margarine	80 ml

Mettre les pommes, les poires et les canneberges dans un plat peu profond allant au four. Saupoudrer de sucre.

Dans un bol de grandeur moyenne, mélanger les flocons d'avoine, la cassonade, le son et la cannelle. Ajouter le beurre et, à l'aide d'un coupe-pâte ou de deux couteaux, travailler jusqu'à ce que le mélange soit grumeleux. En saupoudrer le dessus du mélange de fruits.

Cuire au four à 400°F (200°C) pendant 40 minutes ou jusqu'à ce que le mélange bouillonne et que les fruits soient presque tendres.

SUGGESTION DE MENU

Un excellent dessert avec une garniture croustillante et riches en fibres, à servir après un repas composé de poulets de Cornouailles braisés, accompagnés d'un riz sauvage aux champignons, de légumes mélangés et d'une salade verte arrosée de vinaigrette à faible teneur en calories. (Madge Ma, P.Dt., Saskatoon, Saskatchewan).

Temps de préparation:
15 minutes
Temps de cuisson: 40 minutes
Donne 6 portions.

Environ 293 calories,
3,1 g de protides, 11,4 g de
lipides, 49,3 g de glucides et
5,7 g de fibres par portion.

SORBET AUX FRAISES

(Recette de Vicki McKay, Woodstock, Ontario)

Les sorbets, à faible teneur en gras, deviennent de plus en plus populaires. Préparez ce sorbet avec des framboises, des pêches, des bleuets, des kiwis, du cantaloup ou d'autres fruits !

1-1/2 t	fraises non sucrées, fraîches ou surgelées	375 ml
2 t	jus de pommes non sucré	500 ml
1/4 t	sucre	60 ml
1/4 c/thé	cannelle moulue	1 ml
2 c/tab	eau froide	30 ml
4 c/thé	fécule de maïs	20 ml

Laver et équeuter les fraises fraîches ou encore décongeler les fraises surgelées. Au robot culinaire ou au mélangeur, réduire les fraises en purée avec le jus de pommes jusqu'à consistance lisse.

Dans une casserole de grandeur moyenne, cuire le mélange de fraises, le sucre et la cannelle à feu moyen, en remuant fréquemment, pendant 5 minutes ou jusqu'à ce que le sucre soit dissous. Mélanger l'eau et la fécule de maïs et l'ajouter au mélange chaud. Cuire pendant 3 minutes ou jusqu'à ce que le mélange soit clair et épais. Laisser refroidir pendant 1 heure. Verser dans un moule carré de 8 po (20 cm) de côté, couvrir et congeler pendant 3 heures ou jusqu'à ce que le mélange soit ferme.

Casser le mélange en morceaux. Au batteur électrique, battre le mélange à vitesse moyenne jusqu'à ce qu'il soit léger. Mettre dans un contenant hermétique et congeler jusqu'à ce que le mélange soit ferme. Avant de servir, retirer du congélateur et mettre au réfrigérateur pendant 15 minutes.

SUGGESTION DE MENU

Ce sorbet, à faible teneur en gras, contient aussi de la vitamine C. Pour un repas simple mais délicieux, servez-le après un potage froid aux concombres et au yogourt, des poitrines de poulet au citron et aux fines herbes au barbecue, accompagnées d'un riz sauvage et de *Petits pois de luxe* (p. 125). (Yolande Jakus, R.P.Dt., London, Ontario).

Temps de préparation :
10 minutes
Temps de refroidissement :
1 heure
Au congélateur : environ
3 heures
Donne 6 portions.

Environ 85 calories,
0,3 g de protides, 0,2 g de lipides, 21,3 g de glucides et 1,0 g de fibres par portion.

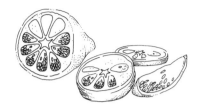

SORBET AU CITRON

(Recette de Joan Gallant, Newcastle, Nouveau-Brunswick)

Ce sorbet ressemble à un soufflé congelé. Il est cependant plus léger et à faible teneur en calories. Frais à souhait, il termine en beauté tout repas copieux.

1/2 t	sucre	125 ml
1/3 t	jus de citron	80 ml
2 c/thé	zeste de citron râpé	10 ml
2	œufs (blancs et jaunes séparés)	2
2/3 t	lait en poudre écrémé	160 ml
2/3 t	eau froide	160 ml

Battre le sucre avec le jus de citron, le zeste de citron et les jaunes d'œufs. Réserver.

Au batteur électrique, fouetter les blancs d'œufs avec le lait en poudre et l'eau, à vitesse rapide de 3 à 5 minutes ou jusqu'à ce qu'ils forment des pics fermes. Incorporer le mélange de jus de citron. Verser dans 8 ramequins. Couvrir et congeler pendant environ 3 heures ou jusqu'à ce que le mélange soit ferme. Avant de servir, retirer du congélateur et mettre au réfrigérateur pendant 15 minutes.

SUGGESTION DE MENU

Ce dessert léger et faible en calories terminera en beauté tout repas. Pour un repas à faible teneur en calories, servez-le après un *Bouillon de légumes* (p. 240), un *Saumon farci au barbecue* (p. 88) accompagné de pain, de brocolis et de carottes. (Joy Johns, P.Dt., St. Jean, N.B.)

Temps de préparation:
10 minutes
Congélation: environ 3 heures
Donne 8 portions.

Environ 88 calories,
3,5 g de protides, 1,4 g de lipides, 15,9 g de glucides et
0 g de fibres par portion.

PLATEAU D'ANANAS ET TREMPETTE
(Recette de Mme F.R. Smith, Winnipeg, Manitoba)

Cette trempette rafraîchissante accompagnera agréablement tous les fruits frais. Idéale pour les journées chaudes d'été ou pour terminer tout bon repas.

SUGGESTION DE MENU

Profitez de la saison des petits fruits pour varier la présentation de ce dessert, les bleuets et les fraises ajouteront des fibres à votre menu. La trempette a une teneur élevée en gras, il faudra donc la servir en quantité raisonnable. Ce dessert est idéal pour compléter un menu composé de poisson fumé accompagné de laitue romaine arrosée de *Vinaigrette de framboise au basilic* (p. 153), de riz sauvage, de bâtonnets de pain et d'asperges citronnées. (Wanda Smith-Windsor, R.D., Selkirk, Manitoba).

Temps de préparation :
15 minutes
Temps de cuisson : 10 minutes
Temps de refroidissement :
2 heures
Donne environ 1 tasse (250 ml)
de trempette.

Environ 39 calories,
1,2 g de protides, 1,6 g de lipides, 4,9 g de glucides et 0 g de fibres par portion (1 cuil. à table (15 ml) de trempette).

Donne 6 portions
(fruits et trempette).

Environ 156 calories,
4,0 g de protides, 4,8 g de lipides, 25,9 g de glucides et 1,4 g de fibres par portion (3/4 de tasse (180 ml) trempette et fruits).

4-1/2 t	ananas frais, coupés en cubes, melon d'eau, cantaloup ou melon miel en boules, raisins verts ou rouges, bleuets, framboises ou fraises	1,1 L

TREMPETTE À L'ANANAS ET AU FROMAGE À LA CRÈME

1/2 t	jus d'ananas non sucré	125 ml
1/4 t	sucre	60 ml
1 c/tab	fécule de maïs	15 ml
1 c/tab	jus de citron	15 ml
1	œuf battu	1
1	paquet de 125 g de fromage à la crème maigre	1
	Garniture : feuilles de menthe fraîche	

Préparer les fruits et réfrigérer.

Dans une petite casserole, mélanger le jus d'ananas, le sucre, la fécule de maïs et le jus de citron. Cuire à feu moyen pendant 5 minutes ou jusqu'à ce que le mélange soit clair et épais. Remuer constamment. Verser lentement un peu de mélange chaud sur l'œuf battu. Verser ensuite dans la casserole et cuire à feu doux jusqu'à ce que le mélange épaississe légèrement. Laisser refroidir pendant 5 minutes. Incorporer le fromage à la crème et battre jusqu'à consistance lisse. Laisser refroidir (au moins 2 heures). Servir avec les fruits frais. Garnir de feuilles de menthe fraîches.

YOGOURT MAISON
(Recette de Kathryn Yorke, Winnipeg, Manitoba)

Économique, faible en gras, ce yogourt vous épatera. De plus, pas besoin de yaourtière pour le préparer, seul votre four suffira. Il est cependant un peu moins ferme que le yogourt commercial. Si vous désirez l'utiliser dans d'autres recettes, omettez le miel.

2-1/2 t	lait en poudre écrémé	625 ml
5-1/2 t	eau froide	1,4 L
3 c/tab	yogourt nature à faible teneur en gras	45 ml
3 c/tab	miel	45 ml

Mélanger le lait en poudre et l'eau. Cuire au four à micro-ondes à intensité maximum (100 %) pendant environ 5 minutes, ou encore faire frémir à feu moyen dans une grande casserole. Laisser refroidir à la température ambiante.

Ajouter le yogourt en fouettant. Verser dans un grand bol en verre ou en céramique. Mettre au four (froid) pendant toute la nuit en laissant la lumière du four allumée. Le matin, ajouter le miel et mélanger à l'aide d'un fouet. Réfrigérer.

Dessert au yogourt à l'orange

Cette recette nous a été proposée par Mary Malerby de Vernon en Colombie-Britannique. Mélanger 4 oranges pelées et coupées en dés, 2 tasses (500 ml) de *Yogourt maison* et 3/4 de cuil. à thé (4 ml) d'extrait de noix de coco. Refroidir jusqu'au moment de servir. Donne 4 portions.
Environ 128 calories, 6,2 g de protides, 0,3 g de lipides, 26,9 g de glucides et 3,1 g de fibres par portion.

Temps de préparation : 10 minutes
Donne environ 6 tasses (1,5 L).

Environ 133 calories, 10,0 g de protides, 0,3 g de lipides, 23,1 g de glucides et 0 g de fibres par tasse (250 ml).

Qu'est-ce qui est jaune, qui pousse à l'envers et que l'on peut acheter toute l'année? Bien sûr, les bananes, ce sont des fruits tropicaux qui mûrissent mieux après la cueillette. Si vos bananes sont mûres et que vous voulez les conserver plus longtemps, déposez-les au réfrigérateur pour quelques jours. La peau noircira mais la pulpe restera ferme.

SUGGESTION DE MENU

Il serait sûrement plus sage de servir ce dessert à teneur élevée en gras alors que votre consommation totale de gras est faible. C'est une excellente suggestion de dessert à servir avec le *Porc aux légumes* (p. 95), du riz et des brocolis au citron. (Ellen van der Meer, R.P.Dt., Owen Sound, Ontario)

*Au lieu d'utiliser du lait et du pouding à la vanille, vous pouvez préparer votre propre crème pâtissière ou essayez celle du *Suprême à la noix de coco et aux fraises* (p. 228).

Temps de préparation :
20 minutes
Temps de refroidissement :
4 à 5 heures
Donne 9 à 12 portions.

Environ 240 calories,
3,5 g de protides, 11,4 g de lipides, 34,0 g de glucides et
1,5 g de fibres par portion.

SURPRISES AUX CANNEBERGES
(Recette de Laura M. Hawthorn, Bracebridge, Ontario)

C'est la deuxième recette que Laura Hawthorn nous propose. Elle habite une région où l'on cultive des canneberges. Elle les utilise aussi dans sa recette de Muffins à l'avoine et aux canneberges *(p. 193).*

2 t	chapelure de biscuits graham	500 ml
1/2 t	beurre ou margarine fondu	125 ml
1	paquet de 92 g de pouding à la vanille, cuit*	1
2 t	lait à 2 %	500 ml
2 t	canneberges fraîches ou surgelées, coupées	500 ml
1	grosse banane écrasée	1
1/2 t	sucre	125 ml
1/4 t	noix hachées (noix, pacanes ou amandes)	60 ml

Mélanger la chapelure de biscuits et le beurre. Étendre en pressant les deux tiers de ce mélange dans un plat de 8 po x 12 po (20 cm x 30 cm) allant au four. Cuire au four à 325°F (160°C) pendant 10 minutes. Retirer du four et laisser refroidir sur les grilles.

Cuire le mélange de pouding à la vanille avec le lait selon le mode d'emploi indiqué sur le paquet. Laisser refroidir 15 minutes.

Mélanger les canneberges, la banane et le sucre.

Verser le pouding sur la croûte de biscuits. Étendre ensuite le mélange de canneberges sur le dessus. Saupoudrer du reste de la chapelure et des noix hachées. Réfrigérer de 4 à 5 heures.

La meilleure façon de laisser mûrir un fruit est de le déposer dans un sac de papier fermé, mais pas trop serré, que l'on place sur le dessus du réfrigérateur ou encore dans un endroit chaud. N'utilisez pas de sac en plastique fermé hermétiquement, car les fruits deviennent humides et sont plus susceptibles de pourrir.

SUGGESTION DE MENU

Ce dessert est idéal pour couronner un repas estival. Mais, puisqu'il contient beaucoup de matières grasses, il faudra composer un menu à plus faible teneur en gras comme par exemple, des brochettes d'agneau accompagnées de pommes de terre au barbecue, de haricots verts nappés de *Sauce à salade aux fines herbes et tomates* (p. 154) et de pain pita chaud. (Helene Machnee, P.Dt., Saskatoon, Saskatchewan).

Temps de préparation : 25 minutes
Temps de refroidissement : 1-1/2 heure
Donne 6 portions.

Environ 258 calories, 5,4 g de protides, 11,5 g de lipides, 35,5 g de glucides et 2,8 g de fibres par portion.

SUPRÊME À LA NOIX DE COCO ET AUX FRAISES

(Recette de Sandra L. Schultz, Luseland, Saskatchewan)

Pour un brin de soleil à votre table, voici le dessert parfait. Pour gagner du temps, préparez-le à l'avance.

CROÛTE

1 t	chapelure de biscuits graham	250 ml
3 c/tab	beurre ou margarine fondu	45 ml

CRÈME PÂTISSIÈRE

2 t	lait à 2 %	500 ml
1/3 t	sucre	80 ml
1	œuf légèrement battu	1
1/3 t	noix de coco râpée finement	80 ml
3 c/tab	fécule de maïs	45 ml
1 c/thé	extrait de noix de coco ou de vanille	5 ml

GARNITURE

1-1/2 t	fraises tranchées	375 ml

Mélanger la chapelure et le beurre. Étendre ce mélange, en pressant, au fond d'un moule carré de 8 po (20 cm) de côté. Cuire au four à 325°F (160°C) pendant 10 minutes. Retirer du four et laisser refroidir sur un treillis.

Dans une casserole de grandeur moyenne, mélanger 1-1/2 tasse (375 ml) du lait, le sucre, l'œuf et la noix de coco. Porter à ébullition à feu moyen. Remuer de temps à autre. Mélanger la fécule de maïs avec le reste du lait et incorporer au lait chaud. Cuire, en remuant constamment, jusqu'à ce que le mélange épaississe. Retirer du feu et incorporer l'extrait de noix de coco. Laisser refroidir de 10 à 15 minutes. Verser la crème pâtissière dans la croûte de biscuits. Réfrigérer pendant au moins 1-1/2 heure.

Au moment de servir, garnir des tranches de fraises.

TARTE AUX CAROTTES
(Recette de Laure Riendeau, Longueuil, Québec)

Les amateurs de tarte à la citrouille adoreront cette recette. Les carottes lui donnent une belle apparence et une consistance légère et onctueuse. La garniture est claire mais elle épaissit bien en cours de cuisson.

PÂTE POUR UNE CROÛTE À TARTE DE 9 PO (23 CM)

2 t	carottes coupées en tranches fines	500 ml
2	œufs légèrement battus	2
1 t	lait à 2 %	250 ml
1/2 t	sucre	125 ml
1 c/thé	cannelle moulue	5 ml
1 c/thé	muscade moulue	5 ml
1/2 c/thé	gingembre moulu	2 ml
1/4 c/thé	sel	1 ml

Préparer la pâte et en foncer une assiette à tarte. Réfrigérer.

Faire cuire les carottes jusqu'à ce qu'elles soient tendres. Égoutter et réduire en purée. Mélanger les œufs, les carottes, le lait, le sucre, la cannelle, la muscade, le gingembre et le sel. Bien battre le mélange. Verser dans la croûte à tarte.

Cuire la tarte au four à 425°F (220°C) pendant 10 minutes, puis réduire la température à 350°F (180°C) et poursuivre la cuisson environ 35 minutes ou jusqu'à ce qu'un cure-dents inséré au centre en ressorte propre. Servir tiède ou à la température ambiante.

SUGGESTION DE MENU

Voilà une façon originale de manger des légumes. Mais, puisque ce dessert fournit environ 13 g de matières grasses par tranche, il faudra composer un menu à faible teneur en gras, comme par exemple un rôti de porc farci aux pommes et aux raisins accompagné de pommes de terre au four garnies de yogourt et de fines herbes, de *Chou braisé* (p. 124) et d'un petit pain de blé entier. (Jane McDonald, R.Dt., St. John's, Terre-Neuve).

Temps de préparation :
15 minutes
Temps de cuisson : 45 minutes
Donne 6 portions.

Environ 278 calories,
5,6 g de protides, 12,9 g de lipides, 35,7 g de glucides et 1,7 g de fibres par portion.

GÂTEAU CHIFFON MARBRÉ, GLAÇAGE AU CHOCOLAT

(Recette de Lenore Ramos, Winnipeg, Manitoba)

Agrémentez ce gâteau très léger d'un glaçage au chocolat. Si vous le désirez, préparez-le sans cacao, vous aurez ainsi un gâteau chiffon doré que vous pourrez servir avec des fruits frais tranchés ou avec un glaçage au caramel.

1/4 t	cacao non sucré	60 ml
1/4 t	eau chaude	60 ml
1-3/4 t	farine tout usage	430 ml
1-1/2 t	sucre	375 ml
1 c/tab	poudre à pâte	15 ml
1 c/thé	sel	5 ml
1/2 t	huile de tournesol ou de carthame	125 ml
5	œufs (blancs et jaunes séparés)	5
3/4 t	eau	180 ml
2 c/thé	extrait de vanille	10 ml
1/2 c/thé	crème de tartre	2 ml

Mélanger le cacao et l'eau chaude. Réserver.

Dans un grand bol, mélanger la farine, le sucre, la poudre à pâte et le sel. Dans un autre bol, mélanger l'huile, les jaunes d'œufs, l'eau et la vanille. Incorporer aux ingrédients secs en battant pendant 2 minutes ou jusqu'à ce que le mélange soit lisse.

Dans un petit bol, battre les blancs d'œufs jusqu'à ce qu'ils soient mousseux. Ajouter la crème de tartre en battant jusqu'à ce que le mélange forme des pics fermes. Incorporer les blancs d'œufs au mélange de farine en soulevant délicatement la masse. Mettre la moitié de la pâte dans un autre bol et y ajouter le mélange de chocolat. Verser les deux pâtes dans un moule à cheminée de 10 po (25 cm) de diamètre, à revêtement antiadhésif ou légèrement graissé. Passer délicatement une spatule dans la pâte pour lui donner un effet marbré. Cuire au four à

GLAÇAGE AU CHOCOLAT FONDANT (FACULTATIF)

1/4 t	beurre ou margarine	60 ml
2	carrés de chocolat non sucré	2
1	boîte de 300 ml de lait concentré	1

SUGGESTION DE MENU

Puisque ce gâteau sans le glaçage, fournit 7 g de matières grasses par tranche, il faudra composer un menu qui aura une faible teneur en gras comme par exemple, un consommé en entrée suivi d'un *Poulet à l'orientale* (p. 83) accompagné d'un riz brun, d'ananas et d'un verre de lait écrémé. (Ellen Vogel, R.D., Winnipeg, Manitoba)

325° F (160° C) pendant 55 minutes. Augmenter la température à 350° F (180° C) et poursuivre la cuisson 10 minutes ou jusqu'à ce que le gâteau reprenne sa forme après une légère pression du doigt.

Renverser le moule sur un treillis et laisser refroidir complètement. Démouler et mettre sur un plat de service. Garnir de glaçage au chocolat fondant ou saupoudrer simplement de sucre à glacer tamisé. Congeler, si désiré.

Préparation du glaçage au chocolat fondant : dans une casserole, faire fondre le beurre et le chocolat à feu doux avec le lait concentré. Cuire, en remuant constamment, pendant 5 minutes ou jusqu'à ce que le mélange épaississe (ce mélange épaissira rapidement). Laisser refroidir un peu avant de glacer le gâteau.

GLAÇAGE AU CARAMEL
(recette d'Alice Mullin, Sault-Ste-Marie, Ontario)
Dans une petite casserole faire fondre 1/4 de tasse (60 ml) de beurre ou de margarine à feu doux. Incorporer 1/2 tasse (125 ml) de cassonade bien tassée et 2 cuil. à table (30 ml) de lait à 2 %. Porter à ébullition en remuant constamment. Retirer du feu. Ajouter 1 tasse (250 ml) de sucre à glacer tamisé et 1 cuil. à thé (5 ml) d'extrait de vanille. Remuer jusqu'à l'obtention d'un glaçage crémeux. Glacer le gâteau chiffon doré (le gâteau chiffon marbré peut être préparé sans mélange de cacao) et saupoudrer de 1/4 de tasse (60 ml) de noix hachées.

Temps de préparation :
15 minutes
Temps de cuisson : environ
1 heure
Donne 16 à 20 portions.

Environ 167 calories,
2,9 g de protides, 7,1 g de lipides, 23,8 g de glucides et 0,3 g de fibres par portion (sans glaçage).

Environ 262 calories,
4,7 g de protides, 12,1 g de lipides, 35,7 g de glucides et 0,3 g de fibres par portion (avec glaçage).

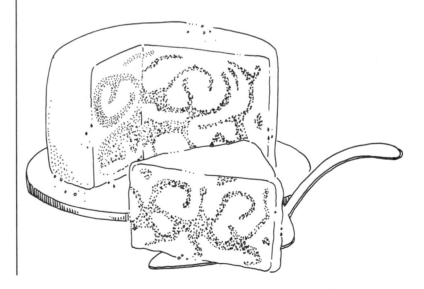

POUDING AU CITRON
(Recette de Valerie Caldicott, Powell River, C.-B.)

Voici une version revue et corrigée du traditionnel pouding au citron.

1	citron moyen	1
1/3 t	sucre	80 ml
2 c/tab	farine tout usage	30 ml
pincée	sel	pincée
2	œufs (blancs et jaunes séparés)	2
1 t	lait à 2 %	250 ml

À l'aide d'un couteau-éplucheur, prélever le zeste du citron. Presser le jus. Réserver.

Dans un bol, mélanger le sucre, la farine et le sel. Ajouter, en remuant, le jus du citron, le zeste, les jaunes d'œufs battus et le lait. Battre les blancs d'œufs jusqu'à ce qu'ils forment des pics fermes et humides. Incorporer au mélange de citron en soulevant délicatement la masse.

Graisser légèrement un plat d'une capacité de 4 tasses (1 L) allant au four. Y verser le mélange. Déposer dans un plat plus grand, rempli d'eau chaude (environ 1 po (2,5 cm) d'eau). Faire cuire au four à 350°F (180°C) pendant 30 minutes jusqu'à ce que le pouding soit pris et doré. Servir tiède.

Temps de préparation :
15 minutes
Temps de cuisson : environ
30 minutes
Donne 4 portions.

Environ 150 calories,
5,5 g de protides, 4,0 g de lipides, 23,6 g de glucides et
0,1 g de fibres par portion.

PAIN D'ÉPICES À L'EAU CHAUDE
(Recette de Mary Sue Waisman, Calgary, Alberta)

Ce dessert à la mode d'autrefois est succulent. Vous pouvez le servir chaud, avec une Garniture au citron *(p. 220), une crème pâtissière ou avec de la sauce aux pommes maison, non sucrée.*

1-1/2 t	farine tout usage	375 ml
1 c/thé	bicarbonate de soude	5 ml
1 c/thé	gingembre moulu	5 ml
1/2 c/thé	cannelle moulue	2 ml
1/4 c/thé	sel	1 ml
1	œuf	1
1/2 t	cassonade bien tassée	125 ml
1/2 t	mélasse	125 ml
1/2 t	eau bouillante	125 ml
1/3 t	beurre ou margarine fondu	80 ml

Dans un grand bol, mélanger la farine, le bicarbonate de soude, le gingembre, la cannelle et le sel.

Dans un autre bol, battre l'œuf avec la cassonade, la mélasse et l'eau bouillante. Incorporer ce mélange et le beurre fondu aux ingrédients secs. Mélanger jusqu'à ce que le mélange soit homogène. Verser dans un plat carré de 8 po (20 cm) de côté, allant au four, à revêtement antiadhésif ou légèrement graissé. Cuire au four à 350°F (180°C) pendant environ 35 minutes.

Temps de préparation :
15 minutes
Temps de cuisson : 35 minutes
Donne 9 portions.

Environ 224 calories,
2,9 g de protides, 7,3 g de lipides, 37,1 g de glucides et 0,6 g de fibres par portion.

GÂTEAU BLANC
(Recette de Camille Morris, Edmonton, Alberta)

Voici un gâteau léger et moelleux, tel que le préparait votre mère ou votre grand-mère. Préparez-le à l'avance et conservez-le au congélateur. Il est délicieux nature et encore plus délectable servi avec des pêches, des framboises ou des fraises.

2	œufs	2
1 t	sucre	250 ml
1 c/thé	extrait de vanille	5 ml
1 t	farine tout usage	250 ml
1 c/thé	poudre à pâte	5 ml
pincée	sel	pincée
1/2 t	lait à 2 %	125 ml
2 c/thé	beurre ou margarine	10 ml

Dans un bol de grandeur moyenne, battre les œufs avec le sucre et la vanille jusqu'à ce qu'ils soient légers et mousseux.

Mélanger la farine, la poudre à pâte et le sel. Réserver. Faire frémir le lait et ajouter le beurre en remuant jusqu'à ce qu'il soit fondu. Incorporer le lait au mélange d'œufs en alternant avec la farine. Commencer et finir par la farine.

Graisser légèrement un moule rond de 8 po (20 cm) de diamètre ou utiliser un moule à revêtement antiadhésif et y verser la pâte. Cuire à 350°F (180°C) pendant 35 minutes ou jusqu'à ce qu'un cure-dents inséré au centre du gâteau en ressorte propre. Laisser refroidir 10 minutes sur un treillis. Démouler.

Temps de préparation:
10 minutes
Temps de cuisson: 35 minutes
Donne 9 portions.

Environ 163 calories,
3,3 g de protides, 2,2 g de lipides, 32,8 g de glucides et 0,4 g de fibres par portion.

GÂTEAU AUX BANANES, À L'AVOINE ET AU BABEURRE

(Recette de Helen Sutton, Sudbury, Ontario)

Ce gâteau fabuleux recouvert d'un glaçage délicieux fera la joie de tous vos convives. Il a gagné une mention d'honneur lors du concours de recettes « Manger sainement ».

GLAÇAGE

1/2 t	sucre	125 ml
1/2 t	babeurre	125 ml
1/4 t	beurre ou margarine	60 ml
1/2 c/thé	bicarbonate de soude	2 ml

SUGGESTION DE MENU

Ce gâteau fournit des fibres additionnelles. Servez d'abord une *Chaudrée de poisson et de légumes* (p. 68) accompagnée de pain de blé entier, puis ce délicieux dessert. (Jeanine Chiasson, R.Dt., St. John's, Terre-Neuve)

1 t	babeurre	250 ml
2/3 t	flocons d'avoine	160 ml
1/3 t	son d'avoine ou de blé	80 ml
1/4 t	beurre ou margarine	60 ml
1 t	sucre	250 ml
1	œuf	1
1 c/thé	extrait de vanille	5 ml
2	bananes mûres, écrasées	2
1-1/2 t	farine tout usage	375 ml
1 c/thé	bicarbonate de soude	5 ml
1 c/thé	poudre à pâte	5 ml

Dans un petit bol, verser le babeurre sur les flocons d'avoine et le son d'avoine. Laisser reposer 10 minutes.

Dans un bol de grandeur moyenne, défaire le beurre en crème avec le sucre. Ajouter l'œuf et la vanille en remuant. Y incorporer les bananes et le mélange de babeurre. Passer la farine, le bicarbonate de soude et la poudre à pâte au tamis. Incorporer au mélange de bananes. Bien remuer.

Verser la pâte dans un moule carré de 8 po (20 cm) de côté, légèrement graissé et enfariné. Cuire au four à 350°F (180°C) 45 minutes ou jusqu'à ce qu'un cure-dents inséré au centre en ressorte propre. Laisser reposer 5 minutes.

Entre-temps, dans une petite casserole, mélanger le sucre, le babeurre, le beurre et le bicarbonate de soude et cuire à feu moyen. Porter au point d'ébullition (surveillez bien car le mélange deviendra mousseux). Donne environ 2 tasses (500 ml) de glaçage.

À l'aide d'un cure-dents ou d'une tige métallique, percer la surface du gâteau. Verser le glaçage sur le gâteau pendant qu'il est encore chaud. Refroidir et trancher.

Temps de préparation :
20 minutes
Temps de cuisson : 45 minutes
Donne 8 portions généreuses ou 12 petites portions.

Environ 277 calories,
4,5 g de protides, 8,8 g de lipides, 46,3 g de glucides et 1,5 g de fibres par portion.

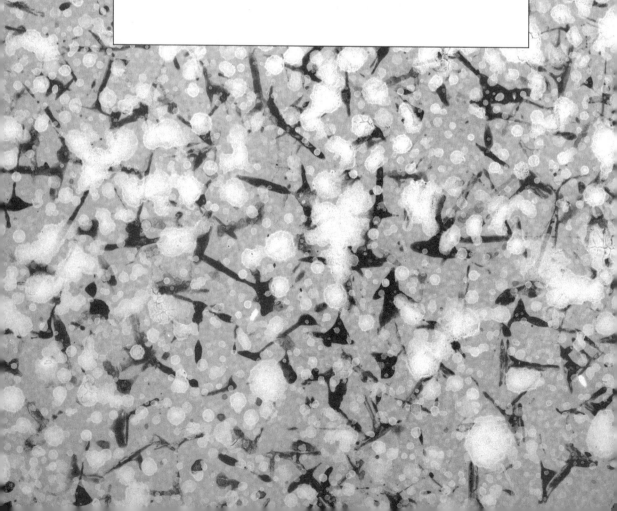

BOISSONS

ORIGINALES • ET • DÉSALTÉRANTES

Punch, sangria ou lait frappé, ils sont délicieux et accompagneront à merveille toutes vos recettes préférées ou celles de ce livre.

Personne ne peut mettre en doute les bienfaits nutritionnels des boissons. Découvrez de nouvelles façons de les préparer avec du lait, de l'eau, des jus, des légumes et des fruits. Essayez de diminuer votre consommation d'alcool et de caféine.

La saison des canneberges est très courte. Aussi, pour toujours en avoir sous la main, achetez des canneberges fraîches et mettez-les directement dans votre congélateur. Si vous voulez les utiliser, rincez-les ; il n'est pas nécessaire de les décongeler. Servez-vous-en dans toutes les recettes qui requièrent des canneberges fraîches.

PUNCH CHAUD AUX CANNEBERGES
(Recette de Kelly et Barbara Waddingham, Brockville, Ontario)

Un punch qui vous réchauffera lors des jours froids !

4 t	jus de canneberges	1 L
4	demi-abricots séchés	4
2 c/tab	canneberges fraîches ou surgelées, hachées	30 ml
2 c/tab	raisins secs	30 ml
4	clous de girofle	4
1	bâton de cannelle	1
pincée	muscade	pincée
	Garniture : bâtons de cannelle	

Dans une grande casserole qui ne soit pas en aluminium, verser le jus de canneberges et ajouter les abricots, les canneberges, les raisins secs, les clous de girofle, le bâton de cannelle et la muscade. Couvrir et chauffer à feu moyen pendant environ 10 minutes. Enlever les clous de girofle et le bâton de cannelle. Servir tiède avec un bâton de cannelle, si désiré.

Variante : vous pouvez ajouter au mélange du rhum ambré.

Temps de préparation :
10 minutes
Temps de cuisson : 10 minutes
Donne 4 à 5 portions.

Lorsque vous recevez des amis, ayez toujours des boissons non alcoolisées à leur offrir. Pour donner une touche spéciale à vos boissons et à vos punchs, préparez des glaçons avec des fruits ou du jus de fruits. Ils donneront de la saveur à toutes vos boissons.

SANGRIA BLONDE

(Recette de Kelly et Barbara Waddingham, Brockville, Ontario)

La sangria est habituellement préparée avec du vin rouge. Celle-ci se prépare avec du jus de raisin blanc ou du vin blanc. Elle est légère et rafraîchissante et idéale pour un repas estival. La sangria aura meilleur goût si vous la réfrigérez plusieurs heures ou toute la nuit.

1	bouteille de 750 ml de vin blanc sec, froid	1
	ou	
3 t	jus de raisins blanc, froid	750 ml
1	bouteille de 750 ml de jus de pommes, froid	1
1/4 t	jus de lime	60 ml
1 t	raisins verts sans pépins, tranchés	250 ml
1	orange coupée en quartiers	1
1	lime coupée en petits morceaux	1
1	bouteille de 750 ml de soda, froid	1
	anneau glacé	

Mélanger le vin ou le jus de raisins avec les jus de pommes et de lime, les raisins, les quartiers d'orange et les morceaux de lime. Réfrigérer jusqu'au moment de servir.

Au moment de servir, verser le mélange dans un bol à punch, ajouter le soda et l'anneau glacé.

Comment fabriquer l'anneau glacé : afin d'éviter l'aspect trouble à l'intérieur de l'anneau glacé, faites bouillir puis refroidir l'eau. Si vous le désirez, placez des fruits frais ou des fleurs dans le fond d'un moule, couvrez d'une petite quantité d'eau bouillie et congelez. Ajoutez ensuite l'eau bouillie et congelez pendant plusieurs heures.

Afin d'éviter que vos punchs se diluent trop, utilisez du jus de pommes dans l'anneau glacé.

Temps de préparation :
15 minutes
Temps de refroidissement :
Plusieurs heures ou toute la nuit.
Donne environ 14 tasses (3,5 L) ou 25 portions.

PUNCH GIVRÉ AUX FRUITS TROPICAUX

(Recette de Lena (Barrett) Putnam, Winsloe, Î.-P.-É.)

Rafraîchissant à souhait, ce punch est idéal pour déjouer l'ardeur du soleil.

1-1/2 t	pêches ou nectarines pelées et coupées	375 ml
1-1/2 t	mangues pelées et coupées, papayes ou fraises coupées en tranches	375 ml
1/2 t	eau	125 ml
2 c/thé	jus de lime	10 ml
1/2 c/thé	extrait de noix de coco	2 ml
1 t	jus d'ananas	250 ml
Garniture : morceaux de lime		

Temps de préparation :
15 minutes
Temps de congélation :
2 à 3 heures
Donne 4 tasses (1 L) ou 4 à 6 portions.

Au mélangeur, liquéfier les pêches, les mangues, l'eau, le jus de lime, l'extrait de noix de coco et le jus d'ananas jusqu'à consistance lisse. Verser dans un moule plat. Couvrir et congeler de 2 à 3 heures ou jusqu'à ce que le mélange soit givré. Servir dans des verres à punch. Garnir de morceaux de lime.

LAIT FRAPPÉ AUX BAIES

(Recette de Shelley Moffat, Calgary, Alberta)

2 t	lait écrémé	500 ml
1 t	framboises ou fraises fraîches ou surgelées	250 ml
1 c/tab	miel	15 ml
1/2 t	yogourt nature à faible teneur en gras	125 ml
Garniture : framboises ou fraises		

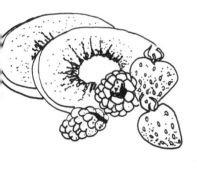

Temps de préparation :
10 minutes
Donne environ 2-1/2 tasses (625 ml) ou 2 portions.

Au mélangeur, liquéfier le lait et les framboises jusqu'à consistance lisse. Passer le mélange au tamis (seulement si vous utilisez des framboises). Remettre dans le mélangeur et ajouter le miel et le yogourt. Actionner l'appareil pendant 15 secondes ou jusqu'à ce que le mélange devienne mousseux. Verser le lait frappé dans des verres froids. Garnir de fraises ou de framboises.

BOUILLON DE LÉGUMES

(Recette de Eleanor Jackson, Toronto, Ontario)

Servi dans la matinée, ce bouillon sera un agréable substitut au café.
Vous pourrez également le servir avec un sandwich à l'heure du midi.

1 t	eau	250 ml
1 t	jus de légumes	250 ml
1 c/tab	jus de citron	15 ml
1/2 c/thé	bouillon de bœuf en poudre	2 ml
1/4 c/thé	thym séché	1 ml
trait	sauce tabasco	trait
	Garniture : 2 tranches de citron	

Temps de préparation :
5 minutes
Temps de cuisson : 5 minutes
Donne 2 tasses (500 ml) ou
2 portions.

Dans une petite casserole, faire chauffer l'eau, le jus de légumes, le jus de citron, le bouillon, le thym et la sauce tabasco. Verser dans des tasses. Servir avec des tranches de citron.

JUS DE TOMATES CHAUD AU CARI

(Recette de Bernie Warden, Calgary, Alberta)

Découvrez toute la saveur de ce jus de tomates chaud, compagnon idéal
pour vos sandwichs.

2	échalotes	2
2 t	jus de tomates	500 ml
2 c/thé	poudre de cari	10 ml
	poivre frais, moulu	
1/4 t	yogourt nature à faible teneur en gras	60 ml

Temps de préparation :
15 minutes
Temps de cuisson : 5 minutes
Donne 2 tasses (500 ml) ou
2 à 3 portions.

Hacher finement la partie blanche des échalotes et réserver la partie verte. Dans une petite casserole, chauffer le jus de tomates, la partie blanche des échalotes, le cari et le poivre.

Au mélangeur, liquéfier le jus de tomates chaud et le yogourt jusqu'à consistance lisse. Verser dans des tasses. Servir chaud avec une branche d'échalote (partie verte).

PUNCH MOUSSEUX BELLINI AUX PÊCHES

(Recette de Ron Morris, Montréal, Québec)

Ce punch est tout indiqué pour une réception de mariage ou à l'occasion d'un buffet.

2-1/2 t	eau	625 ml
1	boîte de 6 oz (170 ml) de jus d'orange concentré, décongelé	1
1	bouteille de 750 ml de champagne ou de vin blanc, froid	1
1	bouteille de 750 ml d'eau minérale, froide	1
1	boîte de 12 oz (355 ml) de nectar de pêches, froid	1
	Garniture : tranches d'oranges et de pêches (facultatif)	

Dans un grand bol à punch, mélanger l'eau, le jus d'orange, le champagne, l'eau minérale et le nectar de pêches. Garnir de tranches d'oranges. Servir immédiatement.

Pour une portion individuelle : Dans un verre, ajouter une petite quantité de vin blanc au nectar pour le diluer et remplir le verre de champagne. Il n'est pas nécessaire de mettre du jus d'orange ou d'eau minérale.

Temps de préparation :
10 minutes
Donne 12 tasses (3 L) ou environ 16 portions.

REMERCIEMENTS

L'Association canadienne des diététistes tient à remercier tous ceux qui ont rendu possible la publication de ce livre.

Nos plus sincères remerciements vont à Helen Bishop MacDonald, qui a rédigé la partie théorique concernant l'alimentation, ainsi qu'à son époux, Sandy MacDonald, pour son appui. Notre reconnaissance va également à Margaret Howard, qui a sélectionné, testé et amélioré les nombreuses recettes, de même qu'à son époux, John Howard, pour son appui.

Nous remercions aussi de tout coeur tous ceux qui ont apporté leur aide à la présentation des recettes: Janet Baillie, Kay Dallimore, Lois Eggert, Joyce Gillelan, Shirley Ann Holmes, Shelley Moffat, Marilyn Smith et Brenda Steinmetz.

John Howard et Paul Howard ont entré les données sur ordinateur et Sharyn Joliat, R.P.Dt., de Info Access à Toronto, a procédé à l'analyse nutritionnelle des recettes.

Notre reconnaissance va également à tous ceux qui ont effectué la révision de notre livre et qui ont participé en tant que membre du jury: Anne Birks, Dorothy Boothe, Evelyn Carter, Christine Cauch, Michele Cauch, Pauline Cauch, Nancy Croitoru, Lisa Famularo, Handzia Feloniuk, Marion Glumac, Mathew Hurd, Aiden Kelly, Dave Kirkland, Christine Kunicki, Jacynte LeRoux, Janine MacLachlan, Karen Massari, Sharon Parker, Halia Radiuk, Diane Robb, Bob Romanyk, Linda Ruscio, Cynthia Rutherford, Rene Schoepflin, Susan Sedlbauer, Diane Shearman, Andrea Silva et Colin Wackett.

Nous devons également en savoir gré aux nombreux diététistes qui ont collaboré à l'élaboration de ce livre en apportant des renseignements et des commentaires judicieux: Denise Beatty, R.P.Dt., Nutrition Expressions, King City, Ontario; Dr Elizabeth Bright-See, R.P.Dt., University of Western Ontario, London, Ontario; Susan Close, R.P.Dt., Waterloo Regional Health Unit, Kitchener, Ontario; Doris Gillis, P.Dt., Antigonish, Nouvelle-Écosse; Helen Haresign, R.P.Dt., Directrice des relations publiques, l'Association canadienne des diététistes; Tammy Hirose, R.D., Calgary General Hospital, Calgary, Alberta; Shelagh Kerr, R.P.Dt., Grocery Products Manufacturers of Canada, Toronto, Ontario; Mary Ellen MacDonald, R.P.Dt., Guelph, Ontario; Marsha Sharp, R.P.Dt., Directrice administrative, l'Association canadienne des diététistes; Susan Sutherland, R.P.Dt., La Fondation fraîcheur égale saveur, Ottawa, Ontario; Cheryll Tucker, R.P.Dt., Notre-Dame de Sainte-Agatha, Sainte-Agatha, Ontario; Ellen Vogel, R.D., Department of Health, City of Winnipeg, Winnipeg, Manitoba; Mary Sue Waisman, R.D., Présidente, Comité directeur Campagne nationale de nutrition, l'Association canadienne des diététistes, Calgary Alberta; Dr Donna Woolcott, R.P.Dt., University of Guelph, Guelph, Ontario.

Tous nos remerciements vont également aux diététistes qui ont préparé les menus pour les recettes.

Nous exprimons notre gratitude au personnel de nos commanditaires pour leur participation: Kellogg Canada Inc., Kraft General Foods, le Bureau laitier du Canada et l'Ontario Milk Marketing Board. Nous remercions enfin tout le personnel de GCI Communications, pour son travail de coordination.

Photographies

Photographe: Fred Bird; Styliste: Jennifer McLagen; Accessoiriste: Debby Boyden; Adjoint au photographe: David Field; Toronto, Ontario.

Accessoires

Nous tenons à remercier Bronson's China and Gifts, Toronto, Ontario, pour les accessoires qu'ils nous ont aimablement fourni pour les photographies des recettes suivantes: Poulet à l'orientale (assiette blanche); Fruits en paniers au coulis de framboises (assiette et fourchette); Potage au brocoli (bol et cuillère); Salade du Pacifique au poulet (assiette); Laitues mélangées aux fraises fraîches (bol de verre); Petits pois de luxe (bol et cuillère); Courge spaghetti et champignons (assiette et ustensiles); Crêpes farcies au fromage cottage (verres et porcelaine); Filets de poisson, sauce aux noix et au basilic (assiette de service); Boeuf aux légumes et au gingembre (assiette).

Nous tenons également à remercier Pottery Shop, Toronto, Ontario, pour les accessoires qu'ils nous ont aimablement fourni pour les photographies des recettes suivantes: Crabe à l'orientale à tartiner et Pesto à tartiner (bols en céramique); Falafel et Taboulé (assiette noire); Pommes de terre et brocoli en casserole (casserole).

INDEX

P.164 - poulet   p. 69 - 53   Gâteau 230
→ 83 ÷   "

169 -
Juic   78 Lasagne
page -   176 - sauce Tomates (pizza ou lasagne) spaghetti
    "   106 - lasagne roulée - (Tofu)

    "   53   HOUMMOS -

    "   67   Vichyssoise aux pommes.

page 68 - 69 - 84 - 87 - 89 - 170 {poissons à
                                    {essayer.
    "   62 - Soupe légumes. oui   en famille
    "   59   "   Brocoli oui

p. 226 - Yogourt maison

p. 113 -
    " 128   pomme de terre + brocoli